高等学校教材

供临床、护理、预防、口腔医学等专业使用

YIYUAN GANRAN YUFANG YU KONGZHI

医院感染预防与控制

主　审◎潘　睿
主　编◎陈嘉莉　刘　欢
副主编◎张小红　詹东昂　王　亚　吕婷婷
编　者◎（以姓氏笔画排序）

王　亚　湖北文理学院附属襄阳市中心医院	张诗雨　中国医学科学院北京协和医学院
王　玲　湖北文理学院附属襄阳市中心医院	张晓红　湖北文理学院附属襄阳市中心医院
王　燕　湖北文理学院附属襄阳市中心医院	张倩倩　湖北文理学院附属襄阳市中心医院
吕婷婷　湖北文理学院附属襄阳市中心医院	陈　香　湖北文理学院附属襄阳市中心医院
刘　军　湖北文理学院附属襄阳市中心医院	陈嘉莉　湖北文理学院附属襄阳市中心医院
刘　欢　湖北文理学院附属襄阳市中心医院	罗　瑞　湖北文理学院附属襄阳市中心医院
刘黎敏　湖北文理学院附属襄阳市中心医院	胡　雪　湖北文理学院附属襄阳市中心医院
杜青林　湖北文理学院附属襄阳市中心医院	胡雪子　湖北文理学院附属襄阳市中心医院
杜秋菊　湖北文理学院附属襄阳市中心医院	胡皓琳　湖北文理学院附属襄阳市中心医院
杨　静　湖北文理学院附属襄阳市中心医院	胡然然　湖北文理学院附属襄阳市中心医院
肖　虹　湖北文理学院附属襄阳市中心医院	胡婷婷　湖北文理学院附属襄阳市中心医院
吴　颖　湖北文理学院附属襄阳市中心医院	莫慧琴　湖北文理学院附属襄阳市中心医院
何　红　湖北文理学院附属襄阳市中心医院	徐少勇　湖北文理学院附属襄阳市中心医院
邹　琼　湖北文理学院附属襄阳市中心医院	徐海英　湖北文理学院附属襄阳市中心医院
邹　霜　湖北文理学院附属襄阳市中心医院	徐智鑫　湖北文理学院附属襄阳市中心医院
张小红　湖北文理学院附属襄阳市中心医院	詹东昂　湖北文理学院附属襄阳市中心医院
张连辉　襄阳职业技术学院	

华中科技大学出版社
http://press.hust.edu.cn
中国·武汉

内 容 简 介

本书分为九章,内容包括医院感染概论、医院感染病原学及流行病学、医院感染监测、医院感染诊断与暴发处置、消毒灭菌技术、重点环节的医院感染预防与控制、重点科室的医院感染预防与控制、隔离和职业防护及抗菌药物管理与病原学送检。

本书引入思政故事和案例,与基础知识相结合,内容层次分明,重点、难点突出,有利于学生形成科学的思维方式和建立正确的学习方法,注重激发学生的学习兴趣。

本书适用于临床、护理、预防、口腔医学等专业,也可作为医疗机构医院感染管理培训教材。

图书在版编目(CIP)数据

医院感染预防与控制 / 陈嘉莉,刘欢主编. -- 武汉 : 华中科技大学出版社,2024.12. -- ISBN 978-7-5772-1496-2

Ⅰ. R197.323

中国国家版本馆 CIP 数据核字第 2024ZH0981 号

医院感染预防与控制 　　　　　　　　　　　　　　　　　　　陈嘉莉　刘　欢　主编
Yiyuan Ganran Yufang yu Kongzhi

策划编辑：居　颖
责任编辑：张　寒
封面设计：廖亚萍
责任校对：朱　霞
责任监印：周治超
出版发行：华中科技大学出版社(中国·武汉)　　　电话：(027)81321913
　　　　　武汉市东湖新技术开发区华工科技园　　　邮编：430223
录　　排：华中科技大学惠友文印中心
印　　刷：武汉科源印刷设计有限公司
开　　本：889mm×1194mm　1/16
印　　张：12.5
字　　数：401千字
版　　次：2024年12月第1版第1次印刷
定　　价：48.00元

本书若有印装质量问题,请向出版社营销中心调换
全国免费服务热线：400-6679-118　竭诚为您服务
版权所有　侵权必究

网络增值服务

使用说明

欢迎使用华中科技大学出版社医学分社资源网

1 教师使用流程

(1) 登录网址：**https://bookcenter.hustp.com/index.html**（注册时请选择教师用户）

注册 → 登录 → 完善个人信息 → 等待审核

(2) 审核通过后，您可以在网站使用以下功能：

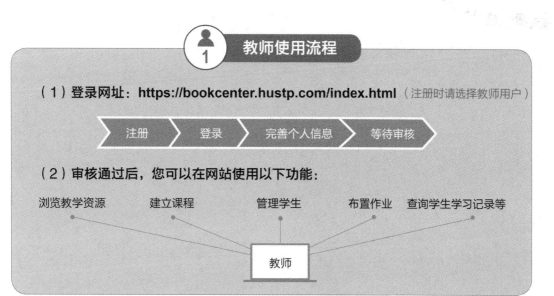

浏览教学资源　建立课程　管理学生　布置作业　查询学生学习记录等

2 学生使用流程

（建议学生在PC端完成注册、登录、完善个人信息的操作）

(1) PC端学生操作步骤

① 登录网址：**https://bookcenter.hustp.com/index.html**（注册时请选择普通用户）

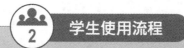

注册 → 完善个人信息 → 登录

② 查看课程资源：（如有学习码，请在个人中心－学习码验证中先验证，再进行操作）

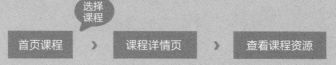

首页课程 → 课程详情页 → 查看课程资源

(2) 手机端扫码操作步骤

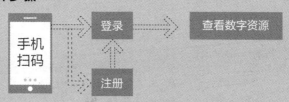

手机扫码 → 登录 / 注册 → 查看数字资源

序

医院感染预防与控制是医疗质量与安全的基本保障。随着医疗技术的不断进步和医疗环境的日益复杂,医院感染已经成为一个全球性的公共卫生问题,给患者、医务人员及相关人员带来潜在的健康风险。医院既是感染监测的哨点,也是疫情预防与控制的前沿阵地。在重大疫情期间,医院感染预防与控制更是疫情预防与控制体系中的关键一环。

医院感染预防与控制最早可以追溯到19世纪对产褥感染及手卫生的干预,20世纪中期,它逐渐发展成为一门专业化的学科。目前,现代医院感染预防与控制学科体系已初步形成,融合了临床医学、流行病学、临床微生物学、临床药学、传染病学、护理学和建筑学等多学科知识,同时与医院管理学、预防医学紧密相连。随着新知识与新技术的不断涌现,医院感染预防与控制学科体系在基础与临床研究推动下不断发展。

我国医院感染预防与控制工作历经近40年的发展,在健全预防与控制组织体系、制度建设、医院感染监测、专业能力建设、感染预防与控制水平等方面已经取得了长足的进步。然而,医院感染预防与控制专业人才的短缺及专业能力的提升瓶颈制约了学科进一步的发展。因此,将医院感染预防与控制纳入本科生、研究生的通识教育体系,持续培养具备医院感染预防与控制专业知识和技能的医学生及医务人员,已经成为我国医学教育的一项重要任务。本教材为医学生、医务人员及感染控制专职人员提供更加全面、系统的医院感染预防与控制知识,对于提高医务人员及医学生医院感染预防与控制水平具有重要意义。

然而,当前我国针对本科生的医院感染预防与控制教育培训还存在一些问题。首先,课程设置不够完善,缺乏系统性和实用性。其次,实践教学环节相对薄弱,学生难以将理论知识与实际操作相结合。最后,师资力量不足,教师队伍中缺乏具备丰富实践经验的专家。因此,本教材以培养具备专业素养和创新能力的医院感染预防与控制人才为目标,内容涵盖了医院感染的基本概念、医院感染流行病学特点、医院感染病原学特征、医院感染预防与控制措施等方面相关知识。通过学习本教材,本科生可以掌握医院感染预防与控制的基本理论和实践技能,提高自身的专业素养和实际工作能力。

参与本教材编写的专家具备丰富的实践经验和深厚的学术底蕴,在编写过程中,他们紧密结合当前医院感染预防与控制领域的最新研究成果和发展趋势,使得本教材具有较强的前瞻性和指导性。

本教材的出版将为我国医院感染预防与控制本科生的教育培训事业贡献力量,为培养一批具备专业知识和技能的医院感染预防与控制人才提供有力支撑。希望通过本教材的学习,广大本科生能够更好地了解和掌握医院感染预防与控制的知识和技能,为保护患者健康、提高医疗质量、促进医学科学的发展贡献自己的力量。

熊莉娟

国家卫生健康标准委员会医院感染控制标准专业委员会委员
中国医院协会医院感染管理专业委员会副主任委员
湖北省公共卫生领军人才(第一层次)

前言

随着医学科技的飞速发展,现代医疗技术为患者带来了更多治疗希望,然而,医院感染问题也日益凸显,成为威胁医疗质量和患者安全的重要因素。医院感染不仅给患者带来了额外的痛苦和经济负担,还增加了医疗机构的运营成本,对社会经济造成不小的压力。因此,加强医院感染预防与控制工作,确保医疗安全,成为我们面临的紧迫任务。

本教材适用于医学本科院校、研究生院校临床、护理、预防、口腔医学等专业,也可作为医疗机构医院感染管理培训教材。本教材内容包括医院感染概论、医院感染病原学及流行病学、医院感染监测、医院感染诊断与暴发处置、消毒灭菌技术、重点环节的医院感染预防与控制、重点科室的医院感染预防与控制、隔离和职业防护及抗菌药物管理与病原学送检。本教材涵盖了医院感染预防与控制的各个环节,从总论到具体的预防与控制措施,都进行了详尽介绍。每章都设定了明确的学习目标、思维导图和能力检测,帮助读者厘清学习思路,提高学习效率。同时,通过引入思政案例,激发读者的学习兴趣,培养他们在实践中树立预防与控制观念,掌握医院感染预防与控制技能。在编写过程中,我们严格遵循循证医学的原则,广泛参阅了国内外最新的医学文献和研究成果,力求使教材内容反映医院感染学科的最新进展和先进理念。我们注重理论与实践相结合,对接中华人民共和国国家卫生健康委员会(国家卫生健康委)颁布的最新标准,贴近临床实际工作,培养读者的实操能力。

当然,我们也深知医院感染学是一门不断发展和完善的学科,需要广大医务工作者共同努力,不断探索和创新。因此,在编写过程中,我们尽管力求完善,但难免存在不足之处。我们真诚地希望广大读者能够提出宝贵的意见和建议,帮助我们不断完善教材内容,共同推动医院感染预防与控制工作的进步。

本教材由湖北文理学院教材建设专项资金资助出版。我们要感谢各参编院校和华中科技大学出版社的大力支持,他们的鼎力相助为本教材的出版提供了有力保障。

让我们携手共进,共同努力,为降低医院感染发病率、保障医疗安全、守护患者健康而不懈奋斗!

编　者

目录

第一章 医院感染概论 /1
 第一节 医院感染的相关定义与概念 /1
 第二节 医院感染预防与控制发展史 /3
 第三节 医院感染管理体系与组织架构 /7
 第四节 医院感染风险管理 /8

第二章 医院感染病原学及流行病学 /11
 第一节 医院感染的流行过程及其特征 /11
 第二节 医院感染危险因素 /16
 第三节 医院感染病原体相关概念 /18
 第四节 循证感染控制 /20

第三章 医院感染监测 /23
 第一节 医院感染监测及其发展 /24
 第二节 医院感染监测内容 /25
 第三节 医院感染监测方法 /28
 第四节 医院环境卫生学监测 /30

第四章 医院感染诊断与暴发处置 /37
 第一节 医院感染诊断 /38
 第二节 医院感染暴发处置 /39
 第三节 特殊传染病处置 /41

第五章 消毒灭菌技术 /49
 第一节 手卫生的基本概念与意义 /50
 第二节 清洁、消毒与灭菌 /52
 第三节 清洁、消毒与灭菌效果监测 /67
 第四节 医疗废物及污水处理 /70

第六章 重点环节的医院感染预防与控制 /76
 第一节 呼吸机相关肺炎的预防与控制 /77
 第二节 导尿管相关尿路感染的预防与控制 /82
 第三节 血管导管相关感染的预防与控制 /88
 第四节 手术部位感染的预防与控制 /91
 第五节 多重耐药菌感染预防与控制 /95

第七章　重点科室的医院感染预防与控制 /99
第一节　重症监护病房的医院感染预防与控制 /100
第二节　手术室的医院感染预防与控制 /107
第三节　新生儿病房的医院感染预防与控制 /112
第四节　产房的医院感染预防与控制 /116
第五节　内镜中心的医院感染预防与控制 /122
第六节　消毒供应中心的医院感染预防与控制 /128
第七节　口腔科门诊的医院感染预防与控制 /135
第八节　血液透析室(中心)的医院感染预防与控制 /143
第九节　感染性疾病科的医院感染预防与控制 /149
第十节　器官移植病区的医院感染预防与控制 /154

第八章　隔离和职业防护 /160
第一节　隔离基本概念及隔离技术分类 /160
第二节　常见的隔离方法与要求 /162
第三节　职业防护与职业暴露 /165

第九章　抗菌药物管理与病原学送检 /173
第一节　抗菌药物合理使用的意义 /174
第二节　常用的抗菌药物 /175
第三节　抗菌药物的合理应用 /177
第四节　医院感染微生物标本的采集与运送 /179

主要参考文献 /187

第一章 医院感染概论

学习目标

一、知识目标
(1) 掌握医院感染的定义。
(2) 熟悉医院感染的研究内容。
(3) 了解医院感染的发展、预防与控制面临的挑战及风险管理的目的。

二、能力目标
能够运用所学知识分析医院感染案例,判断医院感染类型及原因。

三、素质目标
培养创新思维和解决问题的能力,以应对复杂多变的医院感染问题。

思维导图

案例导入

2019年5月13日,某市卫生健康委接到市人民医院报告,称该院血液净化中心的血液透析患者中新发丙肝抗体阳性,随后院方对在院进行血液透析治疗的161名患者进行筛查。5月16日筛查结束后发现,共有69人感染丙肝病毒。请问该事件是否属于医院感染?存在什么管理问题?

案例导入答案

医院感染控制(感控)是研究医院感染发生与发展、流行病学规律、诊断与监测、预防与控制及治疗要点的一门新兴交叉学科。医院感染控制涉及病原微生物学、流行病学、传染病学、临床医学、护理学、消毒学和医院管理学等多学科,其主要目标是预防与控制医院感染、医源性感染,减少发生医院感染与医源性感染的危险因素,降低医院感染和医源性感染的发病率和病死率。预防与控制医院感染对于提高医疗质量、保障医疗安全至关重要,对于应对新发和再发传染病等突发公共卫生事件和控制传染病疫情也尤为重要。

第一节 医院感染的相关定义与概念

一、相关定义

(一)感染

感染(infection)是病原体与人体(宿主)之间相互斗争的过程。根据感染病原体的地点不同,感染可分为两类,即社区获得性感染(简称社区感染)和医院获得性感染(简称医院感染)。虽然二者同样是感染,但在易感人群、感染途径、感染原、感染病原体构成及诊断、治疗、预后、预防与感染后免疫等方面存在较大差异,且各有特点。社区感染主要在社区发病,但也可以在住院后发病(入院时已经处在潜伏期,如麻疹、伤寒等);医院感染主要在医院内发病,少数也可在社区发病(出院时处于潜伏期或存在相关危险因素),如手术部位感染、输血后感染、导管相关感染等。

(二)医院感染

医院感染(nosocomial infection)是指住院患者和医务人员在医院获得的感染。对于住院患者,这种感染在入院时既不存在,也不处于潜伏期,在入院后获得,多数病例在医院内出现感染的临床症状、体征等,少数也可以在出院后才出现,如手术部位感染。医务人员在医院内获得的感染也属于医院感染,医务人员包括医生、护士及在医院工作的其他相关人员。一般以入院当日为第一个日历日,对于无明确潜伏期的感染,入院后第三个日历日及之后(入院 48 h 之后)出现的感染为医院感染。医院感染又称医疗相关感染,狭义的医疗相关感染仅指医院感染,而广义的医疗相关感染包括医源性感染。

(三)医源性感染

医源性感染是指在医学服务过程(诊疗过程)中由于病原体传播引起的感染。感染是在医学服务过程中由病原体传播所致,感染对象包括门诊患者、急诊患者,也包括医院之外的其他医疗机构中的患者,以及照护机构中的被照护者等。例如,门诊患者在门诊注射过程中感染了非结核分枝杆菌,引起肌内注射部位发生化脓性感染;门诊患者在进行侵入性泌尿道检查后出现急性尿道炎等症状。此外,住院患者的探视人员、陪护人员,以及门诊患者的陪同人员和其他有关人员等在医院获得的感染也属于医源性感染。

(四)医院感染病原体

感染人体的病原体有两大类,一类是微生物,包括细菌、病毒、真菌、衣原体、支原体、立克次体、螺旋体和朊病毒等;另一类是寄生虫,包括原虫、蠕虫与医学节肢动物,如疟原虫、弓形虫、钩虫、蛔虫等。医院感染的病原体以微生物多见,也可能有寄生虫(例如收治的患者患有疥疮,可能传播给医务人员及其他患者);若输入的血液中有疟原虫时,可能会发生输血后疟疾。另外,我们还需要关注新发传染病病原体引起的医院感染与医源性感染。

(五)医院感染链

医院感染链由感染原、感染(传播)途径和易感人群三个环节构成。感染原分为内源性与外源性。外源性感染原的感染(传播)途径包括接触传播、飞沫传播和空气传播(气溶胶传播),接触传播又可分为直接接触传播和间接接触传播;内源性感染原的感染途径包括体内细菌的水平移位和纵向移位。易感人群包括住院患者和医务人员。住院患者由于罹患降低机体抵抗力的慢性疾病如糖尿病、肝硬化、尿毒症、恶性肿瘤等,经历破坏机体皮肤与黏膜完整性的侵入性操作如手术、穿刺、导管置入、内镜检查等,接受降低机体免疫功能的治疗措施如化学治疗(简称化疗,包括抗肿瘤化疗和抗感染化疗)、长时间使用糖皮质激素和抗排斥药物等,其感染机会明显增加;老年住院患者由于机体免疫功能衰退而更易感。同时,我们需要重视那些对某种传染病缺乏免疫力的人群,他们是该种传染病的易感者,如水痘、新型冠状病毒等传染病的易感人群。

二、医院感染控制

1. 影响医院感染发生的两个因素 就像自然因素与社会因素会影响社区感染一样,医院的建筑布局流程等医院感染控制条件与医院感染控制意识、能力等管理因素同样会影响医院感染的发生与流行。

2. 医院感染控制 包括各级卫生行政部门、医疗机构及医务人员针对诊疗活动中存在的医院感染、医源性感染及相关的危险因素进行的预防、诊断和控制活动。

3. 医院感染、社区感染、传染病的区别　详见表 1-1。

表 1-1　医院感染、社区感染、传染病的区别

项　目	医院感染	社区感染	传染病
发生地点	医院（医疗机构）	社区	社区为主，也可在医院
病原体	主要是条件致病菌，致病菌和传染病病原体较少	主要是致病菌、传染病病原体	传染病病原体
传染源	内源性与外源性	外源性为主	外源性
传染途径	接触、飞沫、空气（气溶胶）	接触、飞沫、空气（气溶胶）	接触、飞沫、空气（气溶胶）
易感者	免疫功能低下或免疫功能受损、具有慢性疾病者	多为免疫功能正常者，仅少数为具有慢性疾病者	免疫功能正常者，免疫功能低下或免疫功能受损、具有慢性疾病者
诊断	较难，尤其是病原学诊断	容易	容易
感染后免疫	一般无	一般无	一般有
病原治疗	相对较难（耐药性）	相对容易	有明确方案
病原体耐药性	相对较强	相对敏感	相对敏感，也存在耐药性病原体
病毒感染	相对少见	相对容易	病毒性传染病
预防控制	相对较难	相对容易	相对容易
疫苗	基本无	一般无	多数有

第二节　医院感染预防与控制发展史

了解医院感染预防与控制的发展史，对于了解医院感染预防与控制的发展历程、守正创新、开拓进取具有重要意义。

一、医院感染管理发展简况

（一）国外医院感染预防与控制发展的历程

医院感染的研究始于 18 世纪中叶，产褥感染的成功控制首先引入了医院感染与手卫生的概念与实践，医院感染当时被称为医院内感染。在第一次世界大战和第二次世界大战中，医院感染控制主要集中在外科感染的预防与控制。至 20 世纪 50 年代，美国医院暴发金黄色葡萄球菌感染，在金黄色葡萄球菌对不耐酶青霉素类药物耐药的年代，依靠接触隔离与消毒措施为主的医院感染措施才有效控制了金黄色葡萄球菌医院感染。随后，由于手术部位感染与器械相关感染在医院感染中占据主导地位，欧美国家在医院感染预防与控制方面开展了大量研究。如 20 世纪 70 年代，美国开展了医院感染控制成效的研究（SENIC 研究），发现医院感染给患者带来了沉重的疾病负担，防控医院感染具有良好的成本效益；随之先后开展了医院感染全院综合性监测与目标性监测，目标性监测主要集中在导管相关血流感染、导尿管相关尿路感染、呼吸机相关肺炎、手术部位感染等方面，由于全院医院感染发病率监测费时费力，在明确医院感染发病率的基础上，美国已停止全院综合性医院感染发病率监测多年。欧洲国家则以现患率调查代替全院综合性医院感染发病率监测；2010 年和 2015 年，美国先后在 10 个州开展了现患率调查。目前随着医院感染研究与实践的发展，医院感染监测除目标性医院感染发病率监测外，还包括血液透析不良事件监测、多重耐药菌感染监测等内容，尤其是多重耐药菌医院感染监测正受到广泛关注与前所未有的重视。

(二) 我国医院感染预防与控制发展的历程

课程导入

思政故事：中国医院感染控制的先行者——徐秀华教授

徐秀华，传染病学专家，被誉为中国医院感染控制专业的奠基者，同时也是中南大学湘雅医院感染控制中心的创始人。

她曾担任卫生部医政司医院感染监控管理培训基地主任、中华医院管理协会医院感染管理学分会副主任委员、湖南省医院感染管理质控中心主任、湖南省医院感染管理专业委员会主任委员等职务。

徐秀华对医术精益求精，她所从事的医院感染控制工作在国内起步较早。1989年，卫生部医政司确定中南大学湘雅医院为全国唯一的医院感染监控培训基地；1990年10月，中南大学湘雅医院被卫生部授予"医院感染监控先进单位"称号，成为全国相关领域的范本。

她创刊了《中国感染控制杂志》，并主编了《医院感染预防控制规范》《临床医院感染学》和《医院感染学》。2016年，徐秀华荣获"中国感控终身成就奖"和"中国医院感染管理30周年终身贡献奖"。

我国医院感染预防与控制工作经历了5个阶段。

第一阶段：1986—1993年，为起步阶段，以建立医院感染管理组织为主，包括原卫生部建立国家医院感染管理领导小组和医疗机构建立医院感染管理组织，使医院感染管理工作有了组织保障。

第二阶段：1994—2002年，为初步发展阶段，此阶段以印发了《医院感染管理规范（试行）》和《医院感染诊断标准（试行）》为特点，为医院感染管理工作的深入开展奠定了良好的基础。

第三阶段：2003—2011年，为快速发展阶段，特点是以传染性非典型肺炎（严重急性呼吸综合征，SARS）在我国暴发流行为契机，迅速推进了《医院感染管理办法》《医务人员手卫生规范》《医院隔离技术规范》《医院感染监测规范》等医院感染管理的相关法规、标准的逐步完善。随着法规的贯彻落实，医院感染预防与控制的工作基础得到不断夯实，工作的广度与深度均与国际接轨，我国医院感染管理工作逐渐步入法治化、科学化、规范化管理的轨道。同时，医院感染管理的科学研究和学术交流也得到快速提升，国内外学术交流日益频繁，大大开阔了视野，开拓了思路。例如，上海国际医院感染控制论坛在2007年创立，经过10余年的发展，已经拥有注册会员22万余人，是中国最大的感染/感控专业学术平台。

第四阶段：2012—2019年，为科学化发展阶段，特点是医院感染管理工作有计划地推进，进入主动的顶层设计与宏观管理阶段。如2012年，国家卫生部印发了《预防与控制医院感染行动计划（2012—2015年）》；2013年，国家医院感染管理专业质量控制中心成立；2015年，国家卫生和计划生育委员会颁布了医院感染管理的质控指标，将医院感染管理学科纳入平台学科建设。截至2017年，全国32个省级行政区均建立了医院感染质控中心，地级市中心也在逐步建设完善，"国家—省—市—医疗机构"四级质控体系初步建立。2019年，国家卫生健康委印发了《医疗机构感染预防与控制基本制度（试行）》，将感控工作作为"一票否决"项纳入医疗机构等级评审、绩效考核、评优评先等工作中，对于违反有关法律法规和技术规范而造成严重后果的，对相关责任人依法依规进行处理。

第五阶段：2020年初至2022年12月，为新型冠状病毒感染疫情常态化阶段，特点是政府部门高度重视、快速响应、坚持举国同心、综合施治、精准防控，采用外防输入、内防反弹、动态清零的政策。医院感染防控实行内外同防、医患同防、人物同防的策略，将"人防""物防""器防"三防理念融入诊疗活动中；注重全员、全院、全程的医院感染防控体系建设，强调政府、公安、电信、交通、海关、医疗卫生等多部门跨领域联防联控机制的运行;利用物联网和人工智能技术,建立了有效的远程医疗咨询、互联网医院、非接触诊疗模式来减少医疗机构内患者的聚集,并根据患者的风险进行分类处置,完善了预检分诊流程,规范了发热门诊的建设,以减少交叉传播的风险。

我国的医院感染管理从1986年起步,逐步走上了法治化、规范化、科学化的道路。各种行业标准、规范和制度的日益完善,医疗服务和管理评价体系的不断健全,有力推动了我国的医院感染管理向系统化、标准化方向发展。在国内高等院校中,最早开展医院感染教学的是复旦大学,始于1986年。自2010年起,中山大学、南华大学、四川大学、重庆大学、徐州医科大学、湖北文理学院等高校的医学院相继开设了医院感染防控的相关课程,且均为选修课。2017年,山东大学开设医院感染管理专业本科学历教育(网络)。2020年,四川大学开设"预防医学+医院感染管理创新班",致力于探索培养医院感染管理的专业人才。这标志着我国的医院感染向着更加专业化、学科化的方向发展。

二、我国医院感染预防与控制面临的挑战与应对措施

医院感染预防与控制已成为世界各国共同努力的焦点。在新的历史条件下,医院感染防控工作面临着诸多挑战和困难,这就需要从国家、地方、医疗行业等多个层面做好规划和顶层设计,走出符合中国国情的精准感控之路。

(一)突发、新发传染病

目前,SARS、人禽流感、中东呼吸综合征、埃博拉病毒、COVID-19等已知的新发或突发传染病,通过世界各国的共同努力得到了有效控制。但是,COVID-19还在不断变异,将来可能还有更多未知的病原体导致的疫情在全球范围内暴发流行。因此,我们只有不断加强全球合作,提高药物和疫苗的研发能力,提升病原学快速检测水平,并利用现代科学技术,在全社会层面快速、精准、全面地采取综合防控措施,才能迎接致病性微生物对人类发起的一次次挑战。

(二)耐药菌防控

自1941年青霉素问世后,术后肺炎感染的死亡率、手术部位的感染率显著降低,其后,随着各种抗菌药物的出现,手术感染率进一步降低。然而,与此同时,两个值得关注的严重问题逐渐显现:其一,20世纪60年代后,抗菌药物研发速度放缓,新型抗菌药物发生耐药时间的平均值缩短至18个月,而在20世纪90年代以后,全球范围内没有研发出可用于临床的新型抗菌药物;其二,随着抗菌药物的大量使用,相继出现耐甲氧西林金黄色葡萄球菌(MRSA)、耐万古霉素肠球菌、耐碳青霉烯类的革兰氏阴性菌等超级细菌,标志着感染防控进入了后抗生素时代。世界卫生组织(WHO)预计,到2050年,每年由抗菌药物耐药引发的死亡人数可达数千万,超过因癌症导致的死亡人数。因此,有效防控多重耐药细菌引起的感染,越来越成为医院感染防控面临的重大挑战。

新型冠状病毒的出现更新了人们对大规模传染病的记忆和认知,也促使人们重新审视传染病防治的重要性。在感染病领域,传染病只是其中的一小部分,远不能代表整个感染病学。尽管新型冠状病毒还在不断变异以获得更强的传染力和免疫突破能力,但总体上其致病力在减弱,病死率在大幅度降低,对人类的威胁也在逐渐减弱。相比之下,感染病中的"灰犀牛"——耐药菌感染、免疫抑制宿主感染、医院获得性感染更值得高度关注。2019年,全球十大死亡原因中感染性疾病占据了3项。感染性疾病也是导致脑血管病、慢性阻塞性肺疾病、糖尿病、阿尔茨海默病等其他7项疾病加重或引发患者死亡的重要原因。微生物耐药是全球公共卫生领域面临的重大挑战,是导致公共卫生经济负担加重的主要原因,也是各国广泛关注的世界性难题。2015年,WHO确立并发布了控制细菌耐药全球行动计划的5项目标,并将每年11月的第3周定为"世界提高抗微生物药物认识周"。2017年,WHO发布了对人类健康威胁最大的12类超级细菌名单。2021年,WHO再次敲响了遏制细菌耐药的警钟。我国也越来越重视耐药菌的诊治和防控,并印发了《遏制细菌耐药国家行动计划(2016—2020年)》。

(三)综合化治理

我国现实医院感染防控管理以专业化管理为主,管理实践中强调管理的专业性、技术性、约束性。为了适应新时期开展医院感染防控的需求,我们需要逐步实现动员全社会力量参与的综合治理模式,强化医院感染防控管理的整体性、系统性和慎独性;明确新时期医院感染防控的基本原则和着力点;在新时期医院感染防控的策略制定、机制设计与实施中,应遵循并体现依法防控、科学防控、统筹兼顾及"三贴近"(贴近患者、贴近临床、贴近社会)的基本原则,将医院感染防控的管理理念和实践贯穿于临床活动的全过程、全环节和全要素之中。

1. 贴近患者　这是医院感染管理的根本目的。医院感染的发生会给患者带来多重伤害,有时甚至会超过原有疾病对患者的伤害,这必然会使医疗机构及医务人员为患者提供良好诊疗服务的努力和成效大打折扣。因此,在提供诊疗服务时,必须要高度关注并有效落实医院感染的防控措施,针对不同的感染风险提供个体化、有针对性的防控方案。贴近患者是医务人员履行医院感染管理职责的必然要求。

2. 贴近临床　医院感染防控的全链条管理包括预防、诊断、治疗、报告、控制五个环节,而每个环节都离不开临床。医院感染管理必须贴近临床实际,才能落到实处,取得实效。

3. 贴近社会　医院感染管理的一个突出特点就是具有强大的外部效应。在已步入信息化和自媒体时代的今天,一起医院感染事件的发生与处置所带来的社会关注及其造成的社会影响通常是无法回避和预估的。想要将其作为一个单纯的专业事件在医疗机构或卫生行业内部完全解决而不产生社会影响几乎是不可能的,这种情况在现实生活中已被反复验证。人们出于对医院感染传播或对未知的医院感染风险的恐惧而导致的社会失序——正如2020年开始全球大流行的COVID-19,给社会的方方面面都带来了巨大的影响。在疫情防控期间,无论是医疗机构层面的防控还是社会层面的防控,医院感染管理都发挥了至关重要的作用。由此可见,医院感染管理已经超越了医院、医疗乃至公共卫生专业的范畴,成为公共管理和社会治理的问题。这必然要求我们在实施医院感染管理时,要站在更高的层面,用更宽阔的视野去关注和感知社会公众的感受。

(四)厘清责任主体及应对措施

医院感染管理是医疗质量与医疗安全不可或缺的重要组成部分,涉及医疗服务的全过程、全环节、全要素管理。这意味着只要管质量、管安全就必须关注医院感染,有效防控医院感染是持续提高医疗质量和安全的内在必然要求。医院感染防控是医疗机构中每名员工的共同责任,医院感染管理的质量和效果对于实现医疗质量的可持续改进与保障患者安全的目标至关重要。让广大医务人员清楚认识到医院感染管理存在于日常的诊疗执业活动中,是自身依法执业的一部分。开展诊疗活动就应该遵守医院感染管理的要求,提供诊疗服务就要落实医院感染防控措施。科学防控医院感染是每一位医务工作者义不容辞的义务和职责。医院感染管理与防控之难,不在于难以做到,而在于难以长期坚持。对于医疗机构感染防控与管理实践来说,最重要的是要保障医疗机构整体的医疗质量与安全管理体系,在加强系统风险防范的基础上,强化对员工医院感染防控意识的提升与行为的管理,持之以恒,形成长效的管理机制。

总体来说,有医院就有医院感染,医院等医疗机构是应对这些挑战的主战场。我们必须坚持依法管理、科学预防的原则,建立、健全医院感染管理组织和医院感染管理制度。同时,必须投入必要的人力、财力、物力,为医务人员控制医院感染创造必要的条件。通过培训、督查、指导、反馈等措施,切实开展医院感染监测工作和提高医院感染控制措施执行的依从性,采取干预措施减少医院感染的危险因素,降低医院感染发病率,保障医患安全。

医务人员需要学习医院感染基础理论、基本知识、基本技能,同时要增强预防感染意识。认真掌握与本职工作有关的感染预防控制知识技能,特别是医院感染病例识别与报告、手卫生、隔离与标准预防、无菌操作、感染病原学送检与合理应用抗菌药物、多重耐药菌感染与定植患者管理等关键环节。

目前,各级卫生行政部门、医疗机构、医务人员正以饱满的热情、务实的创新精神和不断增加的执行力迎接这些挑战,以保障患者与医务人员的安全,促进医院感染控制学科的发展。

第三节　医院感染管理体系与组织架构

医院感染管理是针对诊疗活动中存在的医院感染、医源性感染及相关危险因素,运用相关的理论与方法,总结医院感染的发生规律,为降低医院感染而进行的有组织、有计划的预防、监测和控制活动。医院感染管理是一门融合了医院管理、临床感染学、流行病学、临床微生物学、护理学等学科知识的交叉学科。医院感染管理活动的开展需要遵循医院管理的规律,通过建立医院感染管理的体系和组织架构来完成医院感染预防与控制的各项活动。

一、医院感染管理体系

医院感染管理的预防、监测和控制活动需要通过建立医院感染管理的各项体系来完成,医院感染管理的管理体系也是围绕预防、监测与控制活动而建立的。WHO在21世纪初总结了全球医院感染管理的实践经验,提出了医院感染管理需要有全面的统筹,以合理的人员配置、建筑布局和设备设施为基础,采用综合的防控措施,有效预防医院感染的发生和暴发事件的出现。总结医院感染管理工作中的核心体系,主要包括以下几个方面。

1.医院感染管理规范与制度体系　医院感染的预防与控制是一项需要群体落实的针对医患安全的活动。因此,不论是国家、地区还是医院,都需要制定和实施以循证为依据的规范、指南和制度以及相应流程,以制定统一的建议和行为规范,从而达到减少医院感染的目的。规范与制度是指导临床开展医院感染预防与控制活动的依据,也是医院感染知识和技能教育、培训的基础。因此规范与制度体系应该包括医院感染管理的职责分工、组织架构、医院感染预防与控制的措施要求及实施情况的监督要求等。

2.医院感染监测体系　医院感染监测是医院感染管理活动的主要手段,其体系是监测医院感染的发病和患病情况、医院感染病原体的特点和耐药性、医院内环境卫生学等医院感染的过程与结局。通过医院感染监测工作可以实现以下目的:①了解医院感染的流行病学、风险因素,做到医院感染病例的预测预警,提升防控效能;②实现医院感染聚集和暴发事件的早发现、早控制;③通过监测消毒效果、消毒过程、环境卫生学等活动,了解医院感染的重要措施和环节,对过程指标异常尽早改进,避免不良结局的产生;④评价预防与控制措施的效果,做到循证感染控制、科学预防。

随着信息技术的发展,医院感染监测工作主要通过信息化手段实现。医院感染监测的信息化需要通过综合和处理医院信息系统中与感染相关的信息,实现医院感染病例及暴发的前瞻监测与预警,从而有效提升医院感染控制的效率与质量。

3.医院感染管理培训与教育体系　医院感染管理培训与教育是针对规范与制度要求对各类人员进行的分层次、分内容的培训与教育。其对象不仅包括卫生技术人员,还包括保洁人员、护理辅助人员等。培训内容应包括医院感染控制知识与技能,形式包括理论讲授和实际操作。培训需要在医院、科室和各类人员等多层面组织。

4.医院感染管理督导、反馈与改进体系　医院感染管理措施的落实涉及医疗服务流程、患者护理、后勤保障等多个环节,需要医、护、技、工、勤等人员的密切配合。医院感染风险往往源于预防与控制的薄弱环节。因此,督导、反馈和改进是保障感染控制措施有效落实和持续改进的重要机制。

二、医疗机构医院感染管理组织架构

医院感染管理体系的运行和工作的开展需要全员的参与,有效的工作组织需要合理的组织架构来支持。经过几十年的探索,国内外对于医院层面的医院感染管理组织架构达成了基本共识,包括医

院感染管理委员会、感染管理部门和临床感染管理小组三级组织。

1. 医院感染管理委员会 医院感染管理委员会(以下简称委员会)是医疗机构中医院感染管理的最高组织和决策机构,负责审定医疗机构医院感染管理计划及医院感染控制总体方案,并对医院感染管理工作进行指导和评价。委员会的负责人一般由院长或者主管医疗的副院长担任,统筹协调全院医院感染管理的相关资源如人力、物力和财力等。委员会成员应涵盖医院感染管理的关键部门如感染管理、医务管理、护理管理、药事管理等管理部门,以及主要临床医技科室和消毒供应中心与手术部(室)等平台部门。

2. 感染管理部门 感染管理部门是感染管理工作的常设机构,负责落实委员会的决策和全院感染管理工作的业务指导与培训。该部门配备专(兼)职人员,包括医生、护士、流行病学专业人员等。具体职责包括制度的制(修)订,工作计划及培训计划的制订、组织和实施,医院感染的监测,各项防控措施落实的督导与反馈等。另外,专(兼)职人员要有医院感染暴发的发现、调查与处置能力,以及开展感染控制科学研究的能力。

3. 临床医技科室感染管理小组(简称临床感染管理小组) 临床医技科室是感染控制工作的实操者和防控效果的直接决定者。因此,临床感染管理小组是三级感染管理组织中的基石。临床感染管理小组需要根据医院的制度要求,制订本部门感染控制的制度与流程,并推动和监督感染控制措施的具体落实,包括医院感染及聚集事件的及时发现、报告和处置等。

三、卫生行政部门医院感染管理组织架构

(1)卫生行政部门应建立医院感染管理质量控制中心,以规范各级医疗机构的感染控制工作。国家、省、自治区、直辖市等各级行政区域均需建立相应的医院感染管理质量控制中心,并明确各自的职责。根据感染管理质量控制工作的要求,这些中心应制订年度工作计划和长远发展规划,不断规范各级医疗机构的感染控制工作,使医疗机构的感染控制工作同质化,提升感染管理的水平,保障医患安全。

(2)卫生行政部门应建立医院感染预防与控制专家组,以指导全国和当地的感染控制工作。国家、省、自治区、直辖市等各级行政区域均需建立相应的专家组,以指导全国、当地医院感染预防与控制的技术性工作。专家组通常由多学科专家组成,主要包括医院感染管理、疾病控制、传染病学、临床检验、流行病学、消毒学、临床药学、护理学等专业的专家。国家感染管理专家组的主要职责如下:①研究并起草有关医院感染预防与控制、医院感染诊断的技术性标准和规范;②对全国医院感染预防与控制工作进行业务指导;③对全国医院感染发生情况及危险因素进行调查、分析;④对全国重大医院感染事件进行调查和业务指导;⑤完成国家卫生健康委交办的其他工作。

第四节 医院感染风险管理

一、风险管理概述

风险管理(risk management)是企业或组织通过对风险的鉴定、衡量、分析和控制,以最低的成本使风险所致的损失达到最低程度的管理方法。风险管理是一门颇具常识性且系统化的学科。狭义的风险管理是使用各种专业性或创意性的系统化措施,来达到在事故发生前预防损失、事故发生时减轻损失、事故发生后弥补损失的目的。风险管理理论最初起源于金融行业,20世纪30年代开始萌芽,直到80年代末才开始蓬勃发展,现已运用到农业、航天航空、气象等不同行业,在医疗系统中也已运用到医疗、预防、医院感染控制等多个领域。不同单位、不同项目都可以运用风险管理的手段进行风险管理控制。目前,国内关于医院感染及医疗质量风险评估方面的文献,多数聚焦于危险因素分析,仅有极少数进行单项目的风险评估,且多数局限于部门层面的评估,从医院全院层面进行医院感染控制

的风险评估并不多见。

风险管理可分为风险识别、风险评估(包括风险估计和风险评价)和风险控制三个方面。风险评估是在识别潜在危害后,对其发生的概率和严重程度进行估计,并评估各种风险降低措施的过程。风险管理要遵循目的明确、风险与业务同时抓、预防为主、全面的动态管理(全员参与)、重在控制、在管理中发展提高的基本原则。风险管理要求各组织加强风险教育,建立良好的组织体系,加强医患沟通,健全内部控制和审核机制,设立明确的目标,并符合SMART(具体、可测量、可达成、相关联、有时效)原则,同时还要做好风险管理效果评价。

二、医院感染风险管理

(一)医院感染风险识别

风险识别可采用专家头脑风暴法等方法,分别从管理、过程及结果三方面进行识别。管理风险指标包括医院感染管理规章制度与流程不健全、医院感染管理制度落实不全、感染控制知识缺乏等;过程风险指标包括各项防控措施执行不到位,如手卫生的缺失或方法不规范、清洁消毒不到位、隔离措施未落实等,以及高风险操作如使用呼吸机、中心静脉导管和导尿管等;结果风险指标包括发生医院感染、多重耐药菌(MDRO)感染及器械相关感染,如呼吸机相关肺炎、导管相关血流感染(CRBSI)、导尿管相关尿路感染(CAUTI)等。

(二)确定风险指标权重系数

采取文献检索、德尔菲法、失效模式与影响分析(failure mode and effects analysis,FMEA)等方法,根据风险指标涉及的范围、重要性和影响力,为各指标赋予相应的权重系数。确定权重系数是一项非常重要的工作,因为同样的因素,如果取不同的权重,最终的评判结果会不一样。将风险评估理论与医院感染管理相关联,对于我国医院感染管理模式的创新有一定的意义和作用。

(三)医院感染风险评估

风险评估是在识别潜在危害后,对该危害发生的概率和严重程度的估计并评估各种风险降低措施的过程。医院感染风险评估方法主要有以下三种。

1. 定性评估 采用词语或叙述的方法,描述危险事件发生的概率及其可能造成的后果的严重程度,多用于风险级别较低、缺乏足够数据进行定量分析的情况。如将发生感染的风险分为高、中、低等级。

2. 半定量评估 定性与定量评估相结合,其中部分指标为定性评估,另一部分指标为定量评估。

3. 定量评估 需要大量的数据作为基础,能针对评估的指标给出准确的数据。其评估结果客观、精准,对于风险管理控制的意义较大,主要在核电工业、航空业等领域有强制的规定。

医院感染风险评估分别从"发生可能性""后果严重程度""当前管理体系完整性"三方面对风险指标进行分析并赋值。发生可能性可以是定性的,也可以是定量的,如各类感染率、防控措施的依从性等;后果严重程度通常采取业内资深专家咨询的方式进行定性或估值赋值;当前管理体系完整性也主要是根据各单位或部门的实际情况进行定性或估值赋值。

(四)医院感染风险评价

在医院感染的风险评估工作中,可以对某个地区、某个医院、医院的某个部门或某一类特定感染进行风险评估,以指导医院感染管理和防控工作。例如,对某个医院的感染控制工作进行风险评估时,我们针对该院所有部门,按照评估的风险因素,从"发生可能性""后果严重程度""当前管理体系完整性"三方面进行综合考量,并结合权重系数,计算所有部门的风险分值。分值越高,说明该部门发生医院感染的风险越大。

(五)医院感染风险控制

医院感染的风险控制主要是通过风险评估准确找出高风险部门、高风险因素或环节进行干预,有效指导医院感染控制资源的合理配置,提前做好风险沟通工作,提升管理的效能。同时,应监测风险并采取相应的防控措施,并在风险情况变化时及时调整策略,以不断提升医院感染管理水平,保障患者安全。由于风险是在不断变化的,风险管理的精髓在于动态管理。因此,医院感染的风险也处于动态变化之中,要及时进行医院感染的风险评估,以指导医院感染的风险管理工作,提升感染控制效能。

> 能力检测

1.患者,男性,76岁,因脑出血于6月28日行颅内血肿清除术,术中行锁骨下中心静脉置管。术后2周,患者体温为38.5~39 ℃,伴有寒战、导管周围红肿,遂拔出锁骨下中心静脉导管,并送导管尖端及外周血培养,导管尖端及外周血培养结果均为肺炎克雷伯菌阳性。对于该情况,下列说法正确的是哪项?( )

A.患者为血管导管相关感染　　　　　　B.患者为社区感染
C.诊断院感的依据不足　　　　　　　　D.患者不存在感染
E.患者为术后手术部位感染

2.医院感染控制涉及哪些专业?需要解决什么问题?
3.医院感染管理组织架构分为几级?各级别的职责是什么?

能力检测
答案

第二章 医院感染病原学及流行病学

学习目标

一、知识目标
(1) 掌握医院感染的常见病原体及其传播途径。
(2) 熟悉医院感染的危险因素。
(3) 了解医院感染病原体的变迁趋势及其耐药性。

二、能力目标
掌握医院感染的传播途径，明确医院感染的易感人群及高危环节。

三、素质目标
培养严格自律的职业素养，以减少外源性因素造成医院感染的发生。

案例导入

某肿瘤科住院患者，在留置导尿管后的第 5 日，出现了尿路感染。基于医院感染病原体的流行病学原理，请分析以下问题：
(1) 该患者出现的尿路感染是否属于医院感染？
(2) 出现尿路感染的危险因素有哪些？

第一节 医院感染的流行过程及其特征

一、流行过程

流行过程(epidemic process)是指传染病在人群中发生、蔓延的过程，即病原体从感染者体内排出，经过一定的传播途径又侵入易感者机体而形成新的感染，并不断发生、发展的过程。医院感染流行过程的三个基本条件或基本环节是传染源、感染(传播)途径和易感人群。

(一)传染源

医院感染的病原体主要来自住院患者、病原携带者、医院工作人员、探视人员及陪住人员，还包括医院环境及未经彻底消毒灭菌的医疗器械、导管、血液制品等。

1. 患者 传染病患者之所以被视为关键的传染源，是因为他们体内积聚着大量的病原体。同时，患者所表现的一些临床症状，如咳嗽、腹泻等，加速了病原体的排出，从而增加了易感人群感染的风险。此外，从传染病患者体内排出的病原体较其他来源的病原体具有更强的毒力，而抗菌药物的应用又使得这些病原体有更多的机会产生耐药性,甚至出现多重耐药菌。

患者成为医院感染的传染源有以下几种情形。

(1)在患者接受诊疗的过程中,由于他们体内携带病原体,因此其血液、体液、分泌物、排泄物等可能会污染诊疗器械及其周围环境与物品。如果未能对这些污染物进行有效的消毒处理,那么这些病原体有可能进一步传播,增加其他人群感染的风险。

(2)有些患者在入院时虽已患有传染病,但可能因误诊、漏诊或正处于其他传染病的潜伏期而未被发现。在这种情况下,患者在住院期间有可能将病原体传播给其他患者或医务人员,从而引发新的感染风险。

(3)一旦医院发现患者出现感染症状,若未能迅速采取恰当的隔离和消毒措施,这种延误将可能加剧医院感染的传播,对医院内的其他患者和医务人员构成潜在威胁。例如,2003年暴发SARS期间,由于绝大多数综合医院不具备呼吸道传染病的防护条件,当大量患者涌入医院进行就诊和住院后,导致许多医务人员感染了SARS病毒。

2. 病原携带者 本身无临床症状,却能向外界排出、播散病原体,因此其临床意义往往较有典型临床症状的感染者更大,同时也是医院感染的重要传染源。例如,患有某种疾病的人同时又是另一种疾病的病原携带者,如癌症患者携带肺炎克雷伯菌,可能会引起肿瘤病房内肺炎的暴发。若住院患者或医院工作人员为结核、痢疾的病原携带者,也可能引发住院患者的感染。在临床上,由患者或医院内人员作为慢性疾病原携带者所引起的医院感染事件屡见不鲜。

此外,条件致病菌在大多数情况下都是人体内的正常菌群,它们日常寄生在呼吸道、肠道、泌尿生殖道、皮肤及口腔黏膜等部位,或从外部环境进入人体,暂时在这些部位寄居。这些菌群在正常情况下不会引起临床症状,也不会激发体液免疫反应。在某些情况下,一旦这些寄生的微生物在体内发生移位,或由于人体自身免疫功能下降,它们便可能引发感染。

3. 环境污染物 医院环境中常有微生物污染,例如,革兰氏阳性球菌中的金黄色葡萄球菌、肺炎链球菌等,它们耐干燥,可在医院干燥的环境物体表面存活多日,不能繁殖,且其致病力也会随时间延长而减弱;革兰氏阴性菌喜潮湿,如铜绿假单胞菌、克雷伯菌、肠杆菌、沙雷菌、不动杆菌等,在医院潮湿的环境或某些液体中可存活很长时间(数日以上),并且在营养物质很少的情况下也能进行繁殖(如水池、水龙头、拖把、肥皂盒中的液体甚至空调等)。这些病原体大多通过医院中的医疗器械、敷料、被褥、病房设备(如橱柜、便器、地毯、拖把等)消毒灭菌不严格而引发医院感染。美国的资料表明,估计有45%的医院感染是由医疗器械引起的,如针尖、导尿管及其他导管等,也可由药物、制剂、血液及其制品被污染而引起,这些被病原体污染的物体,统称为带菌污染物。

(二)感染(传播)途径

感染(传播)途径(route of transmission)是指病原体从感染原传播到新宿主的途径和方式。除少数几种病原体以直接接触的方式侵入新宿主体内,大多数要依赖外界环境中某些传播因子的作用,才有可能经由合适的门户侵入人体,进而引起定植和感染。主要感染(传播)途径包括接触传播、空气传播、水和食物传播及医源性传播。在医院这一特定环境中,感染(传播)途径尤为复杂。例如,金黄色葡萄球菌导致的伤口感染通常是通过接触传播,而其引起的上呼吸道感染则可通过空气传播。

1. 接触传播(contact transmission) 医院内病原体从一个人传给其他人的常见方式,这种传播往往发生在感染原周围,受感染者与感染原需要有某种方式的接触,一般可分为直接接触和间接接触。

(1)直接接触:传播在医院内,当患者与其他患者或医务人员(包括陪伴者)相接触时,一般通过手的触摸,人体定植微生物或各种传染性物质会随之传给对方,包括母婴之间的垂直传播。患者的一些自身感染,也可视为自身接触感染,如病原体从已感染的伤口传递至其他伤口,或粪便中的革兰氏阴性菌传递至鼻咽部或伤口。

(2)间接接触:指病原体从感染原通过医务人员的手、医护用品、病室物品再传播给其他患者,如链球菌、金黄色葡萄球菌、铜绿假单胞菌、沙眼衣原体、真菌等。在间接接触传播中，医务人员的手在传播病原体上起重要的作用。因为手经常接触各种患者及其污染的物品，由于医务人员工作的特点，很容易再将病原体传递给其他医务人员或患者。例如，早期产褥感染就是通过医务人员的手而发生传播和流行的。又如，某市医院妇产科婴儿室发生了一起鼠伤寒沙门菌的暴发流行事件，经调查，医务人员和陪护家长的手、医务人员的粪便、医疗用具和母亲乳头均检出鼠伤寒沙门菌。这起事件持续了3个月，期间虽已采取隔离消毒等措施，但由于只注意了患者本身的隔离，而医务人员及医疗用具均未与其他病室分开，故通过医务人员的手及医疗用具导致其他病室的儿童相继感染而发病。

2. 空气传播（airborne transmission） 指以空气为媒介，将空气中带有的病原体传播给易感者。一般通过飞沫、飞沫核、尘埃以及特定的气溶胶传播。

(1) 飞沫传播（droplet transmission）：含有大量病原体的飞沫会在患者呼气、打喷嚏、咳嗽时经口鼻排入环境，大的飞沫会迅速降落地面，小的飞沫则在空气中短暂停留，局限于传染源周围。因此，飞沫传播是近距离传播，主要累及传染源周围的密切接触者。能经此途径传播的病原体一般是对环境抵抗力较弱的流感病毒、新型冠状病毒、百日咳杆菌和脑膜炎奈瑟菌等。

(2) 飞沫核传播：飞沫在空气悬浮过程中会失去水分，剩下的由蛋白质和病原体组成的核称为飞沫核。飞沫核可以气溶胶的形式飘至远处，造成远距离传播。能通过此途径传播的病原体一般对外界抵抗力较强且耐干燥，如结核杆菌等。例如，有一家普通综合医院曾暴发结核杆菌感染，经调查发现，曾有一名肺结核患者在一病室内仅停留57 h，该室空气经空调系统再循环至工作区域，且空气未经高效过滤，结果导致60名工作人员中有21人结核菌素皮试阳性，其中2人为活动性急性感染者。

(3) 尘埃传播：降落于地面或物体表面的大飞沫液滴、呼吸道分泌物、伤口脓液、排泄物、皮肤鳞屑等传染性物质，在干燥后会与尘埃混合，易感者吸入后即可感染。对外界抵抗力较强的病原体，如结核杆菌和炭疽杆菌，均可通过尘埃传播。在清扫、整理病床、人员走动等活动中，由于机械摩擦、震动或气流的作用，尘埃可能被扬起，形成尘埃传播。在医院感染中，金黄色葡萄球菌、溶血性链球菌（A群）、铜绿假单胞菌（在烧伤病房内）及鼠伤寒沙门菌（在儿科病房内）经尘埃传播的情况也均有报道。

(4) 医源性气溶胶传播：某些呼吸治疗装置（如日常使用的气体湿化器及雾化器），能产生直径小于5 μm的颗粒，多数为直径1~2 μm的雾粒，这种粒子吸入后能进入下呼吸道。雾化液常会受到病原体的污染，主要为某些革兰氏阴性杆菌，如铜绿假单胞菌及其他假单胞菌、不动杆菌、沙雷菌、克雷伯菌、无色杆菌等，这些细菌能在水中存活，有的还能繁殖。因此，若器械在使用前未得到很好的消毒或使用未经灭菌的水，就可引起呼吸道感染。另外，医院微生物实验室操作及空调系统等也可产生微生物气溶胶，从而引起某些呼吸道传染病的医院感染。

3. 水和食物传播 经水或食物传播的传染病包括许多肠道传染病和某些寄生虫病，个别呼吸道传染病也可通过食物传播，从而引起医院感染。

(1) 经水传播：医院的水源可因各种原因（如粪便、污水、管道破裂等）而受到不同程度的污染，或使用了未经严格净化和消毒的水（包括直接饮用、洗涤食品及瓜果等），也可导致医院感染的发生。

(2) 经食物传播：多见于肠道传染病，主要原因在于医院中供应的食物被病原体所污染。医院供应的食物可通过多种途径受到污染：一方面，食物可能在生产、加工、运输、储存、烹调、供应过程中被患者、病原携带者或鼠类污染，有时也可被不洁的水、容器、炊具、餐具等污染；另一方面，食物本身可能带有病原体，并且通常是人畜共患病的病原体，若在加工过程中未能被有效杀灭，患者食用后便可能导致医院感染的发生。经食物传播的疾病中，常见的有鼠伤寒沙门菌病、细菌性痢疾、甲型肝炎等。

4. 医源性传播 指在医疗、预防实践中，由于未能严格执行规章制度和操作规程，而人为导致某些传染病的传播。常见的传播方式主要有以下三种。

(1) 医疗器械和设备：医院为达到诊断及治疗疾病的目的，常需借助各种诊疗器械，如各种纤维内镜、呼吸装置、麻醉机、血液透析装置及各种导管、插管等。这些器械及设备通常结构复杂，清洁及消毒难度大,加之这些介入性诊疗操作常损伤人体皮肤、黏膜的防御屏障,从而增加了患者的感染风险。有些器械在使用过程中还可能被各种溶液污染,因此,由医疗器械污染所引起的医院感染也属于一种共同媒介物传播。

(2)血液及血液制品:可经此途径传播的常见病原体有乙型肝炎病毒、丙型肝炎病毒、巨细胞病毒、弓形虫及人类免疫缺陷病毒等。其中,输血后肝炎和输血后引起的艾滋病传播是预防的重点,且输血(含血液制品)是丙型肝炎的主要感染(传播)途径。

(3)药品及药液:各种输液制品在生产或使用过程中受到病原微生物(尤其是各种条件致病性微生物)的污染,多数微生物能在溶液中生长。在口服药物或多种外用药液中,常可检出铜绿假单胞菌、克雷伯菌、肠杆菌、沙雷菌、不动杆菌等条件致病菌。近年来,静脉高能营养液在临床上的应用日益广泛,但这种液体极易受到微生物的污染,常导致患者发生菌血症甚至败血症,进而引发医院感染。有些动物性药品还可能带有鼠伤寒沙门菌,例如,曾有甲状腺粉剂受到沙门菌污染,引起237人罹患沙门菌感染的报告。

(三)易感人群

易感人群是指对某种疾病或传染病缺乏免疫力的人群。病原体侵入机体后是否引起感染主要取决于病原体的毒力和宿主的易感性。宿主的易感性由病原体的定植部位和宿主的防御功能所决定,如大肠杆菌定植于肠道时并不引起感染,而定植于尿道时则引起感染。宿主的防御功能由特异性和非特异性免疫功能构成,前者对预防传染病病原体的感染具有重要意义,而后者对防御各种条件致病菌的侵袭或感染具有重要意义。因此,宿主的免疫功能在医院感染的防御中起着非常重要的作用。常见的医院感染易感人群主要有以下几种。

1. 机体免疫功能严重受损者 此类人群是指那些患有各种恶性肿瘤、糖尿病、造血系统疾病、慢性肾病及肝病等疾病的患者,以及接受各种免疫抑制剂治疗(如化疗、放射治疗、皮质激素及抗癌药物等)的患者。这些患者可能由于疾病、治疗、年龄及营养状况而使其自身的非特异性免疫功能遭受极大破坏,从而处于对病原体的易感状态。因此,这类人群已经成为医院感染的主要易感人群,也是医院感染预防与控制的重点人群。

2. 老年及婴幼儿患者 该类人群的免疫功能相对较差,老年人的生理防御功能衰退(如胃酸减少、咳嗽反应减弱、呼吸道的黏液纤毛系统功能下降等),婴幼儿的免疫功能尚未形成或不够成熟等。因此,年龄越大或越小的患者,越易受到感染。

3. 营养不良患者 营养不良对皮肤黏膜的防御功能、抗体生成能力及中性粒细胞吞噬作用等均会有所影响。

4. 长期使用抗菌药物者 长期使用高效广谱抗菌药物,可使患者菌群失调,细菌产生耐药性,从而导致耐药性细菌及真菌感染,增加了消化道及尿路感染的易感性。

5. 接受各种介入性操作的患者 该类患者接受各种损伤性(侵入性)诊断或治疗器械的操作,如手术、导管、插管、穿刺器械、内镜、体外循环透析装置等,均可破坏机体的防御屏障,给病原进入体内提供有利条件。

6. 手术时间或住院时间长的患者 手术时间的长短与手术部位感染的危险性成正比,即手术时间越长,感染的概率越大。因为手术时间越长,切口组织受损越严重,患者局部及全身抵抗力下降,从而增加患者对病原体的易感状态。此外,患者的住院时间与医院感染的发生也密切相关,住院时间越长,病原体在患者体内定植的概率就越大,患者发生医院感染的危险性也相应增加。

二、流行特征

医院感染与一般感染性疾病有类似的特征,也有其感染的特殊性,主要表现为具有一定的人群分布、地区分布和时间分布特征。

(一)人群分布

医院感染的发生在不同年龄、不同性别、不同基础疾病、不同危险因素等人群中的分布存在一定差异。

1. 年龄分布　医院感染的发生与年龄密切相关,婴幼儿及老年人的感染率远高于青壮年。

2. 性别分布　多数调查显示医院感染与性别无关,但某些特定部位的感染尚存在一定差异。例如,女性的尿路感染要显著高于男性,这主要与女性特殊的解剖结构有关。

3. 基础疾病分布　患有不同基础疾病的患者,其医院感染发病率也不同。一般来说,恶性肿瘤患者、血液及造血系统疾病患者的发病率较高,而良性肿瘤、妊娠及产褥期并发症患者、未定性肿瘤及精神病患者的医院感染发病率较低。

4. 危险因素分布　具有某些危险因素的患者,如免疫功能低下、营养不良、长期使用抗菌药物者等,其医院感染发病率也相对较高。

(二)地区分布

医院感染的发生在不同国家、不同等级医院、不同科室之间均存在一定差别。

1. 国家之间　一般来说,发展中国家医院感染发病率要高于发达国家。但在实际工作中,由于不同国家监测方案、监测病原体等因素的差异,有时不宜直接比较不同国家医院感染发病率的差异。

2. 不同等级医院之间　在同一国家内,不同等级医院的医院感染发病率也有所不同。一般来说,医院级别越高、病床数越多,医院感染发病率就越高;教学医院的发生率要高于非教学医院。这种特点的出现可能是因为级别高的医院或教学医院收治的患者往往病情较重,又存在较多的危险因素和侵入性操作等,从而更容易导致医院感染的发生。

3. 不同科室之间　不同科室之间医院感染发病率的差异主要与患者的基础疾病严重程度、免疫状态、住院时间长短、侵入性操作等多种因素有关。通常,医院感染易发生在各种类型的重症监护病房(ICU)、新生儿病房、危重患者抢救室,以及神经外科、心胸外科、呼吸科、血液科和肾病科病房等。

(三)时间分布

医院感染可以长年发生,一般无明显的时间分布特征。但就具体病原体而言,医院感染的发生可以呈现一定的季节性规律,如呼吸系统疾病的医院感染多发生在冬春季节,而克雷伯菌、肠杆菌及铜绿假单胞菌等感染多发生在夏秋季节,手术切口的医院感染则多发生在夏季。回顾近几十年来医院感染的发生情况,可发现其发病率、病原体的构成及其耐药性的变化等方面还呈现出一定的趋势。例如,医院感染发病率普遍呈上升趋势,耐药菌的感染比例不断增加,由酵母样真菌引起的全身感染也呈上升趋势等。

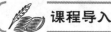

课程导入

思政故事:三年白头的吴尊友——一个真正的流行病学家

吴尊友,1963年生,从事传染病防控工作三十余年。在严重威胁人民健康和生命安全的新型冠状病毒感染、艾滋病等重大传染病领域,他深入开展了科学研究,发挥了关键技术专家的作用。在新型冠状病毒感染疫情防控中,他深入武汉、北京新发地、新疆喀什等抗疫一线,通过现场流行病学调查等研究,在全球首次发现新型冠状病毒可以通过冷链进行传播。

在艾滋病防控领域,他的大量工作成功分析并研判了吸毒人群中艾滋病的流行趋势,研究了单阳家庭的控制方案,优化了艾滋病的诊断与治疗干预研究,这些成果被纳入国家艾滋病防控策略,为维持我国艾滋病低流行态势做出了重要贡献。

中国疾病预防控制中心(中国疾控中心)原主任、中国科学院院士高福这样评价吴尊友:"是好同志,是一个学者,是真正的流行病学家,我们应该学习他带病工作的革命精神。"

第二节 医院感染危险因素

医院感染的发生涉及很多危险因素,如宿主本身的因素、侵入性操作管理不当、诊断治疗的失误、病原体自身特性的改变、医院感染对象的复杂性等。

一、宿主方面的因素

宿主方面的危险因素主要包括患者的基础疾病、年龄、意识状态等。

1. 基础疾病 造成机体免疫力下降的原发病和慢性疾病包括恶性肿瘤、血液病、糖尿病、肝硬化、慢性阻塞性肺疾病等。恶性肿瘤患者由于手术、化疗、放射治疗及动脉插管药物灌注等方法的应用,其免疫防御功能受到很大破坏,特别是细胞免疫功能破坏更严重,因此医院感染对肿瘤患者来说是一个很大的威胁。内分泌与代谢性疾病患者易发生感染与菌群失调,如糖尿病患者与肾上腺皮质功能减退者;结缔组织病(如系统性红斑狼疮等)患者存在异常的自身免疫反应,需长期用肾上腺皮质激素进行治疗,容易发生感染;血液系统疾病如白血病、恶性组织细胞病患者同样也容易发生感染。

2. 年龄 老年人随着年龄的增长,各种器官功能逐渐老化,机体免疫力降低,各种慢性疾病难以彻底治愈。医院感染在老年人中的临床表现往往不典型,而且易与原发病、慢性疾病相互混淆或被其他症状所掩盖。老年患者在入院时通常患有许多严重疾病,如同时伴有营养不良、意识丧失等情况,其发生医院感染的可能性就更高。婴幼儿,尤其是半岁以上至3岁以下的儿童,因从母体获得的免疫力逐渐消失,且各器官和免疫功能发育还不完全,因此易发生医院感染。

3. 意识状态 昏迷或半昏迷患者容易发生误吸而引发吸入性肺炎,则昏迷患者的鼻饲也是引发医院感染的重要原因。

二、侵入性操作

各种诊疗技术的增多与频繁应用,常损伤皮肤和黏膜屏障,给病原体的入侵提供了机会。各种监护仪、导管、插管、内镜等,均须插入体内,有的在使用后难以彻底清洗、消毒或灭菌,从而使医院感染发病率增高,因此侵入性操作使得这些患者成为医院感染的高危人群。

(1)留置导尿术是目前治疗排尿困难的主要手段,也是医院感染的主要危险因素。医院获得性尿路感染(hospital-acquired urinary tract infection,HAUTI)是最常见的医院感染类型,约占40%。美国每年有超过100万例医院获得性尿路感染发生,其中80%与留置导尿管有关。正常情况下,男性与女性膀胱是无菌的,仅在尿道及生殖道外部和前部含有少量细菌,尿道外1/3部分可能存在类白喉棒杆菌、非溶血性链球菌和表皮葡萄球菌。女性生殖道还有大量的乳杆菌属。导尿引起的尿路感染除了与插管方法和导尿用物有关,还与留置导尿管的时间有关。从导尿前的中段尿培养到导尿后的培养,72 h内菌培养的阳性率从0上升到20.2%。一方面,插导尿管时难免会将细菌带入;另一方面,导尿管长期置于尿道内,不仅破坏了尿道的正常生理环境,还破坏了膀胱对细菌的机械防御机制,削弱了尿道黏膜对细菌的抵抗力,影响了膀胱对细菌的冲刷作用,从而导致医院感染的发生。

(2)静脉导管常用于血流动力学监测、给药、补液及肠外营养支持,尤其是ICU不可或缺的处置手段。血管内插管是医院感染的常见原因,插管时间长、多部位插管等因素会增加医院感染发病率。据报道,导管相关性感染(catheter-related infection,CRI)占医院获得性菌血症的20%~30%,在医院感染中排第3位。2009—2010年上海市65所医院ICU导管相关性感染目标性监测数据显示,中心静脉导管相关血流感染(catheter-related bloodstream infection,CRBSI)发生率为2.3‰。另外,静脉导管留置时间较长、输入高营养液等因素可以引起表皮葡萄球菌与念珠菌等的定植与局部感染或败血症。

(3)气管切开或气管插管不仅可以解除上呼吸道梗阻,还可应用于下呼吸道梗阻的治疗,但插管留置时间过长会破坏呼吸道屏障和防御功能,使口腔及咽部的定植菌侵入下呼吸道,尤其不利于痰液排出,容易发生肺炎。进行插管或抽吸时也可能会造成气管黏膜的损伤;医务人员在接触患者前后未严格洗手也会促使感染的传播。据国外报道,气管切开后肺炎的发病率为20.5%~30.3%,同时使用呼吸机时,肺炎的发病率上升至55.3%。气管切开后气道感染菌群主要为革兰氏阴性菌,而下呼吸道感染菌群主要为铜绿假单胞菌和金黄色葡萄球菌。

(4)器官移植是将健康的器官替换患者因疾病而丧失功能的器官,由于手术难度大、手术时间和住院时间长,发生医院感染的概率极高,同时大多数移植为同种异体移植,患者需要服用抗排斥药物从而会抑制免疫功能,这更增加了发生医院感染的可能性。据调查,肝移植手术部位感染(SSI)发病率为10.0%~37.0%,肾移植SSI发病率为3.0%~11.0%,肺移植SSI发病率为5.0%~19.0%,心脏移植SSI发病率为4.0%~19.0%。移植后第1个月内,感染基本是由外科并发症引起的,包括肺炎、尿路感染、伤口感染、留置管感染等,均为医院感染。在感染的病原学中,细菌感染是最常见的;在感染的部位方面,以肺部感染最为常见。实体器官移植受体作为免疫受限人群,其肺部感染的风险更高,而且这种高风险状态将伴随终身。由于术后时间和器官移植类型的不同,感染的特点及严重程度亦有所不同。

三、免疫功能受损的因素

机体的免疫功能是抵抗病原体的关键。在器官移植术的应用过程中,有些患者必须使用免疫抑制剂;恶性肿瘤患者通过放射治疗、抗肿瘤化疗和肾上腺皮质激素的应用,其免疫功能也会受到抑制。特别是长期应用免疫抑制剂,可能会引起某些条件致病菌,甚至是罕见的条件致病菌感染。

1. 放射治疗 随着科学的发展,尤其在应用计算机技术以后,放射治疗在临床上的应用日益广泛。放射治疗的目标是肿瘤,但同时也会破坏机体的正常组织,因为恶性肿瘤与正常组织在解剖位置上往往难以严格区分。放射线损害了肿瘤组织及正常组织,也影响了机体的防御功能和免疫系统功能,表现为血象的改变和免疫功能指标的下降。这些表现不仅出现在放射治疗期间,还会出现在放射治疗后的一段时间内,为医院感染的发生创造了条件。

2. 抗肿瘤化疗 抗癌药物,包括烷化剂类、抗代谢类、抗肿瘤抗菌药物及其他类抗肿瘤药物,都是细胞毒性药物。它们的主要作用机制是作用于分裂迅速的细胞,包括肿瘤细胞和正常细胞,因此会出现各种不良反应,直接损害和破坏免疫系统和其他脏器的功能。

3. 肾上腺皮质激素的应用 肾上腺皮质激素在临床上应用广泛,对治疗急危重症、结缔组织疾病及过敏性疾病起到重要作用,但其本身是一种免疫抑制剂,若应用不当或使用时间过长则易引起不良反应。激素的应用会掩盖潜在的感染,并抑制免疫系统功能。如类固醇类药物会改变宿主的防御状态,增加对感染的易感性。

四、抗菌药物的影响

随着高效广谱抗菌药物的广泛应用,很多感染已经得到了有力的控制,但也出现了不合理使用抗菌药物的现象。例如,医务人员或患者自行在无明确用药指征的情况下,不按适应证用药,甚至带有一定盲目性地使用抗菌药物及抗菌制剂,或者将不适合局部用药的抗菌药物用于局部,或者配伍不当等,均极易引起耐药菌的产生。另外,抗菌药物的滥用,尤其是高效广谱抗菌药物的大剂量、长期应用或盲目地联合应用,在杀死或抑制敏感的病原菌的同时,也会杀死或抑制正常菌群,破坏宿主微生态的平衡,易引起菌群失调和二重感染,使感染更加复杂而难以治疗。这些均说明抗菌药物的应用不当已成为医院感染的危险因素。

五、医院消毒隔离和灭菌操作

消毒工作不符合规范要求,医院对于消毒灭菌的重要性缺乏足够的认识。一些医院内的消毒、灭菌设备比较陈旧,工作人员对操作规程不够熟悉,且有些医院的压力蒸汽灭菌器达不到规定的压力与温度,物品装放过程中器皿留有死腔。此外,紫外灯消毒未达到单位空间内的有效剂量;消毒剂的使用问题也较多,如配制未达到有效浓度、药液不能定期更换、消毒剂内细菌浓度超标;对消毒灭菌效果缺少有效的监督与评价。曾报道过一起发生在儿科病房的蜡样芽孢杆菌的导管相关血流感染的暴发事件,其原因是患者的输液管路的无针连接头消毒不充分以及管理维护不到位,从而导致药液被蜡样芽孢杆菌污染。

六、其他因素

1. 对医院感染预防控制的重要性缺乏足够重视 表现为没有建立、健全预防医院感染的专门机构、严格的管理制度及专职人员。未能切实实行分诊制度,未设立发热、肝炎及肠道门诊,缺少隔离观察室。同时对医务人员未进行系统的培训,导致不少医务人员对医院感染的预防观念淡薄,无法严格执行各项规章制度等。

2. 医院内交叉感染 由于患者入院时的诊断错误,将一种传染病误诊为另一种传染病或把传染病误诊为非传染性疾病等造成交叉感染,如将鼠伤寒沙门菌感染误诊为单纯性婴儿腹泻等。此外,若患者入院时正处于某种传染病的潜伏期,如麻疹、风疹、流感、猩红热等,这些患者在潜伏期末即具有传染性,入院后同样易引起医院内的交叉感染。

3. 临床治疗方式的改变 随着临床治疗方式的改变,如激素使用过量可致患者的免疫力下降,或手术方式的转变(一些原来需住院实施的手术,现在可在门诊进行,导致门诊手术量增加),这些因素都增加了医院感染的可能性。

4. 外科手术 手术本身对医院感染不会构成危险,而且还能治疗医院感染,若加强其他因素的处理,手术将会成为保护因素。但外科手术对机体是一种破坏,尤其是污染或弄脏的手术切口或手术时间长的情况下,更易引起医院感染,特别是手术部位感染。手术后因菌群失调等可引起全身各种感染,如肺部手术后易有肺部感染、胸膜腔感染与支气管胸膜感染,且常为混合菌感染;胃肠手术后感染可致化脓性腹膜炎;妇科手术后尿路感染最为常见。脑室引流、T 形管引流、切开引流等各种引流,一方面能治疗医院感染,另一方面如果引流放置时间过长则会引起逆行感染。手术时间的长短对医院感染发病率有显著影响,如尿路感染、肺炎、菌血症的发病率随手术时间的延长而增加。

5. 住院时间 与医院感染互为因果关系。一般来说,住院时间越长,发生医院感染的危险性越大。肺部、血液、外科伤口、尿道四个部位的医院感染发病率随住院时间的增加而增加,尤其是尿路感染和切口感染,其增加趋势近似直线。因此,控制和减少住院时间是降低医院感染发病率的重要措施之一。

除上述危险因素外,还有很多因素与医院感染有关。例如,肥胖、血清白蛋白低水平及贫血也会增加医院感染的危险性,吸烟、慢性肺病史与呼吸道医院感染的高发病率也有联系。

第三节 医院感染病原体相关概念

一、人体正常菌群

正常人体的体表及与外界相通的腔道中,都存在着不同种类和数量的微生物。在正常情况下,这些微生物对人类无害,称为正常菌群。人体正常菌群主要分布于体表和与外界相通的腔道中(表2-1),不同部位的分布也存在差异,以肠道内生长的菌群数量最多,其中厌氧菌占总数的95%以上。

表 2-1 人体不同部位的主要正常菌群

部　位	微生物种类
皮肤	葡萄球菌、类白喉棒状杆菌、大肠埃希菌、铜绿假单胞菌、丙酸杆菌等
外耳道	葡萄球菌、类白喉棒状杆菌、铜绿假单胞菌等
眼结膜	葡萄球菌、结膜干燥杆菌

续表

部　位	微 生 物 种 类
鼻咽腔	葡萄球菌、甲型溶血性链球菌、卡他莫拉菌、流感嗜血杆菌、大肠埃希菌、铜绿假单胞菌、拟杆菌等
口腔	葡萄球菌、甲型链球菌、卡他莫拉菌、大肠埃希菌、类白喉杆菌、乳酸杆菌、梭状菌、拟杆菌、消化链球菌等
肠道	大肠埃希菌、产气肠杆菌、变形杆菌、铜绿假单胞菌、肠球菌、葡萄球菌、产气荚膜梭菌、破伤风梭菌、拟杆菌、双歧杆菌、消化球菌、消化链球菌等
尿道	表皮葡萄球菌、类白喉棒状杆菌、耻垢分枝杆菌等
阴道	乳杆菌、大肠埃希菌、类白喉棒状杆菌等

正常菌群的生理意义在于，正常菌群不仅与人体保持平衡状态，而且菌群之间也相互制约，以维持相对的平衡。在这种状态下，正常菌群发挥其拮抗、营养和免疫等生理作用。

1. 拮抗作用　正常菌群在生物体的特定部位生长后，对其他的菌群有生物拮抗作用。产生这种生物屏障的往往是一些厌氧菌。正常菌群通过紧密与黏膜上皮细胞结合占领位置，机械阻止致病菌的侵入。由于这些部位正常菌群的数量很大，在营养竞争中处于优势地位，并能通过自身代谢来改变环境的 pH 值或释放抗菌物质，从而抑制外来菌的生长。例如，存在于机体内的乳杆菌能产生乳杆菌肽，具有广泛的抗菌作用。

2. 营养作用　正常菌群的存在影响生物体的物质代谢与转化。蛋白质、碳水化合物、脂肪及维生素的合成，胆汁、胆固醇的代谢及激素转化都有正常菌群的参与。乳杆菌、大肠埃希菌能合成多种人体生长发育所必需的 B 族维生素、维生素 K 等；双歧杆菌产酸制造酸性环境，可促进维生素 D、钙和铁的吸收。

3. 免疫作用　正常菌群的抗原刺激可促进机体免疫系统的发育和成熟。能激活巨噬细胞及 NK 细胞，增强其吞噬作用和细胞毒作用，亦可使它们释放多种免疫效应分子，如 IFN-γ、IL 和 NO 等，从而参与抗感染免疫。正常菌群还具有免疫原性，可激活 B 淋巴细胞产生多种抗体。

4. 抗衰老作用　正常菌群可产生超氧化物歧化酶，该酶能保护细胞免受活性氧的损伤，具有抗衰老作用。

5. 抗肿瘤作用　动物实验表明，在致癌剂的作用下，无菌大鼠比普通大鼠的癌症诱发率高出两倍。正常菌群的抑瘤作用可能是其能将致癌物质转化为非致癌物质。此外，正常菌群还与其激活巨噬细胞活性及提高免疫功能有关。

6. 排毒作用　肠道内正常菌群中的双歧杆菌产生的酸性物质，可维持肠道的酸性环境，促进肠道的正常蠕动以便于粪便及各种毒素的排泄。此外，双歧杆菌还能使肠道中过多的革兰氏阴性菌数量下降到正常水平，减少内毒素的释放。

二、病原微生物

人体除正常菌群外，还存在一些可以侵犯人体，引发人体感染甚至传染病的微生物，称为病原微生物，或称病原体，如朊病毒、寄生虫（原虫、蠕虫、医学昆虫）、真菌、细菌、螺旋体、支原体、立克次体、衣原体、病毒等，其中以细菌和病毒的危害性最大。

三、条件致病菌

人体各部位的正常菌群，离开原来的寄居部位而进入身体的其他部位，或当机体出现损伤或抵抗力降低时，原来为正常菌群的细菌可能引发疾病，因此称这些细菌为条件致病菌（conditioned pathogen）或机会致病菌。

1. 寄居部位的改变　某些细菌离开原正常寄居部位进入其他部位，即定位转移后，由于脱离了原有的制约因素而无节制地繁殖导致疾病的发生。例如，大肠埃希菌从原来寄居的肠道进入尿道，从引起尿道炎和膀胱炎等,或在外伤时通过创口进入腹腔和血液等。

2.免疫功能低下 临床上大量应用皮质激素、抗肿瘤药物,或进行放射治疗及发生某些病毒感染等情况,都可导致机体免疫力下降。这使得正常菌群在寄居部位可能引发感染,有的还能从寄居部位穿透黏膜等屏障进入组织或血液中,导致扩散,严重时可引起败血症而导致机体死亡。

另外,菌群失调时也可能导致条件致病菌的感染,发生二重感染。

四、菌群失调

某些因素破坏了人体与正常菌群之间的平衡,导致正常菌群中各种细菌的数量和比例发生变化时,称为菌群失调(dysbacteriosis)。若菌群失调没有得到有效控制,出现临床症状,可能引发二重感染,即在原发感染的治疗中,发生了新致病菌的感染。引起二重感染的常见细菌有金黄色葡萄球菌、白假丝酵母菌和一些革兰氏阴性杆菌。菌群失调多见于使用抗菌药物和慢性消耗性疾病等情况。临床上长期大量应用广谱抗菌药物后,大多数敏感菌和正常菌群被抑制或杀灭,但耐药菌则获得生存优势而大量繁殖并致病,如耐药金黄色葡萄球菌引起腹泻、败血症,对抗菌药物不敏感的白假丝酵母菌引起鹅口疮、阴道炎、肠道、肛门感染等。

五、细菌定植

各种微生物(细菌)经常从不同环境转移到人体,并能在一定部位定居和不断生长、繁殖后代,这种现象通常被称为细菌定植(bacterial colonization)。细菌定植是人类的机体与正常菌群或其他各种微生物在长期进化过程中形成的一种共生关系。定植的微生物必须依靠人体不断供给营养物质才能生长和繁殖,进而对人体产生影响(如导致感染)。但是,人体也在进化过程中发展出一系列防御机制,在正常情况下足以抵御各种微生物的侵袭。

第四节 循证感染控制

一、循证医学概述

(一)循证医学的定义

循证医学(evidence-based medicine,EBM)是遵循证据的临床医学,其核心思想是医务人员应该认真、明智、深思熟虑地把从科学方法中获得的最佳证据运用到临床决策中。循证医学不仅是一种理念,还是一个将最佳证据、医生的临床经验、患者的需求和价值观三者相结合,以做出对患者最有利的临床决策的过程,而不是指某一特定的内容。目前,EBM的理念和方法已经从最初的临床医学逐步扩展到医疗卫生的其他领域,涵盖了内科学、外科学、口腔医学、护理学、心理学、卫生管理、公共卫生、卫生决策等各种学科,形成了以循证思维为主体的多个分支学科群。

(二)循证医学的实践

循证医学从临床问题出发,将临床技能与当前可获得的最佳证据相结合,同时考虑患者的需求和价值观、意愿及临床环境,以做出最佳决策。循证临床决策的基础是临床技能,关键在于最佳证据,在实践中必须考虑患者的意愿和决策环境。临床决策的三要素包括:①"证据"及其质量是实践循证医学的决策依据,高质量的证据应该具有科学性及真实性;②专业技能和经验是实践循证医学的基础,若忽视经验,即使得到了最佳证据也可能用错,因为最佳证据在用于具体个体时必须因人而异;③充分考虑用户的期望或选择是实践循证医学的独特优势,循证医学提倡医生在重视疾病诊断和治疗的同时,力求从患者角度出发,了解患者的患病过程及感受。在卫生决策领域中,也要充分考虑利益相关者的偏好。

实践循证医学一般包括以下五个步骤。

(1)提出明确的问题。从实际问题出发,将其具体化为可以回答的问题,并将问题按PICOS要素进行拆分。

- √ P(patient/participant/population)：研究对象（类型、特征、所患疾病类型）；
- √ I(intervention)：干预措施；
- √ C(comparison)：对照措施；
- √ O(outcome)：结局指标；
- √ S(study design)：研究设计方案。

PICOS要素在不同研究问题中的含义有所差异，如观察性研究中的干预措施(I)可以转化为暴露因素(exposure,E)，即评价暴露因素对结果的影响。

（2）系统检索相关文献，全面收集证据。

（3）严格评价，找出当前可获得的最佳证据。参考证据分级标准，严格评价证据的真实性、可靠性、临床重要性、相关性及适用性，筛选出最佳证据。

（4）应用最佳证据，指导实践。经过严格评价文献后，将从中获得的真实、可靠并有应用价值的最佳证据用于指导决策中。

（5）后效评价。循证实践的结果关注当前最佳证据指导实践的成效，若成功，可将其用于指导进一步实践；反之，应具体分析原因，找出问题，再针对问题进行新的循证研究和实践，以持续改进，止于至善。

二、证据的分级与应用

（一）临床研究证据的分类

临床研究证据种类繁多，常用的循证医学证据资源如下。

1. 原始研究（primary study） 直接在患者中进行的单个有关病因、诊断、预防、治疗和预后等试验研究后获得的第一手研究证据。原始研究主要包括单个的随机对照试验、交叉试验、队列研究、前后对照试验、病例对照研究、非传统病例对照研究、横断面研究、非随机同期对照试验及描述性研究等。

2. 二次研究证据（secondary research evidence） 二次研究证据是尽可能全面收集某一问题的全部原始研究证据，经过严格评价、整合处理、分析总结后所得出的综合结论。二次研究证据是对多个原始研究证据进行再加工后得到的更高层次的证据，主要包括系统综述、临床实践指南、临床决策分析、临床证据手册、卫生技术评估及卫生经济学研究等。

（二）临床研究证据的分级

证据质量与推荐强度分级的发展主要经历了三个阶段。第一阶段以随机对照试验为最高质量证据，单纯考虑试验设计，但其缺点是分级过于简单，科学性不足。第二阶段以系统评价/Meta分析作为最高级别的证据，代表有2001年美国纽约州立大学下城医学中心提出的"证据金字塔"和同年牛津大学循证医学中心推出的标准。第三个阶段是2004年，针对当时证据分级与推荐意见存在的不足，由临床专家、循证医学专家、医学编辑、卫生政策专家组成的GRADE工作组正式推出了GRADE系统。在GRADE分级方法中，无严重缺陷的随机对照试验被视为高质量证据，而无突出优势的观察性研究被视为低质量研究。然而，同时还会考虑其他影响证据质量的因素。推荐强度反映了对一项干预措施是否利大于弊的确定程度，GRADE系统中只分为强、弱两级。

三、循证医院感染控制实践

（一）国际循证医院感染控制实践

保障患者安全是医疗卫生的重要工作内容，医院感染预防与控制是确保患者安全和医疗质量管理的重要组成部分。国际上的循证医院感染控制实践开展较多，较为成熟的有WHO循证医院感染控制实践和美国循证医院感染控制实践，详述如下。

1. WHO循证医院感染控制实践 2005年，WHO发布了《医务人员手卫生指南（高级草案）》，该指南的编制过程是对医务人员手卫生的全面循证实践，并于2009年发布了正式版《医务人员手卫生指南》。2012年，WHO制定了《WHO指南制定手册》，并于2015年更新了版本，该手册对如何计划、制定和出版WHO指南提供了分步指导,并提出了通过建立WHO指南指导小组(简称"指导小组")、指南制定小组(GDG)、外部评审小组及系统评价团队来保证指南制定的及时性和高质量。在规划阶段,指导小组和GDG形成PICOS格式的关键问题,并确定结局的优先顺序;在制定阶段,系统评价团队对每一关键问题的证据进行系统评价,评估每一结局的证据质量。GDG则运用GRADE框架制定推荐意见,再由外部评审小组开展同行评审;最后在出版阶段确定指南文件。2014年,WHO发布的第十二个工作总规划表明,WHO的合法性和技术权威源于其坚持将系统使用证据作为所有政策的基础。目前,WHO已根据该指南制定流程,在医院感染控制等多个方面制定了相关指南。

2. 美国循证医院感染控制实践 美国在医院感染预防与控制工作方面处于全球领先地位,这一工作由美国疾病预防控制中心下设的医疗感染控制实践咨询委员会(HICPAC)负责提供关于感染控制实践的建议和指导。HICPAC早期发布的指南是通过广泛的检索和综述现有研究和证据而编制的,如2002年发布的《医疗机构手卫生指南》。随着循证医学的发展,HICPAC也逐步形成了自己的循证实践规范。其推荐意见是基于系统评价形成的证据及证据质量评估,同时纳入对主要结局指标的偏好和价值观,以及主要解决的利弊平衡,最后提出最优指导意见。目前,HICPAC已发布并不断更新的指南包括《隔离防控指南:预防医疗机构中传染性病原体的传播》《疾病预防控制中心手术部位感染防控指南》等。

(二)我国循证医院感染控制实践

我国有组织地开展医院感染管理工作始于20世纪80年代。在工作开展之初,我国便建立了医院感染监测网络,通过监测指导科学防控。1986年,在卫生部组织召开的第一次全国医院感染管理研讨会上,讨论并制定了"医院内感染监测、控制研究计划"。在起步阶段,我国就明确了通过监测与调查获得更多的证据来指导预防与控制实践的目标,这是医院感染循证的基础。经过三十多年的发展,我国医院感染控制科学研究取得了显著进步。2011—2022年,我国医院感染控制领域在中国知网(CNKI)收录的论文数量每年超过5000篇,内容涵盖多重耐药菌医院感染控制、医院感染管理经验介绍、护理在医院感染中的作用、消毒灭菌及其监测与管理、手卫生与医院感染的控制、医院感染管理知识培训等内容。另外,我国在医院感染控制领域还涌现出了越来越多的系统综述/Meta分析。

尽管我国在医院感染循证实践方面取得了较大发展,但与WHO和美国相比,我国在证据评价与应用方面的循证实践仍缺乏组织计划性和权威性。系统综述质量参差不齐,对我国指南和政策制定的支持力度不足。原始研究质量有待提高,系统综述工作的开展也缺乏组织计划性。在循证指南的编制上,我国还处于起步和探索阶段。

> 能力检测

能力检测
答案

1.通常来说,下列哪项不属于医院感染的危险因素?(   )
 A.糖尿病   B.高龄   C.留置中央静脉导管
 D.吸氧   E.以上均是

2.近年来,引起医院感染的病原体的主要特点不包括下列哪项?(   )
 A.主要侵犯免疫力低下人群   B.多重耐药菌感染呈上升趋势
 C.革兰氏阳性球菌和厌氧菌感染呈上升趋势 D.以条件致病菌为主
 E.以上均不是

3.请以"流行病学调查""腹泻"为检索关键词,阅读相关文献,从时间、地区、人群分布的三个角度描述疾病流行过程。

第三章 医院感染监测

学习目标

一、知识目标
(1)掌握医院感染监测的基本概念、原则和方法;掌握环境卫生学监测的主要方法和技术。
(2)熟悉各种医院感染监测的监测对象、监测内容、监测方法;熟悉环境卫生学监测结果判定标准。
(3)了解国内外医院感染监测的实践经验和成功案例,能够借鉴和学习先进的监测理念和方法。

二、能力目标
具备分析和解决问题的能力,能够针对医院感染监测中发现的问题,提出有效的解决方案。

三、素质目标
具备良好的职业道德和责任心,能够认真对待医院感染监测工作,保障患者安全。

思维导图

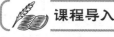 课程导入

思政故事:曾光与中国公共卫生事业的发展

曾光,流行病学与公共卫生领域的杰出专家,曾任中国疾控中心流行病学首席科学家。他起初是一名全科医生,1970年毕业后被派往河北与内蒙古交界的围场县,成为当地首位大学毕业的医生,独自为村民提供医疗服务长达9年。20世纪70年代末,他考上研究生,跟随公共卫生领域泰斗专家何观清学习,并在中国疾控中心亲历了重大变革。

虽已退休,但曾光仍积极投身于疫情防控工作,为国家出谋划策。他是"中国现场流行病学培训项目"的创始人,该项目被誉为公共卫生界的"黄埔军校",培养了大批应急处理人才。在SARS和新型冠状病毒感染疫情中,他发挥了关键作用,提出了关闭SARS重灾区医院、建立小汤山医院等重要建议。

曾光以其丰富的经验和专业知识,为我国的公共卫生事业做出了卓越贡献,展现了杰出专家的责任与担当。

 案例导入

某县因医疗需求新建设一所二级医院,该医院首次开展医院感染监测时,应该开展什么类型的监测?需要持续多长时间?开展目标性监测的重点部门有哪些?

案例导入答案

Note

第一节 医院感染监测及其发展

医院感染监测(monitoring of nosocomial infection)是指长期、系统、连续地收集和分析医院感染在一定人群中的发生、分布及其影响因素,并将监测结果报送和反馈给有关部门和科室,为医院感染的预防、控制和管理提供科学依据。

一、国外医院感染监测的发展

国外医院感染监测的历史可追溯到19世纪初,当时J.Y.Simpson医生通过简单的监测手段,发现截肢患者的感染死亡率与医院规模密切相关。在小型私立医院,这一比例约为10.9%,而在拥有超过300张病床的大型市立医院,则高达41.7%。进入19世纪中叶,现代医院流行病学的奠基人Ignaz Semmelweis运用系统的监测技术,揭示了维也纳某医院产褥感染高发的真正原因。他观察到,由产科医生和医学生接生的妇女(Ⅰ部)产褥感染死亡率高达8.3%,而由助产士接生的产妇(Ⅱ部)死亡率仅为2%。经过深入调查,Ignaz Semmelweis排除了瘴气、社会经济条件、食物、水源、拥挤程度、季节、衣物和通风等因素,因为这些条件在两部几乎一致。随后,他从朋友因尸解时意外感染致死的案例中受到启发,发现尸解与产妇死亡之间存在相似性,因此推测高死亡率可能与尸解有关。鉴于Ⅰ部人员参与尸解而Ⅱ部不参与,他要求Ⅰ部人员在尸解后使用漂白粉仔细洗手直至无味,此举显著降低了产妇死亡率。在接下来的一年里,Ⅰ部接生的3556例产妇中,仅有45例因产褥感染死亡(1.3%),与助产士接生的产妇死亡率(1.2%)相近。此后,Ignaz Semmelweis还通过回顾性调查,发现尸解前产妇死亡率较低,但随着医学发展强调尸解,死亡率急剧上升,这进一步验证了他的推测。由此可见,Ignaz Semmelweis对产褥感染的研究为现代医院感染监测方法奠定了基础。

在20世纪50年代,随着抗菌药物的广泛使用,临床上逐渐出现了耐药菌,这一现象立即引起了美国疾病预防控制中心(CDC)的深切关注。在经过深入的原因分析和实施一系列有效的干预措施后,MRSA的流行得到了有效的控制,感染率也显著下降。这一重大成果极大地推动了医院感染监测工作的进一步发展。1963年,美国CDC成功举办了美国医院感染学术会议,并在会议上明确提出了应用流行病学方法构建医院感染监测系统的创新理念。随后,在1970年,美国CDC进一步建议建立全国性的医院感染监测系统,并倡导所有医院都应积极开展医院感染的监控工作。与此同时,美国CDC还制定了详尽的医院感染诊断标准和监控方法,并提出了一系列建议:一是要求感染控制人员定期进行前瞻性监测;二是运用基本的流行病学知识对医院感染率进行深入分析;三是定期利用收集到的数据为医院管理决策提供依据;四是建议聘用具备感染控制专业训练的流行病学家,他们能够制定有效的感染控制方案,积极参与并引导医院的管理工作。在1986年,基于十余年的医院感染监测经验,美国CDC对医院感染的诊断标准进行了全面修订,并推出了新的监测方法。这一方法强调,在综合性监测的基础上,各医院应根据自身实际情况开展有针对性的目标性监测。这一方法至今仍被广泛应用中。

二、国内医院感染监测的发展

我国医院感染监测的发展历史可以追溯到20世纪80年代。当时,随着医疗技术的不断进步和医疗环境的日益复杂化,医院感染问题逐渐凸显,引起了医疗界的广泛关注。医院感染监测的主要发展阶段如下。

1. 起步与初步建立

(1)1986年,我国医院感染管理工作开始起步,中南大学湘雅医院在这一时期发挥了关键作用,成立了医院感染监控协调小组,负责全国医院感染监测工作的组织、指导和监督管理。这一小组的成立,标志着我国医院感染监测工作的正式启动。

(2)同年,参照美国医院感染监测模式(NNIS),我国建立了由17家医院和8所防疫站共同组成的医院感染监测系统。

(3) 1989年,中南大学湘雅医院牵头建立了基本覆盖全国范围的医院感染监测网,全面开展综合性监测工作。

2. 发展与健全

(1) 自2001年起,我国每隔两年左右便进行一次全国性的大规模现患率调查,旨在全面了解医院感染的发病情况、流行趋势和影响因素。

(2) 随着我国医疗技术的不断发展,医院感染问题也日趋复杂。因此,传统的现患率调查方式开始与信息监测系统或前瞻性调查相结合,以提高监测的效率和准确率。

(3) 在监测内容上,除了基础的发病率和感染部位数据外,还扩展到病原体种类、抗菌药物使用情况等多个方面。

3. 信息化与智能化 随着信息化技术的不断发展,医院感染监测也逐渐实现了数据化、网络化和智能化。这一变化使得监测工作更为便捷、高效,同时提高了数据的准确性和可靠性。

4. 法规与制度的完善 原有的《医院感染监测规范》(WS/T 312—2009)已无法满足现代医疗的需求,因此新的《医院感染监测标准》(WS/T 312—2023)应运而生。这一新标准对原有规定进行了修订和完善,更加关注患者的生命安全和医疗质量。

经过多年的不懈努力,我国的医院感染监测体系逐渐完善。监测范围不断扩大,涵盖了越来越多的医院和科室;监测内容也不断丰富,从最初的发病率、感染部位等基础数据,逐渐扩展到病原体种类、抗菌药物使用情况等多个方面。同时,随着信息化技术的不断发展,医院感染监测也逐渐实现了数据化、网络化和智能化,显著提高了监测的效率和准确率。通过监测,基本掌握了我国医院感染的一般规律,如发病率、高发科室、主要感染部位、危险因素、易感人群、引起医院感染的主要病原体及其耐药性等,为医院感染的控制提供了有力支持,同时也为卫生行政部门制定决策、进行宏观管理提供了可靠依据。

第二节　医院感染监测内容

一、监测分类

医院感染监测可以根据不同维度进行细致划分。在监测范围上,医院感染监测可分为综合性监测和目标性监测,以适应不同的场景和需求。在调查方式上,回顾性调查与前瞻性调查是两种主要的调查方法,两者各有侧重,为监测提供了不同的视角。此外,调查方法的差异也促使监测方式多样化,比如针对医院感染发病率和患病率的调查就展现了不同的侧重点。值得一提的是,在发病率调查中有一个特别重要的概念——医院感染罹患率,它尤其适用于短时间内、小范围内对医院感染发病情况的精准把握。医院感染监测的最终目标在于降低与医院感染相关的风险,并科学评估监测与干预措施在控制医院感染方面的实际效果,从而持续优化医疗质量和保障患者安全。

1. 综合性监测 综合性监测(comprehensive monitoring)即对整个医院范围内的全面监控,旨在全面、持续地跟踪并评估医院各科室的住院患者及工作人员的医院感染情况及其相关风险因素。在实际操作中,医院感染监测的重点在于住院患者与医务人员,同时,对于手术部位感染发病率的监测,也会审慎地将出院后一段时间内的患者纳入考虑范畴。此外,对于在医院停留时间较长的门(急)诊患者,尤其是涉及血液透析、急诊抢救室及急诊监护病房的患者,也被列为监测对象。通过全面实施综合性监测,我们能够深入且精准地掌握各科室的医院感染发生情况与潜在风险,为新建医院或尚未开展相关监测的医院提供宝贵参考。建议此类医院首先开展至少两年的综合性监测,从而构建起一套健全、完善的监测体系。

(1)医院感染病例监测(含医院感染病例漏报监测):监测全院所有临床科室在一段时间内医院感染发生的人(病例)数和发病(例次)率,以及已明确诊断的医院感染病例漏报例数和漏报率。务必确保临床医生履行医院感染病例诊断和报告的责任和义务,感控专职人员应对医院感染病例报告和漏报情况进行检查。

(2)医院感染现患率监测:又称医院感染横断面调查,是指在一定时间内,处于医院感染风险的人群中实际发生医院感染的频率。一般应至少每年进行一次,具体调查方法和要求参见当年的现患率调查通知。

(3)感染病例暴发的危险因素监测:对可能引发医院感染的常见危险因素进行监测,包括手术、中心静脉插管、尿道插管、使用呼吸机、气管插管、气管切开、使用肾上腺糖皮质激素、放射治疗、抗肿瘤化疗和使用免疫抑制剂等。开展医院感染危险因素监测,有助于明确暴露与感染之间的因果关系,推动规范化诊疗操作流程和感染防控措施的落实,降低医院感染风险。

(4)手卫生依从性和手卫生效果监测:采用观察法和采样检测等方法监测医务人员手卫生的依从性、正确性和手卫生质量。督导医务人员不断提高手卫生的依从性和正确性,提升手卫生执行的质量。

(5)医疗器械清洗效果监测:每月应随机抽查3~5个待灭菌包内的全部物品进行清洗质量监测。监测方法包括目测法、ATP生物荧光检测法等。

(6)医疗器械消毒效果监测:应每季度对胃镜、肠镜、支气管镜、呼吸机管路、简易呼吸器、气管插管、喉镜片等消毒后直接使用的医疗器械进行消毒效果监测。监测方法及监测结果应符合《医院消毒卫生标准》(GB15982—2012)的要求,每次检测3~5件具有代表性的物品。

(7)医疗器械灭菌效果监测:在医院消毒供应中心清洗消毒和灭菌的医疗器械的灭菌效果监测,通常不作为医疗机构的常规监测项目。但怀疑医院感染聚集或暴发与医疗器械灭菌相关时,可进行相关医疗器械的灭菌效果监测。消毒供应中心应按照《医院消毒供应中心清洗消毒及灭菌效果监测标准》进行灭菌过程的物理监测、化学监测和生物监测。

(8)重点科室的空气净化效果监测:空气净化效果的监测包括洁净医疗环境和非洁净医疗环境的空气净化效果监测,监测范围应覆盖全院的医院感染管理重点科室。

(9)医院环境表面清洁消毒效果监测:每季度进行医院环境表面清洁消毒效果监测。

2. 目标性监测 目标性监测(objective monitoring)作为一种精准且高效的医院感染及其危险因素监测手段,主要聚焦于高风险人群和高发感染部位。这种监测方法在众多关键领域得到了广泛应用,如ICU的感染状况监测、新生儿病房的感染追踪、手术部位感染的防控、细菌耐药性的深入研究、多重耐药菌在医院内的感染监测及血液净化过程中可能出现的感染监测等。通过实施目标性监测,我们能够更精确地识别并控制医院感染的发生,从而确保患者享受到更安全、高效的医疗服务。这一举措对于提升医院整体医疗质量、保障患者生命安全具有重要意义。

(1)重点部门目标性监测:主要包括ICU、心胸外科病房、新生儿病房等。

(2)特殊人群目标性监测:主要关注新生儿、移植患者、血液净化患者等。

(3)特殊操作目标性监测:包括ICU和新生儿病房的导管相关血流感染、呼吸机相关肺炎和导尿管相关尿路感染的监测;同时,根据医院的实际情况和需求,进行不同切口类别或不同NNIS评分的手术部位感染率统计,也可以针对特定临床科室的手术部位感染率或特定手术医生的手术部位感染率进行监测。

(4)抗菌药物使用监测和细菌耐药性监测:抗菌药物使用监测的项目应与医院的药学部门协作,辅助药学部门进行抗菌药物相关指标的监测;细菌耐药性监测和多重耐药菌监测应由医院检验科微生物室人员负责原始数据的收集、汇总和分析,根据监测结果调整医院感染预防与控制的制度和流程,并向临床提供抗菌药物使用的具体建议。

(5)血液透析患者医院感染病例监测:住院血液透析患者的医院感染病例应同时纳入总的医院感

染综合监测和血液透析相关感染监测之中,而门诊血液透析患者的医院感染监测则仅纳入血液透析相关感染监测。

(6)透析用水、透析液细菌和内毒素监测:透析用水和透析液的细菌监测应每月进行一次,内毒素监测则每季度进行一次。

全面综合性医院感染监测的重要性不言而喻,然而其实施过程常伴随着时间与资源的巨大投入。尽管如此,这种监测方式仍然难以实现对所有影响因素的精确危险度分层和调整,因此难以有效对比不同医院、区域或国家之间的医院感染水平。鉴于全国范围内对医院感染发病率和危险因素的深入了解,部分医疗机构在面临资源限制和监测重点的权衡时,选择放弃全院综合性监测,转而将有限的资源集中用于医院感染的高风险科室、高发感染部位及高风险环节的更为精准的目标性监测。在人力和信息系统资源相对匮乏的情况下,医疗机构可选择开展回顾性患病率调查作为补充手段;而在条件成熟时,则更建议开展前瞻性发病率监测。为了确保对全院医院感染整体情况的全面把握,即便在进行目标性监测的同时,医疗机构仍需定期开展全院患病率调查,从而实现对医院感染状况的全面、系统了解,为防控工作提供坚实的支持。

二、监测基础

为了确保不同医疗机构和区域间的医院感染数据具备高度的准确性和可比性,构建标准化的病例诊断标准和监测方法显得尤为重要。只有当所有医疗机构均采用统一的病例定义和监测手段时,我们才能对医院感染的发生和控制水平进行客观、公正的比较。美国 CDC 早在 1988 年就率先提出了医院感染的定义和监测标准,并结合最新的临床诊断和监测经验不断进行修订和完善。这些标准不仅在美国得到了广泛应用,还深刻影响了法国、英国、德国、加拿大等国家的医院感染监测系统,他们纷纷采纳了统一的医院感染定义。我国也积极借鉴国际先进经验,制定了符合国情的医院感染诊断标准。

然而,仅凭统一的诊断标准和方法仍不足以完全消除不同医疗机构之间数据可比性的障碍。因为医院感染发病率受到众多复杂因素的影响,如疾病严重程度、医疗设备水平、医院环境等。为了更精确地评估和分析各医疗机构之间的医院感染情况,我们采用了分层比较的方法,即按照临床科室和解剖部位进行细致的分类。这种数据挖掘的方式有助于我们深入了解数据背后的规律,为医院感染防控工作提供更加科学、有效的支持。因此,建立标准化的病例诊断标准和监测方法,并辅以分层比较的方法,是提高不同医疗机构之间医院感染数据可比性的关键举措。只有这样,我们才能更加准确地把握医院感染的现状,为制定更为有效的防控策略提供有力依据。

三、监测目标

医院感染监测的核心目标是显著降低与医院感染相关的风险。为了深入评估医院感染监测及其干预措施的实际效果,美国在 20 世纪 70 年代启动了一项针对国家医院感染监测系统(NNIS)的专项研究项目。该项目的根本目的在于确认通过实施医院感染监测与控制计划,能够切实降低医院感染发病率,并进一步揭示医院感染的真实发生情况,探究医院感染监测对医院感染发病率的具体影响。研究结果表明,1970—1976 年,那些积极参与医院感染监测并有效实施相关干预措施(如配备经验丰富的感染控制医生、按床位数合理配置感染控制护士、定期开展活动及规范上报数据)的医疗机构,其医院感染发病率平均下降了 32%。相反,那些未进行监测的医疗机构,其医院感染发病率却上升了 18%。这一显著对比不仅彰显了医院感染监测在控制感染方面的积极作用,更证明了医院感染监测本身就是一种高效的干预手段,它持续地为临床及相关工作人员提供医院感染知识的培训和教育。

长时间的持续监测有助于医疗机构建立稳定的医院感染基线数据。通过前瞻性监测,我们能够及时发现医院感染的聚集、暴发甚至流行情况,进而深入分析感染原和传播途径,并迅速采取有效的控制措施。此外,医院感染发病率的监测数据,特别是专科的目标性监测数据,为不同医疗机构和专科之间的横向比较提供可能性,同时也支持同一单位内的纵向比较,从而全面评估医院感染控制的水平和效果。这样的监测与评估机制,为医院感染防控工作的持续优化提供了坚实的数据支持(表3-1)。

表3-1 医院感染监测内容

监测类别	监测对象	监测内容	监测方法
综合性监测	住院患者和医院工作人员	1.基本情况:监测月份、住院号、科室、住院天数、住院费用、疾病诊断、疾病转归等; 2.医院感染情况:感染日期、感染诊断、感染与原发疾病的关系等	1.医院宜采用主动、前瞻性监测; 2.医院应建立医院感染报告制度; 3.制订切实可行的医院感染监测计划并落实; 4.专职人员应通过查阅病历和临床调查相结合的方式调查医院感染病例; 5.医院感染信息的来源包括以患者为基础和以实验室检查结果为基础的信息
目标性监测	高风险人群、高发感染部位、高风险环节	1.开展目标性监测前宜进行风险评估; 2.手术部位感染监测、ICU医院感染监测、新生儿病房医院感染监测、细菌耐药性监测、抗菌药物使用监测、医院工作人员感染性疾病职业暴露监测、手卫生监测、环境卫生学监测	

第三节 医院感染监测方法

一、医院感染发病率调查

1.医院感染发病率概念

(1)医院感染发病率(incidence)指的是在一定时间内,住院患者中发生医院感染新发病例的频率。同样,医务人员医院感染发病率是指在一定时间内,医务人员中发生医院感染新发病例的频率。

(2)医院感染罹患率(attack rate)一般用于衡量小范围或短时间内流行或暴发中,暴露人群中发生医院感染新发病例的频率。它可以用日、周、月或一个流行期为时间单位,其计算方法是将同一危险因素所致医院感染新发病例数作为分子,同期易感人员数作为分母。

2.监测对象 医院感染发病率的监测对象不仅涵盖住院患者,还包括长时间留院的急诊患者,诸如血液透析患者、抢救室及监护病房内的患者。对于流动性较大的普通门(急)诊患者,由于监测难度较大,仅在特殊疫情时具备实施条件。此外,医院的工作人员也被纳入监测范围,但由于其就诊资料不连续,主要侧重于感染性疾病发病率及感染相关职业暴露(如血液、体液暴露)的监测。在患者监测方面,采用综合性监测与目标性监测相结合的方式,其中前瞻性主动监测相较于回顾性被动监测更具价值。在已完成两年以上综合性监测,并对全院医院感染发病率及风险有深入了解的基础上,一般需要根据医院的学科特色及风险评估结果,有针对性地开展目标性监测。例如,妇产医院可重点监测手术部位感染及新生儿感染,而老年病医院则侧重于多重耐药菌及侵入性操作感染的监测。

3.监测内容与数据来源 医院感染监测的内容根据监测目的和方法的不同而有所差异,通常包括患者的基本信息、疾病情况、医院感染情况、相关危险因素、各类医疗操作的起止时间、病原体及药物敏感试验、抗菌药物使用情况等。监测数据可以由临床医务人员主动上报,由感染控制专(兼)职人员收集,也可以通过医院信息系统获取。根据医院感染发生、发展、诊断的过程,首先监测到的是感染症状如体征,如发热、腹泻、皮疹等;其次是各种检验和检查指标,如血常规、C反应蛋白、降钙素原、影像学检查、病原学结果等,以及诊疗过程数据,包括医疗、护理、各种侵入性操作等;最后是感染控制专(兼)职人员结合症状、体征和检验检查结果,按照医院感染判别标准进行判断。利用医院信息系统收集相关数据,经过培训的工作人员进行感染判别和流行病学调查,可以大大提高医院感染监测的效率,为感染控制争取有利时机。

4. 监测方法 医院感染发病率监测可以以全院患者和工作人员为对象,了解全院医院感染发病率,即进行综合性监测。在此基础上,还可以以某个高风险科室,如新生儿病房、ICU、烧伤病房等,或高发感染部位、高风险环节,如呼吸机相关肺炎、手术部位感染、导管相关血流感染、导尿管相关尿路感染、多重耐药菌感染等为对象,即进行目标性监测。

医院感染(例次)发病率则是指一定时间内,处于一定危险人群中新发医院感染部位(包括同部位不同病原体)的频率。在综合性监测中,需要收集观察期间感染病例(作为分子)的具体信息,分母则一般用同期出院人数或同期住院患者住院日数(后者更具可靠性)来表示。在进行目标性监测时,分母是观察期间特定的危险人群,如冠状动脉搭桥术病例数、接受胃镜治疗的病例数等;也可以是某种侵入性操作的使用时间,如中央静脉导管置管日数、呼吸机置管日数、导尿管置管日数等。

(1)综合性监测医院感染发病率计算公式:

$$医院感染(例次)发病率 = \frac{同期新发医院感染病例(例次)数}{观察期间危险人群人数} \times 100\%$$

$$日医院感染(例次)发病率 = \frac{同期新发医院感染病例(例次)数}{同期住院患者住院日数} \times 100\%$$

(2)手术部位感染发病率:为了提高同一类手术之间手术部位感染率的可比性,可以采用手术切口清洁程度、麻醉分级和手术时间进行手术风险分级。手术时间>3 h,污染与感染伤口,ASA 评分 Ⅲ、Ⅳ、Ⅴ级,三项标准每项符合则加 1 分,将手术风险分为 0、1、2、3 四级。

$$手术部位感染发病率 = \frac{指定时间内某种手术患者的手术部位感染数}{指定时间内某种手术患者人数} \times 100\%$$

(3)器械相关感染发病率:

$$导尿管相关尿路感染发病率 = \frac{留置导尿管患者中发生尿路感染人数}{患者留置导尿管日数} \times 100\%$$

$$导管相关血流感染发病率 = \frac{留置导管患者中发生血流感染人数}{患者留置导管日数} \times 100\%$$

$$呼吸机相关肺炎发病率 = \frac{使用呼吸机患者中发生肺炎人数}{患者使用呼吸机日数} \times 100\%$$

5. 工作人员职业暴露监测 医务人员职业暴露监测是医院保障医务人员职业安全的重要措施之一。其主要目的是了解医务人员职业暴露的情况,评估暴露风险,并据此制定有效的防护措施,以保障医务人员的健康与安全。监测对象包括所有医务人员及其他辅助工作人员,包括医生、护士、医技人员、护工、后勤人员、保洁人员、保安人员等。监测内容主要涵盖医务人员在工作中可能接触到的各种病原体,尤其是通过血液、体液等途径传播的病原体,包括乙型肝炎(乙肝)病毒、丙型肝炎(丙肝)病毒、人类免疫缺陷病毒、梅毒螺旋体等血源性病原体。此外,还包括肺结核、流行性感冒(流感)等呼吸道传染病,以及其他需要监测的感染性疾病的病原体。

在监测过程中,医院会建立全面的医务人员职业暴露登记报告制度。当医务人员发生职业暴露时,需要立即报告并填写相应的登记表。这些报告将由专业人员进行详细分析,以评估暴露风险,并确定适当的处理措施。此外,医务人员职业暴露监测还会运用多种统计分析方法,如推断性统计分析、方差分析、相关分析以及高级统计分析等,来探讨医务人员职业暴露与某些因素的关系,分析不同因素对医务人员职业暴露的影响程度,并预测未来趋势。

总的来说,医务人员职业暴露监测是一项系统性、科学性的工作,它有助于及时发现和控制职业暴露风险,保障医务人员的职业安全,同时也为医院制定更有效的感染控制措施提供重要依据。

二、医院感染患病率调查

医院感染患病率(prevalence)是指在一定时间段内,所有住院患者中患医院感染的频率。此类调查一般会选取一个固定的时间点进行调查。2011年,美国在全国范围内开展了医院感染患病率调查,其结果不仅为国家层面的感染防控工作提供了宝贵的数据支撑,同时也为全球医院感染控制工作提供了重要的参考。为了持续追踪和评估医院感染防控工作的成效,美国在2015年再次开展了类似的调查,覆盖了199家医院,共涉及12299名患者。调查结果显示,该年的医院感染患病率为3.2%,相较于2011年的4.0%有了明显的下降,这表明美国的医院感染防控工作取得了积极的成效。在这次调查中,肺炎、胃肠道感染、手术部位感染、血流感染以及尿路感染是较为常见的感染类型,这些类型合计占所有医院感染的91.4%。这一数据为医院制定更加精准的防控策略提供了依据,使得医院能够集中资源,针对这些高发的感染类型进行更为有效的防控。

与此同时,为了总结我国在过去30多年医院感染监测活动所取得的成效,我国也进行了相应的调查。此次调查抽取了来自全国13个省份的184所综合医院,结果显示二级医院的医院感染患病率为1.91%,而三级医院为3.28%,这与美国的调查结果大致吻合。值得注意的是,与患病率调查数据相比,综合性监测数据中的发病率普遍偏低。具体来说,二级医院的医院感染发病率为0.78%,三级医院为1.58%,均低于医院感染患病率的调查结果。这表明在实际监测工作中,可能存在一定程度的漏报现象。尽管综合性监测能够提供更为全面的数据,但在实际应用中,患病率调查因其更为节约资源和控制质量的特点,往往成为更常用的监测手段。因此,从资源节约和质量控制的角度考量,患病率调查相较于综合性监测,在监测医院感染发病率方面更为高效和可靠。

1. 调查内容

(1)基本资料:包括监测日期、住院号、科室、床号、姓名、性别、年龄、调查日期、疾病诊断、手术名称、切口类型(清洁切口、清洁-污染切口、污染切口)等。

(2)医院感染情况:包括感染日期、感染诊断、医院感染危险因素(如动-静脉插管、尿道插管、使用呼吸机、抗肿瘤化疗、使用免疫抑制剂等)及其相关性、医院感染培养标本类型、送检日期、病原体名称等。

(3)按科室记录应调查人数与实际调查人数。

2. 计算方法　　医院感染(例次)患病率 $=\dfrac{\text{观察期间新发与未痊愈的医院感染病例(例次)数}}{\text{同期实际调查住院患者例数}} \times 100\%$

第四节　医院环境卫生学监测

医院环境卫生学监测是医院感染预防与控制工作的基石,也是评估医院消毒与灭菌效果不可或缺的一环。按照环境污染程度,医疗机构环境可细分为四类:Ⅰ类环境是运用空气洁净技术的诊疗场所,涵盖洁净手术部(室)和其他洁净区域;Ⅱ类环境涵盖非洁净手术部(室)、产房、导管室、血液病和烧伤病房的保护性隔离病区,以及ICU和新生儿病房等;Ⅲ类环境则包括母婴同室、消毒供应中心的检查包装灭菌区和无菌物品存放区、血液透析室(中心)以及其他普通住院病区;而Ⅳ类环境主要是普通门(急)诊及其检查治疗室,以及感染性疾病科的门诊和病区。依据《医疗机构消毒技术规范》(WS/T 367—2012)、《医院消毒卫生标准》(GB 15982—2012)、《医院洁净手术部建筑技术规范》(GB 50333—2013)、《血液透析及相关治疗用水》(YY 0572—2015)等文件,各类环境清洁消毒效果的监测要求和卫生学标准均有明确规定。监测内容主要聚焦于空气、物体表面、医务人员手以及医疗器材表面的微生物污染状况,以便了解医疗机构环境表面的微生物情况,评估医院感染风险,并进行相应的卫生学评价。

除了传统的微生物培养方法外,荧光标记清除率和ATP生物荧光检测法也被证实为更为灵敏的环境卫生学监测手段。研究显示,采用ATP生物荧光检测法对ICU进行常规监测,可以有效维持环境卫生清洁的高质量水平,从而有效防控ICU多重耐药菌医院感染的发生。

一、采样前的准备

1. 采样原则

(1)所有环境卫生学监测应该在自净和清洁消毒后、进行医疗活动前采样。

(2)采样后应尽快对样品进行相应指标的检测,送检时间不得超过4 h;若样品保存于0～4 ℃的条件下,送检时间不得超过24 h。

(3)不推荐医院常规进行灭菌物品的无菌检查,仅当流行病学调查怀疑医院感染事件与灭菌物品有关时,才进行相应物品的无菌检查。

(4)常规监督检查中无须进行致病性微生物检测,涉及疑似医院感染暴发调查或工作中怀疑有微生物污染时,应进行目标微生物的检测。

2. 物品准备 采样人员戴医用外科口罩、帽子、无菌手套,穿工作服;准备营养琼脂培养皿(使用前室温放置30 min)、无菌采样瓶、采样拭子、无菌纱布和棉签、消毒剂(75%酒精)、缓冲液、采样液、规格板、样品收集袋、转运箱等。

二、采样方法

1. 空气监测

(1)监测科室:感染高风险部门,如手术部(室)、产房、导管室、层流洁净病房、骨髓移植病房、器官移植病区、ICU、新生儿病房、母婴同室、血液透析室(中心)、烧伤病区等。

(2)采样时机:Ⅰ类环境在洁净系统自净后进行采样;Ⅱ、Ⅲ、Ⅳ类环境在消毒或规定的通风换气后进行采样,但均应在进行医疗活动前采样。

(3)监测频次:感染高风险部门每季度监测一次;血液透析室(中心)、储血冰箱按专科规范要求每月监测一次;当怀疑医院感染暴发与空气污染有关时,随时进行监测,并进行相应致病性微生物的检测。

(4)采样方法:培养皿暴露法,将普通营养琼脂培养皿(直径90 mm)置于各采样点,采样高度为距地面0.8～1.5 m。采样时将培养皿盖打开,扣放于培养皿旁,暴露规定时间(Ⅰ类环境暴露30 min、Ⅱ类环境暴露15 min、Ⅲ和Ⅳ类环境暴露5 min)后盖上培养皿盖及时送检。Ⅰ类环境采样时,每个环境需要设置一个空白对照皿。此外,对用于检测的培养皿或培养基进行对比实验,每批设置一个对照皿。各类环境空气卫生学采样说明详见表3-2。

(5)监测卫生标准:具体内容见表3-2。

表3-2 空气监测参考卫生标准

监测种类	监测标准 (采样时间)	洁净级别	布点示意图	布点说明
Ⅰ类环境	手术区0.2 CFU/ (30 min·直径90 mm皿); 周边0.4 CFU/ (30 min·直径90 mm皿)	百级		采样前层流净化时间至少为30 min;手术区(虚线内):手术床(深色区域)5个点(双对角线布点)、床边区(浅色区)8个点(每边2个点);周边区:8个点,每边2个点。培养皿离地0.8～1.5 m,外点距离墙壁1 m。 ▲为对照皿

续表

监测种类	监测标准（采样时间）	洁净级别	布点示意图	布点说明
Ⅰ类环境	手术区 0.75 CFU/（30 min·直径 90 mm 皿）；周边区 1.5 CFU/（30 min·直径 90 mm 皿）	千级		采样前层流净化时间至少为 30 min；手术区（虚线内）：手术区（浅色区域）4 个点（双对角线布点）；周边区：6 个点，长边 2 个点，短边 1 个点。培养皿离地 0.8～1.5 m，外点距离墙壁 1 m。▲为对照皿
	手术区 2.0 CFU/（30 min·直径 90 mm 皿）；周边区 4.0 CFU/（30 min·直径 90 mm 皿）	万级		采样前层流净化时间至少为 30 min；手术区（虚线内）：手术床（深色区域）1 个点，床边区（浅色区）2 个点；周边区：6 个点，长边 2 个点，短边 1 个点。培养皿离地 0.8～1.5 m，外点距离墙壁 1 m。▲为对照皿
	6.0 CFU/（30 min·直径 90 mm 皿）	三十万级		采样前层流净化时间至少为 20 min；布点数＝$\sqrt{面积(m^2)}$，点数≥3；培养皿离地 0.8～1.5 m，外点距离墙壁 1 m
Ⅱ、Ⅲ、Ⅳ类环境	Ⅱ类环境≤4.0（15 min）Ⅲ、Ⅳ类环境≤4.0（5 min）	室内面积≤30 m²		采样前：消毒或通风换气后，关闭门窗，无人走动的情况下静置 10 min；内、中、外 3 个点按对角线设置；培养皿离地 0.8～1.5 m，外点距离墙壁 1 m
		室内面积＞30 m²		采样前：消毒或通风换气后，关闭门窗，无人走动的情况下静置 10 min；设置四角及中央 5 个点；培养皿离地 0.8～1.5 m，外点距离墙壁 1 m

(6)注意事项。

①采样前应仔细检查每个培养皿的质量，如发现变质、破损或被污染的情况应剔除；确保恒温培养箱经过定期校验并平稳运行，以确保测试的可靠性、正确性。

②对培养基、培养条件及其他参数进行详细的记录。

③采取一切措施防止人为污染样本。

④由于细菌种类繁多，差别极大，计数时一般用透射光于培养皿背面或正面进行仔细观察，不要漏计培养皿边缘生长的菌落，并注意细菌菌落与培养基沉淀物的区别，必要时用显微镜进行鉴别。

⑤根据洁净房间的总数，合理安排每次监测的房间数量，确保每个洁净房间每年至少监测一次。

2. 物体表面监测

(1)采样时机:潜在污染区/污染区消毒后进行采样;清洁区根据现场情况确定。

(2)采样方法:用 5 cm×5 cm 的灭菌规格板放在被检物体表面,若采样面积<100 cm^2,则取全部表面进行采样;若采样面积≥100 cm^2,则取 100 cm^2 的区域进行采样。用一支浸有无菌 0.03 mol/L 磷酸盐缓冲液或生理盐水的棉拭子,在规格板内横竖各涂抹 5 次,并随之转动棉拭子,连续采集 4 个规格板面积,剪去手接触的部分,将棉拭子放入装有 10 mL 采样液的试管中送检。对于门把手等小型物体,则直接采用棉拭子涂抹物体表面进行采样。若采样物体表面有消毒剂残留时,采样液中应含有相应的中和剂。

(3)检测方法:采用倾注培养法,即将采样管充分振荡后,取不同稀释倍数的洗脱液 1 mL 接种于培养皿中,每皿倾注冷却至 40~45 ℃ 的熔化琼脂培养基 15~20 mL,在 36 ℃±1 ℃ 的恒温培育箱中培养 48 h,计数细菌菌落总数。必要时分离致病性微生物。

(4)监测卫生标准:具体内容见表 3-3。

表 3-3 各类环境物体表面细菌菌落总数卫生标准

环 境 类 别	平均菌落数(CFU/cm^2)	参考适用范围
Ⅰ类环境	≤5	采用空气洁净技术的诊疗场所,分洁净手术部(室)和其他洁净区域
Ⅱ类环境		非洁净手术部(室)、产房、导管室、血液病病区/烧伤病房等保护性隔离病区、ICU、新生儿病房、器官移植病区、骨髓移植病房等
Ⅲ类环境	≤10	母婴同室、消毒供应中心的检查包装灭菌区和无菌物品存放区、血液透析室(中心)、儿科病房、妇产科检查室、人工流产室、注射室、换药室、输血科、急诊室、化验室、其他普通住院病区等
Ⅳ类环境		普通门(急)诊及其检查治疗室,感染性疾病科门诊和病区

(5)注意事项。

①在采样和接种过程中,应严格遵守无菌技术操作规程。

②根据物体表面是否规则,可选用规格板或直接涂抹的方法进行采样。

③采样时需避免跨越采样区域,以防采样过程中被污染。

④在常规采样检测时,可不进行致病性微生物检测。但在疑似医院感染暴发、进行医院感染暴发调查或工作中怀疑物体表面被微生物污染的情况下,应进行目标微生物检测。

3. 医务人员手卫生监测

(1)采样时机:在手卫生消毒后,且在接触患者或进行医疗活动前采样。

(2)监测频次:医疗机构应每季度对手术部(室)、产房、导管室、洁净层流病区、骨髓移植病房、器官移植病区、ICU、新生儿病房、母婴同室、血液透析室(中心)、烧伤病房、感染性疾病科、口腔科、内镜室(中心)等部门工作的医务人员进行手卫生消毒效果的监测。

当怀疑医院感染暴发与医务人员手卫生有关时,应及时进行监测,并进行相应病原微生物的检测。采样时机为工作中随机采样,采样方法遵循《医院消毒卫生标准》(GB 15982—2012)的要求。

(3)采样方法:将一支浸有无菌 0.03 mol/L 磷酸盐缓冲液或生理盐水的棉拭子,在双手指曲面从指根到指端来回涂擦各 2 次(一只手的涂擦面积约 30 cm^2),并随之转动棉拭子,再剪去手接触的部分,将棉拭子放入装有 10 mL 采样液的试管内送检。采样面积按平方厘米(cm^2)计算。若采样时手上有消毒剂残留,采样液中应含有相应的中和剂。

(4)检测方法。

①倾注培养法:取不同稀释倍数的洗脱液 1 mL 接种于培养皿中,每皿倾注冷却至 40~45 ℃ 的熔化琼脂培养基 15~20 mL。

②涂抹培养法:将采样管充分振荡后,分别取不同稀释倍数的洗脱液 0.2 mL 接种于两份营养琼脂培养皿的表面,用无菌 L 形涂布棒涂抹均匀后,放置在 36 ℃±1 ℃ 的恒温培养箱中培养 48 h,计数细菌菌落总数。

(5)监测卫生标准。

①卫生手消毒后:医务人员手表面的细菌菌落总数应≤10 CFU/cm²。

②外科手消毒后:医务人员手表面的细菌菌落总数应≤5 CFU/cm²。

(6)注意事项。

①在采样和接种过程中,应严格遵守无菌技术操作规程。

②若采样时手上有消毒剂残留,采样液中应含有相应的中和剂。

③单只手涂擦面积约为 30 cm²,双手的总采样面积为 60 cm²。

④在常规采样检测时,可不进行致病性微生物检测。但在疑似医院感染暴发、进行医院感染暴发调查或工作中怀疑物体表面被微生物污染的情况下,应进行目标微生物检测。

4. 软式内镜监测

(1)采样时机:取清洗消毒后的内镜,在其使用前进行采样。

(2)监测频次。

①消毒内镜应每季度进行 1 次生物监测。

②监测时采用轮换抽检的方式,每次按 25% 的比例进行抽检。

③若内镜数量≤5 条,则应每次全部进行监测;若>5 条,则每次监测数量应不低于 5 条。

(3)采样方法。

①有腔软式内镜采样操作。戴手套,将清洗消毒后的内镜垂直提起,操作部置于上端;用无菌注射器抽吸 50 mL 含有相应中和剂的洗脱液,从待检内镜的活检口注入,冲洗内镜管路;另一人员用无菌采样瓶在内镜先端部全量收集采样液(可使用蠕动泵);及时拧紧采样瓶口,放入采样箱内,密闭后送检。

②实心软式内镜采样操作。

a.涂抹法:将浸有含相应中和剂的无菌采样液的棉拭子涂抹被检内镜及其附件的外表面,取样面积为 100 cm²(若不足 100 cm²,则采全部表面),剪去手接触部分的棉拭子后,将其投入 10 mL 同样的采样液中。

b.冲洗法:根据其总表面积大小,使用 5~10 mL 含相应中和剂的无菌采样液缓慢冲洗被检内镜及其附件的内外表面,收集洗脱液。

(4)检测方法。

①有腔软式内镜洗脱液的检测:将洗脱液充分混匀后,取 1 mL 洗脱液接种于空白培养皿中,每皿倾注冷却至 40~45 ℃ 的熔化营养琼脂培养基 15~20 mL,置于 36 ℃±1 ℃ 恒温培养箱中培养 48 h,计数细菌菌落总数;剩余洗脱液在无菌条件下采用孔径为 0.45 μm 的滤膜过滤浓缩,干燥后将滤膜接种于营养琼脂培养皿上(注意不要产生气泡),置于 36 ℃±1 ℃ 恒温培养箱中培养 48 h,计数细菌菌落总数。

②实心软式内镜洗脱液的检测:将洗脱液充分混匀后,取 1 mL 洗脱液接种于空白培养皿中,每皿倾注冷却至 40~45 ℃ 的熔化营养琼脂培养基 15~20 mL,置于 36 ℃±1 ℃ 恒温培养箱中培养 48 h,计数细菌菌落总数。

(5)监测卫生标准:消毒内镜合格的标准为细菌菌落总数≤20 CFU/条,且不得检出致病菌。

(6)注意事项。

①每季度应同时对医务人员手消毒效果进行监测,监测方法应遵循《医务人员手卫生规范》(WS/

T 313—2019)的规定。

②每季度应同时对诊疗室、清洗消毒室的环境消毒效果进行监测,监测方法应遵《医疗机构消毒技术规范》(WS/T 367—2012)的规定。

5. 血液透析相关治疗用水监测

(1)监测频次。

①透析用水和透析液的细菌培养:每月进行1次。

②内毒素检测:至少每3个月进行1次。

③新设备安装完成时应进行采样监测。

(2)采样方法。

①启动水处理设备,并确保其平稳运行,携带用物至采样地点;血液透析机运行平稳后,在患者上机前采集透析液。

②确定采样部位:透析液通常在血液透析机的入液端(静脉端)卸下快速接头采样,严禁在透析液生化标本采样口进行采样;透析用水应在透析装置和供水回路的连接处采样,采样点应位于供水回路的末端或在混合室的入口。

③采样口的清洁和冲洗。

a. 血液透析机:打开透析液快速接头,并使其持续垂直向上,进行局部清洁和透析液冲洗。

b. 透析用水处理设备:打开采样口,进行局部清洁,并使用反渗水冲洗(至少60 s),冲洗样本出口。

④对采样口进行消毒:使用浸满酒精的消毒纱布擦拭出水口表面。为保证样本中无残留消毒剂,在酒精干燥前不应采样。

⑤再次冲洗采样口:透析机启动透析液循环,并使用透析液冲洗采样口(至少60 s);水处理设备使用反渗水冲洗(至少60 s)。

⑥至少采集50 mL液体样本,或者按照实验室指定的样本测验量进行采集。

a. 透析液采集:用无菌注射器从快速接头内腔中心部位抽取适量透析液,注入无菌样本瓶,并立即密闭样本瓶。

b. 透析用水采集:用无菌样本瓶直接收集适量水样本,并立即密闭样本瓶。

⑦样本立即送检;如不能立即送检的样本,应在0～4 ℃冷藏保持,并在24 h内送检。

(3)检测方法。

①染菌量检测:取10 mL透析液或透析用水,在无菌条件下采用孔径为0.45 μm的滤膜进行过滤浓缩后,将滤膜接种于R2A营养琼脂培养基上,在17～23 ℃条件下培养168 h(7天),并计数细菌菌落总数。

②细菌内毒素检测:使用鲎试剂法测定内毒素,其他能提供相同结果的检测方法也适用。

(4)监测卫生标准。

①透析用水、透析液的细菌菌落总数≤100 CFU/mL;透析液内毒素≤0.25 EU/mL。

②当实测值达到或超过最大允许水平的50%时,应当采取干预措施。

(5)注意事项。

①在采样和接种过程中,应戴无菌手套,严格遵守无菌技术操作规程,避免污染标本。

②采集的样品应使用无菌、无热原的采样瓶。

③透析液的微生物和内毒素监测应每年覆盖所有的透析机。

④采样口的清洁消毒宜使用75%酒精,不推荐使用漂白剂或其他消毒剂进行消毒。

⑤由于透析液快速接头存在沟槽和缝隙等特殊结构,采样前应进行认真的清洁和消毒,以降低标本污染的风险。

⑥透析用水的具体采样位置包括反渗水输水软管与血液透析机的连接处、透析液配制桶的反渗

水主入口以及反渗水回流注入水处理系统之前的部位。如果安装了U形接头,则应是U形接头与血液透析机的连接处。

⑦透析用水应在水处理设备进行消毒前采样。若在设备消毒后进行重复培养,则应对设备进行彻底清洁后采集样本,并排空、冲洗纯水箱和分配系统,直到在采集的样本中不再检测到残留的消毒剂。

⑧如果检测结果超标,应分析、查找超标原因,制订整改措施并进行整改,整改后重新进行采样检测,并增加采样点,直至合格后方可进行正常的血液透析治疗。

> 能力检测

能力检测
答案

1. 医院感染监测的主要内容有哪些?(　　)
   A. 医院感染发病率监测　　　　　　B. 手术部位感染监测
   C. 医院环境卫生学监测　　　　　　D. 细菌耐药性感染监测
   E. 以上均是

2. 手消毒效果应达到的要求:卫生手消毒监测的细菌菌落总数应(　　)。
   A. ≤10 CFU/cm^2　　　　　　　　B. ≤5 CFU/cm^2
   C. ≤15 CFU/cm^2　　　　　　　　D. ≤8 CFU/cm^2
   E. ≤20 CFU/cm^2

3. 下列不属于医院感染目标性监测内容的是(　　)。
   A. 灭菌效果监测　　　　　　　　　B. 新生儿感染监测
   C. ICU感染监测　　　　　　　　　D. 切口感染监测
   E. 以上均是

第四章 医院感染诊断与暴发处置

学习目标

一、知识目标
(1) 掌握医院感染诊断依据和基本原则；掌握医院感染暴发的定义以及预防与控制措施。
(2) 熟悉医院感染的排除标准。
(3) 了解特殊病原体医院感染的预防与控制措施。

二、能力目标
正确诊断医院感染病例，并对聚集性病例保持一定的警觉性。

三、素质目标
以稳定的心态面对特殊传染病患者，并做好自我防护。

思维导图

案例导入

一名慢性肾脏病血液透析患者，男，54岁。既往有慢性乙肝病史，入院前肝功能正常。住院一周后查出乙肝小三阳，且肝功能异常：ALT 317 U/L，AST 224 U/L。

请问：
(1) 慢性肾脏病血液透析患者同时罹患乙肝，透析室应该如何管理？
(2) 乙肝病毒的传播途径有哪些？

案例导入答案

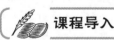

课程导入

思政故事：感控界的"胡"尔摩斯——胡必杰

胡必杰教授，复旦大学附属中山医院的杰出专家，堪称我国医院感染管理领域的先驱，长期致力于感染性疾病的防治与临床微生物学的深入研究。

20世纪80年代，他率先在国内开展了医院感染防控工作，是我国感控领域的开拓者。2020年，新型冠状病毒感染疫情阻击战打响，胡必杰教授作为全国新型冠状病毒感染医疗救治专家组成员，逐渐进入公众视野。2020年2月，他的访谈文章《有些药不推荐新冠患者用了，副作用大！》被国内近百家媒体、自媒体转载，因其严谨、务实、科学的态度而受到广泛认可。他率先在全国范围内提出以感染者核酸Ct值来评估病毒载量和传染性强弱的理论，从而更加精确地界定了密切接触者的范围。2020年9月8日，胡必杰教授被党中央、国务院、中央军委授予"全国抗击新冠肺炎疫情先进个人"的荣誉称号。

第一节　医院感染诊断

医院感染与社区感染的区别在于，医院感染的病原体是在医院内获得的。诊断医院感染的基本原则在于判断引发感染的病原体是否在医院内获得，只有在医院内获得的病原体所导致的感染才是医院感染，否则就不是医院感染。这一原则既适用于住院患者，也适用于医务人员。本节将重点介绍医院感染诊断的通用原则，并在符合感染诊断的基础上，依据特定的诊断依据、诊断基本原则和排除标准来进行医院感染诊断。

一、医院感染诊断依据

住院患者在出现以下情形之一时，应诊断为医院感染。

(1)有明确潜伏期的感染：若患者自入院至发病的时间超过了该感染平均潜伏期，则可以判定为医院感染。这一原则适用于有明确潜伏期的传染病。如麻疹的最短至最长潜伏期为6～21日，而平均潜伏期为10日，因此入院10日后发生的麻疹就可以诊断为医院感染的麻疹。对于绝大多数传染病，平均潜伏期也有一定的范围，如流行性腮腺炎的潜伏期为8～30日，平均潜伏期为14～21日；伤寒的潜伏期为3～60日，平均潜伏期为7～14日。判断是否是医院感染时，一般采用常见潜伏期的最长时间。

(2)没有明确潜伏期的感染：以入院当日为第1个日历日，入院第3个日历日及以后发生的感染，如肺部感染、肠道感染、皮肤软组织感染、脓毒症(菌血症)等。这些感染没有明确的潜伏期，若在入院第3个日历日及以后出现临床表现，则应诊断为医院感染。

(3)上次住院期间获得的感染：如有明确证据表明上次住院期间输血导致的输血后丙型肝炎病毒感染、上次住院期间未治愈的医院感染、追溯时间段内的手术部位感染等，都是医院感染。

(4)在原有感染部位的基础上出现新的感染(排除脓毒血症的迁徙病灶)：原有感染部位可以是医院感染，也可以是社区感染。一个患者在一次住院过程中可能发生多个部位的医院感染，如冠心病心肌梗死患者在住院期间完全卧床时，可能发生下呼吸道感染，还可能因为留置血管导管而发生血管导管相关感染，留置导尿管者还可能发生导尿管相关尿路感染。

(5)同一感染部位在已知病原体的基础上，14日内再次分离到新的病原体，并且能够排除定植、污染及混合感染者，则应判定为医院感染。但应用这一原则时需要特别谨慎，因为从这些部位采集的标本分离出的新病原体，未必是真正的病原体。比如，其可能是定植菌，甚至是污染菌，也有可能都是病原菌，只不过是先后培养所得。所以，必须综合临床表现、多项/次实验室检查、影像学检查等谨慎判断。比如，一位患者在入院后发生金黄色葡萄球菌性肺炎，经过治疗临床症状明显好转，肺部啰音明显减少，肺部影像学检查显示病灶吸收明显，然而患者再次出现发热、咳痰，肺部出现较多湿啰音，X胸片示有新增加的絮状阴影，痰涂片及培养发现真菌如白假丝酵母菌时，应考虑为另一次医院感染，即肺部真菌感染(常称为二重感染)。

(6)新生儿经产道获得的感染。

(7)符合医院感染判定标准中不同部位医院感染诊断标准的感染，如手术部位感染、医院获得性肺炎、导尿管相关尿路感染、导管相关血流感染等。

(8)医务人员在医院内获得的感染应诊断为医院感染。

二、医院感染诊断基本原则

(1)医院感染应综合临床表现、流行病学、实验室检查结果和影像学等资料进行判断，包括临床表现(患者的症状、体征)、对感染部位(如伤口)的直接观察、病历资料及其他临床资料的记录。对于某些类型的感染，临床医生可依据侵入性诊断性操作(如穿刺、内镜检查)或其他诊断措施(如手术探查)

的直接观察结果进行判断。一旦判断为医院感染,应按《医院感染管理办法》与医疗机构的具体要求及时报告。

(2)应排除非感染性疾病引起的相应症状、体征、实验室结果和影像学改变。

(3)住院患者及医务人员在医院内获得的感染应判断为医院感染,在诊疗过程中因病原体传播引起的感染应判断为医源性感染。

(4)在判断为医院感染时,应排除入院时已经存在的感染和入院时已经处于潜伏期的感染。同时,应注意医院感染既可能在医院内出现临床症状,也可能在出院后出现临床症状。

(5)在判断为医院感染时,应尽可能明确感染的病原体;在判断病原体时,应排除定植或污染菌。不应仅凭病原体检查阴性就排除医院感染,或仅凭病原体检查阳性就判断为医院感染。

三、医院感染排除标准

(一)下列情况不判定为医院感染

(1)入院时已经存在感染的自然扩散,除非病原体或临床表现强烈提示发生了新的感染。

(2)新生儿经胎盘获得的感染(如单纯疱疹病毒、风疹病毒、巨细胞病毒、梅毒螺旋体、弓形虫等感染),并在出生后48 h内出现临床症状。

(3)潜伏感染的激活,如由于机体免疫功能降低所致潜伏感染病原体激活导致的水痘-带状疱疹病毒感染、单纯疱疹病毒感染、结核等。

(4)定植。

(5)非感染性炎症,如机械损伤、物理因子、化学因子和免疫异常所致炎症。

(二)注意事项

确保医院感染的及时且准确的诊断,是治疗感染的首要条件。唯有迅速且准确的诊断,才能确保治疗的及时性与有效性,进而获得更佳的治疗效果。一旦诊断延误,治疗时机也将随之延误,这可能会对患者的康复进程产生不利影响。此外,及时且准确的医院感染诊断,也是医院感染病例监测工作的基石。无论是人工监测还是借助信息系统进行辅助监测,准确的监测结果都是评估干预措施效果的关键依据。更为重要的是,迅速诊断医院感染有助于及时发现医院感染暴发、疑似暴发以及感染的聚集性发生。一旦发现问题,可以立即采取调查和控制措施,从而有效预防恶性医院感染事件的发生,保障患者的安全与健康。

在诊断医院感染时,及早发现至关重要,特别是病原学诊断。唯有早发现,才能迅速采取针对性的治疗与预防控制措施。在进行医院感染诊断时,需要全面收集并有效利用临床资料、流行病学资料以及实验室检查结果等进行综合评估。首要任务是确定是否存在感染,随后判断该感染是否源于医院环境,并进一步确定病原体类型。为了明确病原体,临床医生需精心制定合格标本的采集方法,以支持病原学诊断。同时,医生还需考虑经验性抗感染治疗策略,并在获得病原学检查结果和药物敏感性试验(药敏试验)数据后,灵活调整抗感染治疗方案及整体治疗策略。医院感染控制专职人员则应将重心放在感染原的追溯、传播风险的评估以及预防和控制措施的实施上,以确保其他人员免受感染。

第二节 医院感染暴发处置

医院感染暴发的发生,无疑会给社会、医院以及患者带来重大的损失和深远的影响。因此,早期发现并准确识别医院感染暴发的迹象,同时迅速报告并采取相应的治疗与控制措施,显得至关重要。这不仅有助于最大限度地减小医院感染对患者造成的潜在危害,确保医疗过程的安全性,还能维护医院的声誉与公信力,进而保障社会的稳定与和谐。通过这样的做法,我们能够为患者提供更加安全、可靠的医疗服务,同时维护整个社会的健康与安宁。

一、医院感染暴发的定义

医院感染暴发(outbreak of nosocomial infection)是指在医疗机构或其科室的患者中,短时间内出现3例以上同种同源感染病例的现象。

疑似医院感染暴发(outbreak of suspected nosocomial infection)是指在医疗机构或其科室的患者中,短时间内出现3例以上临床综合征相似,怀疑有共同感染原的感染病例;或者3例以上怀疑有共同感染原或感染途径的感染病例现象。

医院感染聚集(cluster of healthcare acquired infection)是指在医疗机构或其科室的患者中,短时间内医院感染病例增多,并超过历年散发发病率水平的现象。

医院感染假暴发(pseudo-outbreak of healthcare acquired infection)是指疑似医院感染暴发,但通过调查排除暴发,而是由于标本污染、实验室错误、监测方法改变等因素导致的同类感染或非感染病例短时间增多的现象。

医院感染暴发可由同一病原体或多种病原体所致,具有相同的感染途径或流行因素。常见类型如下。

1. 某一病原体感染的暴发 由同种同型病原体引起,但感染部位等可不相同,如呼吸道感染、手术切口感染、血液感染、尿路感染等。临床常见的耐甲氧西林金黄色葡萄球菌医院感染暴发就是典型的例子。

2. 某一综合征的暴发 在医院感染暴发时,出现不同部门、不同部位、不同病原体的感染,如消毒供应中心同一批灭菌物品所引起的不同科室患者不同部位的感染,且感染的病原体可能不同。

3. 某一系统感染的暴发 只出现在同一部位或某一系统的感染性疾病,如手术切口感染、注射部位感染等,引起感染的病原体可相同也可不同。

医院感染暴发可局限在某个科室,也可发展到整个医院、局部地区、全国甚至全球,如2003年SARS在全球医院内的暴发。

二、医院感染暴发的特点

医院感染暴发事件的传播环节在发生改变,传统经消化道传播的疾病较之前减少,而经血液、呼吸道或直接接触污染源导致的感染在增加。与社会传染病暴发相比,医院感染暴发具有以下特点。

1. 医院感染暴发必备3个基本环节 感染原、传播途径和易感人群。缺少其中任一环节,医院感染暴发会自动终止。

2. 医院感染暴发的病例数相差较大 不同类型的医院感染暴发,发生的病例数可相差较大。

3. 流行过程可长可短 当引起医院感染暴发的因素消失快时,暴发可仅持续数小时,如因医院食堂某餐供应的食物不洁导致的感染性腹泻,若发现控制及时,暴发会很快结束;若引起感染的某因素长期存在而又未被及时发现时,暴发可持续较长时间甚至数月。

4. 暴发波及范围可大可小 医院感染暴发可以是局限性的,如局限在某科室或某医院,如某医院ICU发生耐甲氧西林金黄色葡萄球菌感染的暴发;也可以是波及整个地区甚至全国的,如2006年由诺如病毒引起的腹泻在某些大城市多个医院内的暴发。

5. 暴发感染具有多样性的特点 医院感染暴发可为不同部位的感染暴发,如手术部位感染暴发、与呼吸机使用有关的呼吸道感染暴发;也可为单一病因引起的同一感染暴发,还可以是同一病原体引起的不同部位的感染暴发。

6. 病原体多为条件致病菌 引起医院感染暴发的病原体多为条件致病菌,如大肠埃希菌;传染病病原体也可引起医院感染暴发,引起暴发的病原体可为同一病原体,也可为不同病原体。

7. 医源性因素的多样性与复杂性 引起医院感染暴发的因素很复杂,在进行调查和分析时要认真仔细,才能真正发现引起暴发的原因。

8.可预防性　医院感染暴发多为外源性感染,有明确的传播方式,多属于可预防性感染。

三、医院感染暴发的预防与控制

(一)医院感染暴发的报告

(1)医疗机构应建立医院感染暴发报告责任制,明确法定代表人或主要负责人为第一责任人,制定并落实医院感染监测、医院感染暴发报告、调查和处置过程中的规章制度、工作程序和处置工作预案,明确医院感染管理委员会、医院感染管理部门及各相关部门在医院感染暴发报告及处置工作中的职责。

(2)当出现医院感染暴发时,临床科室应立即向医院感染管理部门报告,报告内容包括医院感染主要临床表现、病例数量、发生时间、发生地点、患者现状及死亡人数,并留下报告单位、报告人的姓名及联系方式。

(二)医院感染暴发处置原则

(1)时刻保持警惕性是早期发现医院感染暴发的前提。医院感染暴发的早期发现,对于及时采取控制措施来控制其传播且降低罹患率具有十分重要的意义。

(2)应遵循"边救治、边调查、边控制、妥善处置"的基本原则:积极查找感染原、传播途径,及时采取有效的控制措施,积极救治患者,控制感染原,切断传播途径,防止感染范围的扩大,保障医疗安全。

(3)及时开展现场流行病学调查、环境卫生学检测以及有关标本采集、病原学检测等工作。

(三)感染控制和预防措施

(1)积极救治感染患者,对其他可能的感染患者要做到早发现、早诊断、早隔离、早治疗,做好消毒隔离工作。

(2)对与感染患者密切接触的其他患者、医院工作人员、陪护人员、探视人员等进行医学观察,观察至该疾病的最长潜伏期或无新发感染病例出现为止。停止使用可疑污染的物品,或经严格消毒与灭菌处理及检测合格后方能使用。

(3)根据医院感染暴发的特点,切断传播途径,其措施应遵循《医院隔离技术标准》(WS/T 311—2023)。

(4)对免疫功能低下、有严重疾病或有多种基础疾病的患者应采取保护性隔离措施,在需要的情况下可实施特异性预防保护措施,如接种疫苗、预防用药等。医务人员也应按照相关要求做好个人防护。

(四)评价控制措施的效果

(1)若1周内不继续发生新发同类感染病例,或发病率恢复到医院感染暴发前的平均水平,则说明已采取的控制措施有效。

(2)若医院感染新发病例持续发生,应分析控制措施无效的原因,评估可能导致感染暴发的其他危险因素,并调整控制措施。如暂时关闭发生感染暴发的部门或区域,停止接收新入院患者;对现住院患者应采取针对性的防控措施。对于情况特别严重的,应自行决定或报其主管卫生行政部门后,采取停止接诊的措施。

第三节　特殊传染病处置

特殊病原体医院感染是指一些病原体可引起特定类型的医院感染,如结核病及非结核分枝杆菌病,而另外一些特殊病原体引起的医院感染需要采取除一般措施之外的特别防控措施。针对特殊病原体医院感染,应制定个性化的防控措施。

一、结核及其他分枝杆菌医院感染

分枝杆菌属包括多种细菌,根据其生物学特性和致病性可分为结核分枝杆菌复合群(Mycobacterium tuberculosis complex,MTBC)、非结核分枝杆菌(nontuberculous mycobacteria,NTM)和麻风分枝杆菌(Mycobacterium leprae,ML)三类。结核病(tuberculosis)是由结核分枝杆菌(*Mycobacterium tuberculosis*)引起的以呼吸道传播为主的慢性传染病,以肺部感染为主,常可累及多处器官及组织。由于众多因素,包括艾滋病的流行、结核分枝杆菌耐药株的出现以及公共卫生基础设施的薄弱,结核病在全球范围内有死灰复燃的趋势。控制感染是切断结核病在医院内传播的重要预防措施。NTM大部分为条件致病菌,仅少部分对人体致病。非结核分枝杆菌病(NTM病)是指人体感染了NTM,并引起相关组织、器官的病变。近年来,非结核分枝杆菌病呈快速增多的趋势,已成为威胁人类健康的重要公共卫生问题之一,且NTM导致的医院感染暴发事件屡有报道。

(一)结核病

结核病是由感染结核分枝杆菌所致,以受感染组织形成肉芽肿和迟发型超敏反应为特征。结核分枝杆菌可通过呼吸道、消化道和破损的皮肤黏膜进入机体,侵害多种组织器官,引起相应器官的感染,其中以肺结核病最为常见。

1.病原学 结核分枝杆菌是人类结核病的主要病原体,它是结核分枝杆菌复合群中的一个亚种。结核分枝杆菌生长缓慢,需要在适宜的培养环境中,经过2~6周的培养才能在特殊的培养基上出现肉眼可见的菌落。结核分枝杆菌易发生形态、菌落、毒力及耐药性变异。卡介苗(Bacille Calmette-Guérin,BCG)是将牛型结核分枝杆菌在含有甘油、胆汁、马铃薯的培养基中经过长期培养传代而获得的减毒疫苗,现已广泛应用于预防接种。耐多药结核分枝杆菌是指至少同时对异烟肼和利福平耐药的结核分枝杆菌;广泛耐药结核分枝杆菌是指在耐多药的基础上,对氟喹诺酮类药物产生耐药性,并且对二线注射类抗结核药物(如卡那霉素、阿米卡星以及链霉素等)也产生耐药性。

2.流行病学

(1)开放性肺结核患者是结核病的主要传染源。

(2)结核病的传播途径以空气传播为主。患者在咳嗽、打喷嚏或说话时,会产生含有结核分枝杆菌的飞沫核,这些微粒能够在空气中长时间悬浮。一旦人体吸入这些具有传染性的微粒,它们可直接进入肺泡,从而引发感染。然而,暴露于结核病患者环境中的人群是否会吸入传染性飞沫核并感染结核病,还受到多种因素的共同影响。除了空气传播,通过患者污染物传播结核病的机会相对较少。此外,还存在一些罕见的传播途径,如通过带菌的生鲜奶经消化道传播、母婴间的垂直传播以及经皮肤伤口传播等。

(3)人群普遍易感结核病。接种过卡介苗或自然感染后,人体可获得特异性免疫。生活贫困、营养不良、居住环境拥挤等人群是结核病高发人群。婴幼儿、青少年及老年人发病率较高。慢性疾病患者、免疫抑制者、接受免疫抑制剂治疗者尤为高发。

3.分类 按照《结核病分类》(WS 196—2017),结核病可分为肺结核和肺外结核。

(1)肺结核:指结核病变发生在肺、气管、支气管和胸膜等部位。分为以下5种类型。

①原发性肺结核:包括原发综合征和胸内淋巴结结核(儿童尚包括干酪性肺炎和气管、支气管结核)。

②血行播散性肺结核:包括急性、亚急性和慢性血行播散性肺结核。

③继发性肺结核:包括浸润性肺结核、结核球、干酪性肺炎、慢性纤维空洞性肺结核和毁损肺等。

④气管、支气管结核:包括气管、支气管黏膜及黏膜下层的结核病。

⑤结核性胸膜炎:包括干性、渗出性胸膜炎和结核性脓胸。

(2)肺外结核:指结核病变发生在肺以外的器官和部位。如淋巴结(除外胸内淋巴结)、骨、关节、泌尿生殖系统、消化道系统、中枢神经系统等部位。肺外结核按照病变器官及部位命名。

4. 诊断

(1) 病史：作为结核病的主要类型，肺结核症状及体征虽无特异性，但对肺结核的诊断有重要参考意义。肺结核接触史亦有重要诊断价值。肺外结核表现出的症状因受累器官不同而异。

(2) 影像学诊断：胸部 X 线片是诊断肺结核的重要依据，但是肺结核的胸部 X 线片表现并无特征性改变，需注意与其他肺部疾病进行鉴别。胸部 CT 扫描不但能早期发现结核病变，而且能对病灶的部位、范围、性质、发展情况和效果做出诊断。肺外结核影像学表现因受累器官不同而各具特征。

(3) 实验室诊断：免疫学检查有助于结核病的诊断和鉴别诊断。细菌学和分子生物学检查阳性是结核病诊断的"金标准"。

5. 防控原则 预防与控制结核病的最佳方法是快速诊断和隔离感染病例，并进行适当的治疗，直至其无传染性（通常经过适当治疗后 2~4 周）且疾病得到治愈。其他策略包括接种卡介苗（BCG）和积极治疗那些易发展为活动性结核高风险的结核潜伏感染患者。

预防结核分枝杆菌在医疗机构中传播的措施包括行政管理、环境控制和个人防护。行政管理和环境控制措施旨在降低院内传播的风险，包括患者、医务人员和探视人员。每个医疗机构必须制定预防结核分枝杆菌院内传播的制度和流程，通过快速鉴定、隔离、诊断和规范化治疗等措施来降低疑似和具有潜在传染性患者的暴露率。结核病患者多需在专科医院接受规范化治疗，对确诊的结核病患者须采取空气隔离措施。环境控制措施包括隔离病房的通风和紫外线照射消毒，有条件的医院应将活动性肺结核患者安置在专科医院的负压病房。个人防护旨在保护医务人员，降低其被感染的风险或感染后疾病发生的风险。主要措施包括对医务人员开展结核病诊断和治疗的培训；培训医务人员正确使用个人防护用品，特别是医用防护口罩。对可能接触已知或未预料到的结核病感染者，如感染科医务人员和实验室人员，应进行定期筛查。

(二) 非结核分枝杆菌病

非结核分枝杆菌（NTM）是指除结核分枝杆菌复合群和麻风分枝杆菌以外的一大类分枝杆菌的总称。迄今为止，已发现 NTM 菌种 190 余种，其中大部分为条件致病菌，仅少部分对人体致病。近年来，NTM 病病例呈快速增多的趋势，已成为威胁人类健康的重要公共卫生问题之一。NTM 引起的医院感染暴发事件屡见不鲜，多由使用的水源或溶媒受污染、消毒剂浓度配制错误、医疗器械清洁消毒不到位、一次性医疗用品重复使用等引起。

1. 病原学 根据 NTM 的生长速度，《伯杰氏系统细菌学手册》（*Bergey's Manual of Systematic Bacteriology*）将其分为快速生长型和缓慢生长型两大类。Runyon 分类法根据该类菌群在试管内的生长温度、生长速度、菌落形态及色素产生与光反应的关系等，将其分为 4 组，其中前 3 组为缓慢生长型 NTM，第 4 组为快速生长型 NTM。引起医院感染暴发的多为快速生长型 NTM。

随着分子生物学的发展，不断有新的菌种被发现，亲缘关系密切的菌种被鉴定出来，使得 NTM 菌种分类更加细化和完善。

2. 流行病学 NTM 广泛存在于水、土壤、灰尘等自然环境中，可感染人和某些动物，是 NTM 病的重要传播介质。NTM 病的发病率和患病率在一些国家和地区呈上升趋势。NTM 病的危险因素包括宿主因素、药物因素和环境因素。有肺部基础疾病和免疫受损的人群易患 NTM 肺病。胃食管反流、类风湿关节炎、维生素 D 缺乏症及营养不良等也是 NTM 病的危险因素。有些药物，包括免疫抑制剂、阿奇霉素、吸入性抗菌药物、质子泵抑制剂等，可使患者易患 NTM 病。

3. 临床类型 NTM 病为全身性疾病，主要侵犯肺组织，但全身各个器官系统均可受累。NTM 病具有与结核病相似的临床症状，包括全身中毒症状和局部损害。因感染菌种、受累组织和器官的不同，NTM 病的临床表现各异。NTM 病包括：①NTM 肺病；②NTM 淋巴结病；③NTM 皮肤病；④播散性 NTM 病；⑤其他 NTM 病，如骨关节炎、尿路感染、眼部感染和胃肠道疾病等。

4. 诊断 NTM 病的诊断应通过临床症状、影像学表现、病原学及病理检查结果进行综合判断。

诊断分为疑似NTM病和NTM病。需要强调的是,NTM肺病、NTM淋巴结病或播散性NTM病等,均须进行NTM菌种鉴定及药敏试验。NTM病易被误诊,临床应高度警惕。

5.防控原则

(1)加强健康教育,了解NTM病的危害和传播方式,养成良好的卫生习惯。及时发现和控制感染原,减少与NTM病患者接触,做好人际传播的防护,增强机体抵抗力,降低对NTM的易感性。

(2)防止NTM医院感染至关重要,关键要做好医院用水和医疗器械的消毒工作。消毒剂的配制必须严格按照要求进行,规范操作。医疗器械消毒后最好采用灭菌水冲洗,以防止二次污染。对于留置中心导管的患者,特别是骨髓移植接受者,应避免让自来水接触或污染其导管。自动内镜冲洗仪器及人工清洗均应避免直接使用自来水。侵入性操作和外科手术等均应严格按规章制度执行,必须严格遵守无菌操作规程。

(3)应密切关注城市饮用水中NTM污染问题,严格对饮用水进行消毒处理,预防NTM从环境传播到人。

二、其他特殊病原体医院感染

感染性病原体分为微生物和寄生虫两大类。引起社区感染的多为经典的病原体,如金黄色葡萄球菌、伤寒沙门菌、流行性感冒病毒等;引起医院感染的病原体除了经典的病原体之外,更常见的是条件致病菌,如大肠埃希菌、肺炎克雷伯菌、铜绿假单胞菌、鲍曼不动杆菌等。近年来陆续出现一些新的病原体,不仅可以引起社区感染,也可以引起医院感染,如新型冠状病毒。本节主要叙述特殊病原体引起的医院感染及病原体感染需要采取的特殊防控措施。

(一)呼吸道病毒感染

呼吸道病毒是指专门侵害呼吸道并引发呼吸道疾病,或通过呼吸道感染进而损害其他组织器官的病毒。病毒性呼吸道感染是导致患者住院治疗的常见病因,且这类疾病常在医院内暴发。尽管急性呼吸道病毒感染引起的死亡人数在逐年下降,但其造成的社会负担依然不容忽视。由于疫苗研制困难和抗病毒药物研发缓慢,因此采取非药物干预措施对控制呼吸道病毒在社区和医院内的传播至关重要。

1.病原学 有很多科属的病毒可引起呼吸道疾病,包括正黏病毒科(如流感病毒)、副黏病毒科(如副流感病毒、呼吸道合胞病毒、麻疹病毒、流行性腮腺炎病毒)、冠状病毒科(如严重急性呼吸综合征冠状病毒、新型冠状病毒)、腺病毒科(如腺病毒)和小RNA病毒科(如鼻病毒)等。这些病毒可感染呼吸道的不同部位,引起各种症状,从上呼吸道感染的流涕和咽痛,到下呼吸道感染的毛细支气管炎和肺炎。临床症状的严重程度可从亚临床症状发展到严重的发病和死亡。同样的病毒在不同个体中可能有不同的临床症状,宿主自身因素与免疫状态在病程进展中起着重要作用。

2.流行病学 大多数呼吸道病毒感染有明显的季节性。不同地区,特别是在不同的气候条件下,病原体随季节变化可能会有所不同。

(1)传染源:呼吸道病毒感染者是主要的传染源。

(2)传播途径:经呼吸道飞沫和密切接触传播是主要的传播途径。在相对封闭的环境中,可经气溶胶传播。接触被病毒污染的物品也可能造成感染。

(3)易感人群:人群普遍易感。人感染后可产生一定的免疫力,但由于病毒类型多且抗原易发生变异,因此感染呼吸道病毒后易再次感染。

3.诊断 临床诊断难以准确区分不同病原体的感染,明确诊断需要进行实验室检测。与传统的病毒培养或抗原检测相比,近年来随着呼吸道病毒分子检测技术的广泛使用,不仅缩短了检验时间,还提高了分析灵敏度和特异性。然而,在患者管理中,病原体的最终诊断并非必需,首要任务是采取对症治疗,并根据呼吸道病毒的流行病学特征,采取以飞沫隔离为主的防控措施。

4.防控原则 预防和控制呼吸道病毒感染的措施包括一般措施和特殊措施。

(1)一般措施。

①门诊应设立预检分诊,对有急性呼吸道特殊症状和体征的患者进行筛查和流行病学史问询。指导发热及有呼吸道感染症状和体征的患者正确佩戴口罩,并引导其至发热门诊进行排查。

②早期识别感染病例,并及时采取隔离措施,做到早发现、早报告、早诊断、早隔离、早治疗,有效切断确诊患者、疑似患者和无症状感染者对他人的传染,避免引起更大范围的流行或医院感染暴发。

③当医务人员接近咳嗽患者并有显著的感染风险时,应采取标准预防措施,如佩戴医用外科口罩或医用防护口罩、护目镜或防护面罩等个人防护用品,并严格进行手卫生。

④加强患者和陪护人员的宣教和培训,教育和培训他们提高手卫生意识,注重"咳嗽礼仪"。在呼吸道疾病流行的季节,应加强室内通风,减少聚集,保持适当的社交距离,出入特定场所时佩戴医用外科口罩,减少交叉感染。

(2)特殊措施。

①在标准预防的基础上,针对病毒性呼吸道传染病还应采取飞沫隔离和接触隔离。对特殊感染者应采取集中隔离医学观察措施。必要时,还应对感染者的密切接触者以及密切接触者的密切接触者采取集中隔离医学观察措施。

②人群接种疫苗可预防或减少相关呼吸道病毒感染。

(二)朊病毒感染

朊病毒(prion)是一种可自我复制并具有感染性的蛋白质。不同的朊病毒毒株表现出不同的生物学特性,这些特征是可表观遗传的。朊病毒蛋白(PrP)可引起绵羊和山羊的瘙痒症、疯牛病,以及人类的中枢神经系统退行性疾病,如克-雅脑病(Creutzfeldt-Jakob disease,CJD)。

1. 病原学 朊病毒是唯一已知不含核酸的可传播的病原体。朊病毒对常见的灭活程序有极强的抵抗力。能使核酸灭活的物理法,如煮沸、紫外线照射、电离辐射等,以及化学法,如核酸酶、羟胺(核酶修饰剂)、锌离子作用等,均对其无影响,但用蛋白酶K及蛋白质变性剂处理可降低或灭活其感染性。

2. 流行病学

(1)传染源:感染朊病毒的动物和人均可成为传染源。

(2)传播途径:朊病毒主要通过消化道传播,进食感染宿主的组织或其加工物(尤其是脑组织)可导致朊病毒的传播。医源性CJD可通过器官移植(如角膜、脊髓、硬脑膜)、垂体来源激素(如生长激素、促性腺激素)的应用、接触污染的手术器械等意外传播。此外,输血及血液制品能否传播CJD也引起了人们的关注。

(3)易感人群:人群对朊病毒普遍易感。

3. 诊断 朊病毒病的早期诊断十分困难,至今尚无理想的生前诊断方法,绝大部分病例经死后病理检查才获得诊断。

4. 防控原则 由于朊病毒病具有长潜伏性,且患者在潜伏期内无任何临床症状,因此要想在潜伏期检测出感染者是相当困难的。鉴于目前尚无治疗朊病毒病的有效措施,预防就显得尤为重要。针对疾病传播的不同环节,可采取适当的预防措施,主要包括:①宰杀患病动物和可疑患病动物,并对动物尸体进行妥善处理。②凡接触临床疑似CJD患者的医务人员,特别是进行脑科手术的外科医生或病理解剖医生,均须特别注意个人防护及消毒。③任何有神经系统退行性疾病的患者、接受垂体来源激素治疗的患者、有CJD家族史的患者都不能捐献器官、组织或体液;可能感染CJD因子的患者的血液、组织或器官不得用于生物制品的生产。④疑似或确诊朊病毒感染的患者宜选用一次性诊疗器械、器具和物品,使用后应进行双层密闭封装焚烧处理;对于接触了确定或怀疑朊病毒病患者组织的器械,应采取严格的消毒措施。⑤禁止向动物饲料中添加牛、羊等骨肉粉,以避免朊病毒进入食物链。

⑥禁止从有朊病毒感染的国家和地区进口牛肉及其制品等,对怀疑有朊病毒污染的动物或制品必须进行严格的检疫。

(三)军团菌感染

军团菌为革兰氏阴性杆菌,与人类感染有关的主要为嗜肺军团菌(可引起嗜肺军团菌肺炎(军团病)),主要经气溶胶途径的呼吸道传播。

1.病原学 军团菌为细胞内寄生菌。军团菌不仅可在自然水中存在,还可在人造供水系统与设备中生存。因此,由管道系统及冷却塔的污染水形成的气溶胶是最常见的感染原,多发生在与空调有关的环境中。

2.流行病学 军团菌可通过多种途径感染人类,但主要经呼吸道吸入带菌的气溶胶感染。吸入军团菌后是否发病取决于细菌的毒力和机体的抵抗力。吸烟、患有慢性阻塞性肺疾病、过度饮酒、使用空调设施、使用肾上腺糖皮质激素或其他免疫抑制剂、年老等均为易感因素,肝硬化患者也容易感染军团菌。

3.诊断 军团病的诊断依赖于临床表现、军团菌培养、军团菌尿抗原或血清抗体检测和胸部影像学检查。由于军团病不存在带菌状态,因此培养阳性即可确定诊断。

4.防控原则

(1)医院饮用水系统的消毒是预防军团病医院感染的有效措施。

(2)医疗机构应加强对空调系统(特别是管道、出风口和回风口等部位)的清洁和消毒。

(3)感染控制人员应监督消毒技术的选择,并提供循证医学标准。

(四)厌氧细菌感染

厌氧细菌(anaerobic bacteria),简称厌氧菌,是指一大群生长和代谢不需要氧气,利用发酵获取能量的细菌的总称。根据能否形成芽孢,厌氧菌可分为两大类:有芽孢的厌氧芽孢梭菌属和无芽孢厌氧菌。在临床上,由无芽孢厌氧菌引起的医院感染很常见。

1.病原学 厌氧芽孢梭菌属在临床上常见的有破伤风梭菌、产气荚膜梭菌、肉毒梭菌及艰难梭菌等,它们主要分布在土壤、人和动物肠道中,多数为腐生菌,少数为致病菌,主要引起外源性感染。这些细菌对热、干燥和消毒剂均有强大的抵抗力。在适宜条件下,芽孢发芽形成繁殖体,产生强烈的外毒素,引起人类和动物患病。无芽孢厌氧菌则包括多个属的球菌和杆菌,寄生于人和动物的体表及与外界相通的腔道内,如呼吸道、消化道和泌尿生殖道等,大多为人体正常菌群的成员。在某些特定状态下(如寄居部位改变、宿主免疫力下降和菌群失调),这些厌氧菌作为机会致病菌可导致内源性感染。在临床上,无芽孢厌氧菌的感染率达90%以上,且以混合感染多见。

2.感染类型 厌氧芽孢梭菌属在人类中主要引发破伤风、气性坏疽、食物中毒、创伤感染中毒和伪膜性肠炎等严重疾病。无芽孢厌氧菌引起的内源性感染类型包括败血症、中枢神经系统感染、口腔感染、呼吸道感染、腹盆腔感染和女性生殖道感染等。

3.防控原则

(1)正确处理伤口,及时清创、扩创,以防止厌氧微环境的形成。

(2)气性坏疽患者使用后的诊疗器械应先消毒,后清洗,再进行灭菌处理。手术室或换药室的物体和环境表面应采用0.5%过氧乙酸或500 mg/L含氯消毒剂进行擦拭消毒。在手术结束以及患者出院、转院、死亡后,应进行严格的终末消毒。患者用过的床单、被罩、衣物等应单独收集,如需重复使用时应专包密封,并标识清晰,经过压力蒸汽灭菌后再进行清洗。

(3)加强抗菌药物管理,并正确选用抗菌药物。

(4)按免疫程序接种百白破三联疫苗。

(五)深部真菌感染

真菌(fungus)是一大类真核细胞型微生物。近年来,由于抗菌药物、抗肿瘤药物和免疫抑制剂等的广泛使用,器官移植、介入性诊疗技术的发展,以及艾滋病、糖尿病、恶性肿瘤等引起机体免疫功能低下,真菌病的发病率呈明显上升趋势。深部真菌病是由真菌引起的真皮以下皮肤、黏膜和内脏的感染,往往是继发性感染,其中相当一部分是医院感染。

1. 病原学 真菌属于真核生物,按其形态可分为单细胞真菌和多细胞真菌两大类。单细胞真菌主要为酵母菌和酵母样真菌,临床上常见的有念珠菌属和隐球菌属。念珠菌属常见的致病菌种有白念珠菌、热带念珠菌、克柔念珠菌、光滑念珠菌、近平滑念珠菌等,其中白念珠菌是最常见的致病菌。多细胞真菌由菌丝和孢子组成,称丝状真菌或霉菌。多细胞真菌的菌丝和孢子随真菌种类的不同而形态各异,这是鉴别真菌的重要依据。临床上常见的丝状真菌有曲霉(如烟曲霉、黄曲霉、黑曲霉等)、毛霉(如根霉、犁头霉菌和根毛霉等),多为机会致病菌。

2. 流行病学 真菌在自然界分布广泛,种类繁多。除了广泛分布于自然界外,白念珠菌是人体皮肤、口腔、消化道和阴道的正常菌群。从污染的空气中吸入曲霉的分生孢子是曲霉感染的主要形式。接受造血干细胞移植、恶性血液病化疗、实体瘤化疗以及长时间使用广谱抗菌药物的患者是深部真菌病的易感人群。

3. 感染类型 深部真菌感染可分为内源性感染和外源性感染两大类。内源性感染是由于人体正常菌群失调或机体的抵抗力下降所导致的真菌感染,如念珠菌引起的各种念珠菌病、曲霉引起侵袭性曲霉病、毛霉引起的毛霉病。绝大多数医院内真菌感染都为内源性感染。外源性感染是由于人体接触外界的真菌而感染,如隐球菌病。

4. 防控原则

(1)合理使用抗菌药物,以减少抗菌药物滥用所致的二重感染,同时针对深部真菌内源性感染的高危人群进行预防性使用抗真菌药物。

(2)医院应做好环境的清洁消毒与房间通风工作,以控制室内真菌的暴露。

(3)在医院拆迁、建设和改造之前应进行评估,并采取必要的防护措施,以避免对高危人群造成潜在影响。

能力检测

1.下列有关医院感染的正确描述是( )。
A.患者在住院期间出现感染症状　　　　B.患者在出院后出现感染症状
C.感染和发病同时发生在医院内　　　　D.陪护人员是医院感染的主要对象
E.住院患者在医院内获得的感染

2.判断是否属于医院感染的主要依据是( )。
A.疾病的临床表现　　　　　　　　　　B.病程的长短
C.发病的缓急　　　　　　　　　　　　D.疾病的潜伏期
E.抗菌药物的使用期限

3.下列不属于医院感染的情况是( )。
A.入院48 h内发生的感染　　　　　　　B.本次感染与上次住院有关
C.在原有感染的基础上出现新的感染　　D.由于诊疗措施激活的潜在性感染
E.新生儿经母体产道时获得的感染

(多选)4.医院感染可以发生在( )。
A.门诊患者　　　　B.住院患者　　　　C.医务人员
D.探视人员　　　　E.陪护人员

5.调查医院感染暴发流行的基本原则和主要手段是( )。
A.对感染分布描述后再采取措施　　　　B.病原学检查后再采取措施

能力检测
答案

C. 流行病学调查后再采取措施　　　　　　D. 对暴发因素分析后再采取措施

E. 边调查边采取措施

（多选）6. 在呼吸道疾病的防控中，以下哪些是正确的？（　　）

A. 高度关注患者的体温和病情变化

B. 加强探视人员的管理

C. 医务人员近距离（小于 1 m）接触患者时应戴医用外科口罩、帽子、手套，穿防护鞋套、医用隔离衣

D. 接触患者前、后不需要洗手或进行消毒

E. 病室应加强通风，采用空气消毒机进行空气消毒

第五章 消毒灭菌技术

学习目标

一、知识目标
(1) 掌握清洁、消毒、灭菌的概念,以及皮肤黏膜的消毒管理。
(2) 熟悉医院常用的消毒、灭菌方法。
(3) 了解医院的污水管理,并掌握医疗废物的分类管理。

二、能力目标
能够运用所学知识,采取有效的皮肤黏膜消毒措施;落实医院空气和环境表面的清洁与消毒工作;严格执行手卫生;科学合理地完成医疗器械消毒灭菌、医疗废物及污水的管理工作。

三、素质目标
树立医院感染预防和个人防护意识,加强无菌观念,以防范医院感染于未然。

思维导图

课程导入

思政故事:金耀光——一位走过战火硝烟的消毒专家

金耀光,年仅14岁就开始从事战地救护工作。新中国成立后,他转业到北京第二传染病医院(现首都医科大学附属北京佑安医院)工作,他发现在一些病房会集中出现患者病情反复、连续死亡的现象。经过调查,原来是发生了金黄色葡萄球菌的院内交叉感染,金耀光提出以氯液喷雾的方式彻底清洗病房,进行消毒,效果立竿见影,没有再出现交叉感染。

后来,金耀光被调到北京第一传染病医院(现首都医科大学附属北京地坛医院),在工作期间,他成功研制出含氯消毒剂——"洗消净",后更名为"优安净",并在北京第一传染病医院进行试用,取得了很好的效果。

当乙型肝炎在全国呈大流行趋势时,金耀光牵头的团队成功研制了灭活肝炎病毒的消毒剂。因其在1984年研制成功,故命名为"84"消毒液,成为第二代可以灭活肝炎病毒的含氯消毒剂。

"84"消毒液推向市场的第二年,上海暴发了"甲肝"疫情,并有向全国流行的趋势,"84"消毒液在灭活甲型肝炎病毒中发挥了重要作用。在2003年暴发的"SARS"疫情以及后来的传染病大流行期间,"84"消毒液一次又一次展现了其消毒功效,从此名扬天下。

案例导入

一家医院的 ICU 出现了 1 例鲍曼不动杆菌感染患者。请问：
(1) 如果你要护理该患者，接触患者前后应做好哪些措施？
(2) 患者出院后，作为责任护士，你应如何处理患者的床单元？

案例导入
答案

第一节 手卫生的基本概念与意义

一、手卫生的基本概念

(一) 手卫生的发展史

手卫生，即在医疗环境中的手部清洁与消毒，已逐渐发展成为医院感染控制工作中至关重要的防控手段。早在 19 世纪中叶，欧洲两位医生 Ignaz Semmelweis 和 Oliver Wendell Holmes 的研究成果就印证了手卫生是预防医疗机构内疾病传播的重要策略之一。

基于 Louis Pasteur 对微生物领域的深入探索，1867 年，英国著名的外科医生 Joseph Lister 取得了一项重要发现：利用石炭酸溶液对医生的双手进行消毒，能够有效降低患者的创口感染率。这一发现意义重大，1889 年截肢手术的病死率从原先的 45.7% 显著下降到 15%。随着这一成果的广泛应用和认可，人们逐渐认识到手卫生在预防疾病传播中的重要作用，并逐渐将其纳入医疗实践中。

美国在手卫生领域起步较早，发展迅速。1961 年，美国公共卫生署便发布了手卫生培训视频，倡导医务人员在接触患者前后使用肥皂和水清洁手部。1981 年，美国 CDC 发布了《医院环境控制指南》，该指南基于证据等级规定了洗手的指征、方法、所需产品以及洗手设施的布置，并特别推荐了使用醇类手消毒剂以解决洗手设施不足的问题。1985 年，美国 CDC 更新了《洗手与医院环境控制指南》。2002 年，美国 CDC 更是发布了《WHO 医疗机构手卫生指南》，首次提出"手卫生"这一全新概念，以取代原有的"洗手 (hand-washing)"表述。手卫生不仅涵盖了洗手，还包括卫生手消毒和外科手消毒，为医疗机构提供了明确的手卫生要求和方法，并提供了大量循证医学证据来证实手卫生在控制医院感染中的重要作用。

2005 年，WHO 发布了《WHO 医疗机构手卫生指南（概要）》，作为手卫生领域的首部全球性规范，该指南深入剖析了医院感染的严重危害及其所带来的经济负担。它详尽地介绍了手卫生的关键指征（即五个关键时刻）、手卫生技术以及手套的正确使用方法。该指南高度重视科学数据的支撑，依据证据等级提出了一系列建议，包括推荐醇类手消毒剂的配方以及提升手卫生依从性的策略。此后，WHO 又陆续发布了《多模式手卫生改善策略实施指南》和《手卫生技术参考手册》等实用工具，为全球手卫生工作的推进提供了重要支持。2009 年，WHO 发起了一场名为"拯救生命：清洁你的手"的全球手卫生运动，并将每年的 5 月 5 日定为"世界手卫生日"。同年，WHO 还发布了更新版的《WHO 医疗机构手卫生指南》，并在全球八个地区进行了试点应用，取得了显著成效。2016 年，WHO 发布了《全球预防手术部位感染指南》，并于 2018 年进行了更新。这部指南特别关注了手术室中的手卫生时机，对外科手消毒的方法进行了细致入微的阐述，并配以图示说明，为规范外科手消毒工作提供了重要的参考依据。

我国手卫生工作起步较晚，直到 2003 年 SARS 的暴发，医疗机构手卫生的问题才凸显出来，引起了广泛的关注。这次疫情让医院管理人员和医务人员深刻认识到手卫生的重要性。随后，国家卫生行政部门高度重视这一领域,于2009年发布了《医务人员手卫生规范》(WS/T 313—2009),并在2019年进行了修订并同时废止原规范。作为我国首部手卫生方面的卫生行业标准,该规范的出台对于改善全国手卫生状况具有里程碑式的意义。它强化了医务人员的手卫生意识,规范了操作方法,提高了依从性,推动了医疗机构手卫生设施的改进。

随着新型冠状病毒疫情,医务人员和普通民众更加重视手卫生,手卫生意识与依从性显著增强,同时,手卫生设施也得到了进一步的完善。

(二)手卫生的概念

依据国家颁布的《医务人员手卫生规范》文件,手卫生是指医务人员在执行职业活动过程中进行的洗手、卫生手消毒和外科手消毒的总称。

1. 洗手(hand-washing) 医务人员用流动水和洗手液(肥皂)揉搓冲洗双手,去除手部皮肤污垢、碎屑和部分微生物的过程。

2. 卫生手消毒(antiseptic handrubbing) 医务人员用手消毒剂揉搓双手,以减少手部暂居菌的过程。

3. 外科手消毒(surgical hand antisepsis) 外科手术前医务人员用流动水和洗手液揉搓冲洗双手、前臂至上臂下1/3,再用手消毒剂清除或者杀灭手部、前臂至上臂下1/3暂居菌和减少常居菌的过程。

手部皮肤上寄居着两种菌群:常居菌(resident skin flora)和暂居菌(transient skin flora)。常居菌藏于皮肤深层,主要由非致病菌构成,如凝固酶阴性葡萄球菌,它们不易被简单的机械摩擦所清除。相比之下,暂居菌则位于皮肤表层,它们主要由环境中的污染细菌组成,其数量和种类会根据每个人接触的不同物品、污染程度以及个人的清洁习惯而有所变化。医务人员在与患者直接接触或接触患者周围环境时,容易携带这些暂居菌,因此它们与医院感染的发生密切相关。值得注意的是,暂居菌中确实包含一些致病菌,如大肠埃希菌、葡萄球菌以及铜绿假单胞菌,但这些细菌可以通过彻底的洗手来有效清除。

从上述概念和研究中可以看出,手卫生既强调具体的方法,也强调实施的过程和最终达成的结果,通过手卫生去除手部污垢以及部分微生物(包括暂居菌和部分常居菌),进而减少病原微生物的传播,达到减少和预防感染的目的。

(三)其他重要概念

要做好手卫生工作,离不开适当的手卫生产品和相关设施的支持,以下概念对于开展手卫生工作也至关重要。

1. 手消毒剂(hand antiseptic agent) 日常诊疗工作中用于手部消毒的化学制剂。

2. 速干手消毒剂(alcohol-based hand rub) 一种在日常诊疗工作中广泛使用的手消毒剂,含有醇类和护肤成分,具有快速干燥的特点,能在较短时间内达到国家手卫生消毒效果。因其能节约时间,临床上应用广泛。

3. 免冲洗手消毒剂(waterless antiseptic agent) 主要指用于外科手部皮肤消毒的手消毒剂,使用后不需要用水冲洗。

4. 手卫生设施(hand hygiene facilities) 一系列用于洗手和手消毒的设施、设备,包括洗手池、水龙头、流动水、洗手液(肥皂)、干手用品以及手消毒剂等。

5. 手卫生依从性 通常用手卫生依从率表示。其计算方法:手卫生依从率=实际执行手卫生时机数/应执行手卫生时机数×100%。手卫生依从率主要用于医疗机构定期对医务人员手卫生依从性的监测与督导,以确保手卫生规范的执行和减小感染风险。

二、手卫生的意义

手卫生对于预防感染至关重要,通过强化手卫生措施,能够有效阻断病原体的传播,进而降低外源性感染的风险,提升整体医疗质量,从而确保医患的安全。此外,手卫生还有助于减轻患者的痛苦,避免潜在的生命危险,并降低患者及其家庭的经济负担。从更宏观的角度来看,控制感染能够减少医疗费用的支出,减轻医务人员的工作负担,缩短患者的平均住院日,提升医院的经济效益,最终实现医患和社会的共赢。

(一)手卫生可有效减少手部污染

众多研究表明,机械性的手部皮肤清洁能高效减少手部细菌。Lowbury 等人的报道指出,使用肥皂洗手 30 s 能显著减少金黄色葡萄球菌和铜绿假单胞菌的数量。但值得注意的是,常居菌不易被肥皂彻底洗掉。某些暂居菌,如金黄色葡萄球菌,能在皮肤上迅速繁殖,因此,为了去除这些细菌,必须将机械清洁法与化学消毒法相结合,才能达到理想的清洁效果。

(二)手卫生可有效降低医院感染率

医务人员的手是病原体在医疗环境及患者间的主要传播媒介。通过正确执行手卫生,可以显著减少手部携带的潜在病原体,从而有效地控制医院感染。因此,手卫生已成为降低医院感染率最简单、有效、便捷且经济的措施。有研究表明,严格执行手卫生可使医院感染率降低 30%,并显著减少医疗机构中耐甲氧西林金黄色葡萄球菌(MRSA)和肺炎克雷伯菌的传播。

手卫生具有良好的成本效益与效果。有研究显示,在俄罗斯新生儿重症监护病房中,每例医疗保健相关血流感染所产生的额外支出(1100 美元)足以支付 3265 个住院日的手消毒剂使用成本(0.34 美元/患者日)。现代手卫生的倡导者 Pittet D 等人的研究进一步显示,当将手卫生依从率从 48% 提高到 66% 时,医院感染率从 16.9% 显著下降到 9.9%,MRSA 的传播率也从 2.16 例/万患者日降低到 0.93 例/万患者日。同时,速干手消毒剂的使用量也从 1993 年的 3.5 升/千患者日增加到 1998 年的 15.4 升/千患者日。在某医院的外科 ICU,速干手消毒剂的使用量从 2007 年的 39 L 上升至 2008 年的 79 L,这一举措使呼吸机相关肺炎、中心静脉导管相关血流感染和与导尿管相关尿路感染的感染率分别从 2007 年的 27.2‰、5.3‰ 和 2.2‰ 下降到 2008 年的 17.3‰、0.8‰ 和 1.3‰,成功节省了高达 65.8 万元的医疗总费用。

(三)手卫生依从性严重影响医院感染甚至感染暴发

提升手卫生依从性已成为手卫生工作的核心任务。研究显示,保持良好的手卫生依从性能够显著降低医院感染率。在诸多医院感染暴发事件的报告中,医务人员手卫生依从性低是一个共性问题。有大量研究指出,感染与医务人员手卫生执行不足或工作负荷过大紧密相关。特别是当工作量增大时,虽然手卫生的执行机会增多,但实际的手卫生依从率却下降。在针对中心静脉导管相关血流感染的危险因素研究中,剔除其他干扰因素后,患者与护士的比例被证实是血液感染的一个独立危险因素。这表明护理人员的缺乏可导致此类感染的增加。有调查还表明,当医务人员相对充足时,他们接触患者前坚持洗手的医务人员占比可达 70%,但在工作高峰期坚持洗手该占比仅为 25%。在这个时期,住院患者发生感染的风险是平常的 4 倍。

第二节 清洁、消毒与灭菌

医院消毒与灭菌工作覆盖面广泛,它不仅关系到医务人员的职业安全、患者的身体健康,还与医院的整体环境、医疗器械及用品的卫生状况密切相关。消毒灭菌工作的有效实施是预防外源性感染的重要措施之一,因此,医务人员掌握消毒灭菌知识和技能是至关重要的。

一、医疗器械消毒灭菌概述

医疗器械的清洗、消毒和灭菌工作是预防和控制医院感染,确保医疗质量的关键环节之一,因此,科学合理地管理医疗器械消毒灭菌工作显得尤为重要。

(一)基本概念

1.医疗器械 医疗器械(medical device)是指单独或组合使用于人体的设备、器具、材料或其他物品,包括所需要的软件。这些医疗器械作用于人体体表及体内,主要通过物理方式获得效果,尽管可能涉及一些辅助手段,但并非主导。医疗器械的使用旨在达成以下预期目的:①对疾病的预防、诊断、治疗、监护、缓解;②对损伤或残疾的诊断、治疗、监护、缓解、补偿;③对解剖或生理过程的研究、替代、调节;④妊娠控制。

2.消毒 消毒(disinfection)是指杀灭或清除传播媒介上的病原微生物,使其达到无害化的处理过程。消毒是一个相对的概念,经过消毒处理后,被消毒的对象上可能仍有少量存活的微生物,但允许残留的微生物种类和数量是有限的。根据消毒处理对微生物的杀灭能力,消毒可分为三个等级:高水平消毒、中水平消毒、低水平消毒。这三个水平代表了不同消毒处理对微生物杀灭效果的差异,以满足不同场合和需求的消毒要求。

(1)高水平消毒(high level disinfection):能杀灭一切细菌繁殖体,包括分枝杆菌、病毒、真菌及其孢子以及绝大多数细菌芽孢。此类方法包括利用热力、电力辐射、微波和紫外线等物理手段,以及采用含氯制剂、二氧化氯、邻苯二甲醛、过氧乙酸、过氧化氢、臭氧、碘酊等能达到灭菌效果的化学消毒剂,在规定条件下,以合适的浓度和足够的作用时间进行消毒。

(2)中水平消毒(middle level disinfection):能杀灭除细菌芽孢外的各种病原微生物,包括所有细菌繁殖体(包括结核分枝杆菌)、病毒和真菌。中水平消毒常用的方法包括使用超声波技术和应用碘类消毒剂(如碘伏、氯己定碘等)、醇类和氯己定的复方制剂、醇类和季铵盐(包括双链季铵盐)类化合物的复方制剂、酚类等消毒剂,确保在规定的条件下,以合适的浓度和足够的作用时间进行消毒。

(3)低水平消毒(low level disinfection):能杀灭细菌繁殖体(分枝杆菌除外)和亲脂病毒的化学消毒法,以及通风换气、冲洗等机械除菌法。常用的化学消毒法包括使用季铵盐类消毒剂(如苯扎溴铵)、双胍类消毒剂(如氯己定)、植物类消毒剂和汞、银、铜等金属离子消毒剂等,确保在规定的条件下,以合适的浓度和足够的作用时间进行消毒。

3.灭菌 灭菌(sterilization)是指彻底杀灭或清除诊疗器械、器具和物品上的一切微生物,包括细菌芽孢、真菌孢子、致病性微生物和非致病性微生物。灭菌产品中的无菌保证水平不得高于10^{-6}。灭菌是一个绝对的概念,意味着通过灭菌处理后不存在任何存活的微生物,经过灭菌处理的物品可以直接进入人体无菌组织内而不会引起感染。常用的灭菌方法包括热力灭菌、辐射灭菌等物理灭菌方法,以及采用环氧乙烷、过氧化氢、甲醛、戊二醛、过氧乙酸等化学灭菌剂的化学灭菌方法,确保在规定的条件下,以合适的浓度和足够的作用时间进行灭菌。

(二)医疗器械对人体的危险性分类

根据医疗器械使用后可能对人体造成的感染风险大小以及在患者之间使用的消毒或灭菌要求,医疗器械可分为三类:高度危险性医疗物品、中度危险性医疗物品和低度危险性医疗物品。

1.高度危险性医疗物品(critical medical item) 进入人体无菌组织、器官、脉管系统,或有无菌体液从中流过的物品,或接触破损皮肤、破损黏膜的物品。一旦被微生物污染,具有极高感染风险,如手术器械、穿刺针、腹腔镜、活检钳、心脏导管、植入物等。

2.中度危险性医疗物品(semi-critical medical item) 与完整黏膜接触而不进入人体无菌组织、器官和血流,也不接触破损皮肤、破损黏膜的物品,如胃肠道内镜、气管镜、喉镜、肛表、口表、呼吸机管道、麻醉机管道、压舌板、肛门直肠压力测量导管等。

3.低度危险性医疗物品(non-critical medical item) 与完整皮肤接触而不与黏膜接触的物品,如听诊器、血压计袖带等;病床围栏、床面、床头柜以及被褥;墙面、地面、痰盂(杯)和便器等。

(三)微生物对消毒因子的敏感性

微生物对消毒因子的敏感性大小依次为亲脂病毒(有脂质包膜如乙肝病毒、流感病毒)＞细菌繁殖体＞真菌＞亲水病毒(无脂质包膜如甲肝病毒、脊髓灰质炎病毒)＞分枝杆菌＞细菌芽孢＞朊病毒。

(四)消毒、灭菌方法的选择原则

在选择医疗器械的消毒、灭菌方法时,需充分考虑所选方法与被处理物品之间的适应性,以及消毒、灭菌处理过程中对操作人员的安全和环境造成的潜在影响。同时,还需评估处理后的物品有无损害和残留毒性,确保消毒、灭菌效果的可靠性以及临床使用的安全性。

(1)必须使用经过卫生行政部门批准或符合相应标准技术规范的消毒剂和器械,并严格按照批准使用的范围、方法和注意事项使用。

(2)对于重复使用的诊疗器械、器具和物品,使用后应首先进行清洁,再进行消毒、灭菌。

(3)对于耐热、耐湿的手术器械,应首选压力蒸汽灭菌,不应采用化学消毒剂浸泡灭菌。

(4)根据医疗器械污染后的危害程度选择消毒、灭菌方法。

①对于进入人体无菌组织、器官、脉管系统,或有无菌体液从中流过的物品,或接触破损皮肤、破损黏膜的物品,如外科手术器材和装置、心血管支架、移植物、膀胱镜、腹腔镜以及各种用于注射、穿刺、采血等有创操作的医疗器具等关键器械,任何微生物的污染,无论其是否有害,都会对患者造成伤害。因此,这类器械使用前必须经过灭菌处理。

②对于与完整黏膜相接触,而不进入人体无菌组织、器官和血流,也不接触破损皮肤、破损黏膜的物品,如呼吸机管道、麻醉机管道、胃肠道内镜、气管镜、阴道镜等半关键器械,使用后往往附着大量难以清洗干净的黏液,消毒难度大,引起感染的机会较多。因此,这类器械必须达到高水平消毒或中水平消毒的标准。

③对于直接或间接与健康无损的皮肤接触而不与黏膜接触的医疗器械,如心电监护仪、血压计袖带、叩诊锤等非关键器械,尽管其表面可能存在一定数量的微生物,但不足以对患者造成伤害。因此,这类器械宜采用低水平消毒方法,或进行清洁处理。遇有病原微生物污染时,应针对所污染病原微生物的种类选择有效的消毒方法。

(5)在选择消毒、灭菌方法时,需根据医疗器械上污染微生物的种类、数量和危害性,综合考虑各种病原微生物本身对消毒因子的不同耐受力。同种病原微生物随着数量的增加,对消毒因子的耐受力也会相应增强,尤其是附着较多有机物时。普遍认为微生物对消毒因子耐受力由高到低的顺序：朊病毒(感染性蛋白质)、细菌芽孢、分枝杆菌、亲水病毒、真菌、细菌繁殖体、亲脂病毒。

①对于受到细菌芽孢、真菌孢子、分枝杆菌以及经血传播病原体(乙型肝炎病毒、丙型肝炎病毒、人类免疫缺陷病毒等)污染的器械,由于这些微生物难以被彻底杀灭且对患者构成严重威胁,因此这类器械在使用前应该选用高水平消毒法或灭菌法。

②对于受到真菌、亲水病毒、螺旋体、支原体、衣原体等病原微生物污染的器械,应选用中水平消毒及以上的消毒方法。

③对于受到一般细菌和亲脂病毒等污染的器械,应该选用达到中水平消毒或低水平消毒的消毒方法。

④当消毒物品表面的微生物污染特别严重时,特别是对附着有较多脓、血、痰、分泌物、粪便等有机物的物品进行消毒时,应该加大消毒剂的使用剂量和(或)延长作用时间。

(6)根据医疗器械的性质选择消毒、灭菌方法。医疗器械可分为重复使用和一次性使用两类,其消毒、灭菌方法差异显著。重复使用的器械需选择合适的消毒或灭菌方法,确保消毒效果且不影响器械性能。对于使用后不再重复使用的物品进行消毒、灭菌处理时,只需要选择对器械能够进行充分消毒或灭菌以及保证处理后的器械已消除感染性的方法。

①耐高温、耐湿的诊疗器械、器具,如金属类器械等,应首选压力蒸汽灭菌;耐高温的玻璃器材、油

剂类和干粉类等应选用干热灭菌。

②不耐热、不耐湿的器械,如带导线器械、纤维内镜等,可选择低温灭菌方法,如环氧乙烷、过氧化氢等离子体、甲醛蒸气灭菌或戊二醛气体消毒等。

③废弃的或一次性医疗器械可采用焚烧、压力蒸汽灭菌、消毒剂浸泡消毒的方法。

二、医院常用消毒灭菌方法

医疗器械的消毒灭菌方法主要分为三类:物理法、化学法和生物法。医院更多采用的是物理法和化学法,其中最为常用的是热力消毒灭菌法、紫外线消毒法、超声波法和化学消毒剂法。

(一)物理法

物理法消毒灭菌的原理是通过利用热力、光照、微波、超声波等物理作用,使微生物的蛋白质及酶变性或凝固,从而达到消毒灭菌的目的。

1. 热力消毒灭菌法　热力消毒灭菌法是应用最早、最广泛、效果最可靠的方法。其消毒灭菌机制主要是破坏微生物的蛋白质、核酸、细胞壁和细胞膜,使其失去生存和繁殖能力,最终死亡。

热力消毒灭菌法分为两类:一类是干热灭菌,适用于不耐湿热的器械以及蒸汽或气体不能穿透的物品的消毒灭菌,如玻璃、油脂、粉剂和金属等制品,主要方法有焚烧、烧灼、干烤;另一类是湿热灭菌,适用于耐高温、耐高湿的医疗器械和物品的消毒灭菌,主要方法有煮沸、流通蒸汽、低温蒸汽、压力蒸汽。医院常采用的方法有烧灼灭菌法、干热灭菌法和压力蒸汽灭菌法。

(1)烧灼灭菌法:适用于耐高温物品、小件金属器械的灭菌,如接种环、间接喉镜以及玻璃、金属等医疗用品和油类、粉剂等制品的灭菌。

(2)干热灭菌法:在干热灭菌器内进行灭菌操作,适用于高温下不损坏、不变质且不耐湿热的器械和物品。灭菌条件可设定为 150 ℃持续 150 min、160 ℃持续 120 min、170 ℃持续 60 min、180 ℃持续 30 min,设置灭菌温度时应充分考虑灭菌物品对温度的耐受力。灭菌有机物或用纸质包装的物品时,灭菌温度应≤170 ℃。灭菌时,灭菌物品不应与灭菌器内腔底部及四壁接触;灭菌后温度降至 40 ℃以下方可开启灭菌器柜门。灭菌物品的体积不应超过 10 cm×10 cm×30 cm,油剂、粉剂的厚度不应超过 0.6 cm,凡士林纱布条厚度不应超过 1.3 cm,装载高度不应超过灭菌器内腔高度的 2/3,并确保物品间留有空隙。

(3)压力蒸汽灭菌法:其杀菌作用强、效果可靠、作用快速且无任何残余毒性,适用于耐高温、耐高湿、非油类和非粉剂的医疗器械和物品的灭菌。耐热、耐湿的诊疗器械、器具和物品应首选压力蒸汽灭菌法。

压力蒸汽灭菌器根据排放冷空气的方式和程度,分为下排气式压力蒸汽灭菌器和预真空压力蒸汽灭菌器两大类。其灭菌机制分别是利用重力置换原理,使热蒸汽在灭菌器中从上而下,将冷空气由下排气孔排出,并由饱和蒸汽取代,利用蒸汽释放的潜热使物品达到灭菌效果;以及利用机械抽真空的方法,使灭菌器内形成负压,蒸汽得以迅速穿透到物品内部实现灭菌。根据灭菌时间的长短,压力蒸汽灭菌程序包括常规压力蒸汽灭菌程序和快速压力蒸汽灭菌程序。下排气式压力蒸汽灭菌还适用于液体的灭菌;快速压力蒸汽灭菌适用于裸露的耐热、耐湿的诊疗器械、器具和物品的灭菌。

下排气式压力蒸汽灭菌器包括手提式和卧式等多种类型,其灭菌程序通常包括前排气、灭菌、后排气和干燥等过程。灭菌器的灭菌参数一般为温度 121 ℃、压力 102.9 kPa,器械灭菌时间为 20 min,敷料灭菌时间为 30 min。

预真空压力蒸汽灭菌器的灭菌程序通常包括 3 个阶段:预真空阶段、灭菌阶段、干燥和压力平衡。灭菌器的灭菌参数一般为温度 132～134 ℃、压力 205.8 kPa,灭菌时间为 4 min。

快速压力蒸汽灭菌包括下排气、正压排气和预排气压力蒸汽灭菌。其灭菌参数(如时间和温度)根据灭菌器性质、灭菌物品材料性质(如是否带孔)、是否裸露而定。

2. 紫外线消毒法　适用于室内空气和物体表面消毒的紫外线,其 C 波波长为 200～275 nm,灭菌作用最强的波段是250~270 nm。紫外线能有效杀灭多种微生物,如细菌繁殖体、细菌芽孢、分枝杆菌、病毒、真菌等,凡被上述微生物污染的表面和空气均可使用紫外线消毒法。但不同种类的微生物对紫外线的敏感性各异,敏感性由强到弱依次为细菌繁殖体、病毒、真菌、细菌芽孢、真菌孢子。因此,用紫外线消毒法时需确保照射剂量足以杀灭目标微生物。

紫外线辐照能量低、穿透力弱,因此消毒时必须使消毒部位充分暴露于紫外线之下。适宜的温度范围为20~40 ℃,相对湿度应低于60%。温度过高或过低,或相对湿度大于60%时,均会影响消毒效果(需要通过适当延长消毒时间才能达到预期的消毒效果)。使用紫外线灯的过程中,应保持灯管表面清洁,每周用酒精布巾擦拭1次,若发现灯管表面有污染时,应随时擦拭。辐射的253.7 nm紫外线强度(使用中的强度)应不低于70 $\mu W/cm^2$ 或降低到原来新灯强度的70%。其辐照强度随使用时间的推移逐渐降低,故应定期监测紫外线的强度,一旦降到要求的强度以下,应及时更换。消毒物体表面时应确保其充分暴露,对粗糙表面如纸张、织物等应延长照射时间并双面照射。消毒空气时,需关闭门窗,保持环境清洁干燥,灯管吊装高度距离地面1.8~2.2 m,平均功率≥1.5 W/m^3,照射时间≥30 min。消毒被有机物保护的微生物及空气中悬浮粒子较多时,应加大照射剂量。此外,应避免紫外线直接照射人体,且不应在易燃、易爆的场所使用。

3. 超声波法 超声波通过机械效应和空化效应对细菌进行机械破坏,并对污染物产生冲击、破坏、剥离和脱除作用,从而达到消毒效果。与消毒剂合用能加速消毒剂在菌体内的扩散,提高消毒剂的杀菌效率。

4. 微波消毒灭菌法 微波是一种频率高、波长短、穿透力强的高频率电磁波,可穿透布、纸等多种物质。常用频率为2450 MHz和915 MHz。可杀灭包括芽孢在内的所有微生物,适用于低、中度危险性医疗物品的消毒。其杀菌作用除热效应外,还来自非热效应。一般物品在5~10 kW功率的微波炉中作用3~5 min即可达到灭菌效果。

(二)化学法

化学法消毒灭菌的原理是利用化学消毒剂的作用,使微生物的细胞质蛋白凝固,从而改变细胞膜的通透性,并封闭细胞壁,进而有效杀灭微生物。

1. 化学消毒剂的种类 化学消毒剂有多种分类方法,其中依据其对微生物的杀灭能力、适当剂量(浓度)及作用时间,可分为以下四类。

(1)灭菌剂:可杀灭一切微生物(包括细菌芽孢),并达到灭菌要求的制剂。这类制剂包括戊二醛、甲醛、环氧乙烷、过氧乙酸、过氧化氢等。

(2)高效消毒剂:可杀灭一切细菌繁殖体(包括分枝杆菌)、病毒、真菌及其孢子等,对细菌芽孢(致病性芽孢杆菌)也有一定杀灭作用的制剂。这类制剂包括含氯消毒剂、二氧化氯消毒剂、过氧乙酸消毒剂、过氧化氢消毒剂、含溴消毒剂、臭氧、二溴海因等甲基乙内酰脲类化合物,以及一些复合消毒剂等。

(3)中效消毒剂:仅可杀灭分枝杆菌、真菌、病毒及细菌繁殖体等微生物,达到消毒要求的制剂。这类制剂包括碘类消毒剂(如碘伏、碘酊等)、醇类、醇类和氯己定的复方制剂、醇类和季铵盐(包括双链季铵盐)类化合物的复方制剂、酚类等。

(4)低效消毒剂:仅可杀灭细菌繁殖体和亲脂病毒,达到消毒要求的制剂。这类制剂包括单链季铵盐类消毒剂(如苯扎溴铵等)、双胍类消毒剂(如氯己定等)。

2. 影响消毒剂消毒效果的因素

(1)消毒剂的浓度和作用时间:通常,消毒剂的浓度越高、作用时间越长,消毒效果越好。当消毒剂的浓度降低时,可通过延长作用时间来达到消毒效果。但当浓度降低到一定限度后,即使再延长消毒时间,也无法达到消毒效果。对于醇类消毒剂,最佳使用浓度为70%~85%,高于90%时,会迅速使表层蛋白质凝固进而形成固化层,影响酒精的穿透力,使深部微生物得到保护,从而降低杀菌效果。因此,选用消毒剂时需考虑其特性,确保浓度与作用时间适当,以达到最佳消毒效果。

(2)微生物污染的种类和程度：不同种类的微生物对消毒剂的敏感性各异，且微生物污染的程度也会影响消毒效果。污染越严重，微生物重叠越多，形成的屏障作用越强，消毒剂的渗透作用越弱，消毒难度越大。因此，选择消毒剂时需考虑微生物的种类和数量，污染严重时需提高消毒剂浓度或延长作用时间。

(3)有机物污染的程度：有机物如脓、血、痰、粪便、分泌物、组织碎屑等可掩盖细菌并起到保护作用，同时还会抑制消毒剂的效果。因此，使用消毒剂前应最大限度地减小有机物污染的程度。

(4)消毒剂的温度：在一定范围内，提高消毒剂的使用温度可增强其杀菌能力，如甲醛在72℃时消毒效果最好。但当温度达到消毒剂的沸点或分解温度时，随着消毒剂有效成分的蒸发或分解，消毒效果会逐渐减弱，并可能产生毒性。因此，在使用消毒剂升温以增强消毒效果时，需注意其分解温度和沸点。

(5)气体消毒剂的相对湿度：不同气体消毒剂在消毒灭菌过程中都有其特定的适宜相对湿度，如甲醛气体灭菌的适宜相对湿度为60%～80%。若相对湿度过高或过低，都会影响消毒效果。

(6)消毒剂的酸碱度：部分消毒剂受消毒环境pH值的影响，如卤素类（包括含碘与含氯消毒剂等）、合成苯酚类等阴离子消毒剂在酸性环境中杀菌效果更佳。而阳离子消毒剂，如苯扎溴铵等，在碱性环境中更有效。又如2%戊二醛溶液，在pH值为4～5的环境下，其杀菌作用较弱，而在pH值为7.5～8.5时，其杀菌作用则显著增强。另外，pH值还影响消毒剂的电离度，未电离的消毒剂分子更易穿透细菌的细胞膜，从而提升杀菌效果。

(7)化学拮抗物质：阴离子表面活性剂会削弱季铵盐类和胍类消毒剂的消毒作用，因此，要避免此类消毒剂与肥皂及阴离子洗涤剂合用。

(8)水的硬度：水中钙、镁离子对一些消毒剂有中和作用，因此在配制消毒剂时应使用去离子水。

3. 消毒剂应用的注意事项

(1)应使用经卫生行政部门批准的消毒剂。

(2)对于医疗器械及用品，如果能采用物理法进行消毒灭菌的，应避免使用化学消毒剂。

(3)在使用消毒剂前，需阅读使用说明，选择正确的消毒剂并核查其是否在产品使用有效期内。

(4)在使用消毒剂前，物品应洗净擦干后全部浸泡在消毒剂液面下，并准确掌握作用时间和作用温度。对于新启用的诊疗器械、器具与物品，应先除去油污及保护膜，使用清洁剂清洗去除油脂，干燥后再进行消毒或灭菌处理。

(5)物品在消毒后、使用前必须用无菌水冲净残留的消毒剂。

(6)使用中的消毒剂需定期监测其有效浓度，低于有效浓度时不得使用。

三、皮肤黏膜的消毒

皮肤黏膜是保护人体免受外界生物和理化因子侵害的重要防线。由于直接与外界接触，皮肤黏膜易受到各种有害因子，特别是微生物的侵害。部分微生物可长期存在于皮肤上，成为感染的风险之一。在医院这种特殊环境中，医务人员手部携带的致病菌常导致感染传播。因此，采取有效的皮肤黏膜消毒措施对于预防疾病流行和控制医院感染至关重要。

(一)皮肤携带微生物的特点

1. 皮肤结构特点 皮肤表层多为扁平上皮，延伸到腋下和会阴部变薄且细嫩，延伸到体腔和内脏变成黏膜。皮肤的附属结构有毛囊、毛发，皮下层有汗腺、皮脂腺，腋下和会阴部有大汗腺。这些部位利于细菌的寄生和生长繁殖。

2. 皮肤菌群的特点 人体不同部位携带的细菌数量各异。皮肤皱褶处、毛囊、汗腺和皮脂腺处容易存留细菌。手部皮肤除了具有皱褶、指缝等结构特点外，还因其特殊功能而容易受到细菌污染。

皮肤菌群分为常居菌群和暂居菌群，两者在种群构成和清除的难易程度上存在差异。常居菌群寄生于人体皮肤毛囊和皮脂腺开口处，可长期生长繁殖，有的甚至与人体终身共生，其种类变化少，包含较多的条件致病菌和耐药菌,难以通过常规洗手方法清除。暂居菌群则是人体皮肤表层被临时污染的菌群,其种属随着环境的变化而变化,污染量不固定,携带致病菌的机会多,但通过常规洗手方法易清除。

(二)常用的皮肤黏膜消毒方法

1. 适用范围 诊疗活动中,医务人员和患者皮肤、黏膜的消毒。

2. 消毒方法

(1)卫生手消毒:使用速干手消毒剂涂抹双手,按洗手方法搓揉,直至手部干燥。

(2)外科手消毒:用流动水和肥皂(皂液)清洗搓揉双手、前臂和上臂下 1/3 区域,然后使用无菌巾擦干清洗部位皮肤,再用手消毒剂涂抹双手、前臂和上臂下 1/3 区域。

(3)手术切口部位的皮肤消毒:手术前,应首先用肥皂(皂液)和水清洁手术切口部位和周围皮肤,以彻底清除污染。对于涉及器官移植术和处于重度免疫抑制状态的患者,术前可用抗菌或抑菌皂液或 20000 mg/L 葡萄糖酸氯己定溶液擦拭洗净全身皮肤。常用操作方法如下。

①外科手消毒后,使用无菌棉球或纱布浸润 2% 碘酊,涂擦手术部位皮肤 1 遍,作用 1 min 后,再用 75% 酒精擦拭 2 遍,以擦净残余碘酊,待干燥后手术。

②外科手消毒后,使用浸有碘伏的无菌棉球或相应替代物品局部擦拭 2 遍,作用时间不短于 2 min。

③使用有效含量≥2 g/L 氯己定-酒精(70%,体积分数)溶液局部擦拭 2~3 遍,作用时间需遵循产品的使用说明。

消毒范围应在手术野及其外围 15 cm 以上部位,由内向外进行擦拭。如需延长切口、做新切口或放置引流管时,应扩大消毒范围。

(4)穿刺部位的皮肤消毒:对于一般肌内、皮下及静脉注射或其他部位注射、针灸部位,以及各种诊疗性穿刺前的皮肤消毒和血管内导管置管部位皮肤消毒。洗手或卫生手消毒后,常用消毒方法如下。

①使用浸有碘伏的无菌棉球或相应替代物品以注射或穿刺部位为中心,由内向外缓慢旋转直接涂擦皮肤表面 2 遍,作用时间需遵循产品的使用说明。

②以注射或穿刺部位为中心,使用碘酊原液由内向外缓慢旋转直接涂擦皮肤表面 2 遍以上,作用时间为 1~3 min,待稍干后再用 70%~80% 酒精擦净残余碘酊,干燥后即可注射。

③以注射或穿刺部位为中心,用无菌棉签浸润含有效碘 5000 mg/L 的碘伏由内向外缓慢旋转,逐步涂擦注射部位皮肤 2 遍,待半干燥后即可注射。

④使用有效含量≥2 g/L 氯己定-酒精(70%,体积分数)溶液局部擦拭 2~3 遍,作用时间需遵循产品的使用说明。

⑤使用 70%~80% 酒精擦拭消毒 2 遍,作用时间为 3 min。

⑥使用复方季铵盐消毒剂原液进行皮肤擦拭消毒,作用时间为 3~5 min。

皮肤消毒范围:一般肌内、皮下及静脉注射或其他注射、针灸部位,以及各种诊疗性穿刺前的皮肤应≥5 cm×5 cm,血管内导管置管部位直径应≥15 cm。

(5)会阴及阴道手术消毒。

①外科手消毒后,使用含有效碘 5000 mg/L 的碘伏棉球依次擦洗大阴唇、小阴唇、两侧大腿内侧上 1/3 区域、会阴及肛门周围,再使用含有效碘 5000 mg/L 的碘伏棉球涂擦外阴,待碘液完全干燥后(需 3~5 min),按上述方法再次涂擦消毒;或用酸性氧化电位水冲洗消毒 5 min。

②子宫切除手术前一天晚上,使用含有效碘 250 mg/L 的碘伏或 5000 mg/L 醋酸氯己定溶液擦洗阴道 1 次。术前 2 h,重复擦洗 1 次。阴道冲洗消毒可使用含有效碘 250 mg/L 的碘伏、醋酸氯己定溶液或酸性氧化电位水。

(6)留置导尿管的皮肤黏膜消毒。

①女性:洗手或卫生手消毒后,使用含有效碘5000 mg/L的碘伏或其他适宜的消毒剂棉球擦洗阴阜、大阴唇,然后另取消毒剂棉球自上而下、由外向内,依次擦洗大小阴唇之间、小阴唇、尿道口。共进行2次消毒,每个棉球限用1次,第2次用棉球向下擦洗至肛门。之后再取消毒棉球自上而下、由内向外分别消毒尿道口及小阴唇2次,每个棉球限用1次,待消毒剂干燥后,戴无菌手套插导尿管。

②男性:洗手或卫生手消毒后,提起阴茎,使用含有效碘5000 mg/L的碘伏或其他适宜的消毒剂棉球擦洗阴茎后2/3区域、阴阜、阴囊暴露面,无菌纱布包裹消毒过的阴茎后2/3部分,另取消毒剂棉球擦洗阴茎前1/3区域。共进行2次,换钳后推包皮,充分暴露冠状沟。再用消毒剂棉球由内向外呈螺旋形擦拭尿道口、阴茎头、冠状沟2次,每个棉球限用1次,待消毒剂干燥后戴无菌手套插导尿管。

(7)口腔和咽部消毒。

①使用含有效碘500 mg/L的碘伏、1%过氧化氢或酸性氧化电位水含漱。

②先用3%复方硼酸溶液漱口,再使用含有效碘5000 mg/L的碘伏或3000～5000 mg/L醋酸氯己定溶液进行局部涂抹。

(8)新生儿脐带消毒。使用碘酊和75%酒精处理,也可使用含有效碘5000 mg/L的碘伏处理。

(9)伤口创面消毒。对于新鲜伤口应先用灭菌生理盐水冲洗,以洗去污染物;对于较深的盲管伤口或贯通伤口应先使用3%过氧化氢溶液、0.1%高锰酸钾溶液或4%硼酸溶液进行冲洗消毒;对于感染伤口应先用3%过氧化氢溶液或含有效碘1000 mg/L的碘伏洗净伤口腐败物,再选用下列任一方法进行消毒。

①擦拭法。

a.使用含有效碘1000～2000 mg/L的碘伏进行擦拭,作用到规定时间。

b.使用有效含量≥2 g/L氯己定-酒精(70%,体积分数)溶液局部擦拭2～3遍,作用时间需遵循产品的使用说明。

c.使用1000～2000 mg/L季铵盐消毒剂,作用到规定时间。

②冲洗法。

a.使用有效含量≥2 g/L氯己定水溶液进行冲洗或漱洗,直至冲洗液或漱洗液变清。

b.使用3%(30 g/L)过氧化氢溶液进行伤口冲洗、口腔含漱,作用到规定时间。

c.使用含有效碘500 mg/L的碘伏进行冲洗,作用到规定时间。

(10)病原微生物污染皮肤的消毒。彻底冲洗病原微生物污染的皮肤,再用碘伏擦拭,作用时间为3～5 min,或用酒精、异丙醇与氯己定配制成的消毒剂进行擦拭消毒,作用时间为3～5 min。

3.常用皮肤黏膜消毒剂 皮肤黏膜消毒剂种类繁多,但因其杀菌谱、抑菌谱不同,故使用范围与用法亦不同。因此,在使用中应根据不同的临床要求,选择合适的皮肤黏膜消毒剂。

(1)碘伏:为碘与表面活性剂聚维酮结合而成的络合物,含有效碘9%～12%,具有广谱的抗微生物作用,对革兰氏阳性菌、革兰氏阴性菌、抗酸杆菌、细菌芽孢、真菌、衣原体、支原体、亲脂病毒和亲水病毒均有效。其毒性低、无腐蚀性(除银、铝和二价合金)、不刺激黏膜,无须用酒精脱碘,使用酒精可能使其消毒效果降低。临床上常用0.5%碘伏溶液消毒手术部位皮肤、注射部位皮肤和皮肤感染部位,用0.1%～0.025%溶液冲洗或涂擦口腔黏膜创伤或感染部位,用0.05%碘伏溶液冲洗阴道黏膜。冲洗黏膜时,应根据有效碘含量,用灭菌蒸馏水或纯化水按照稀释定律稀释成所需浓度。

注意事项:稀释液不稳定,2天后有效碘含量可下降50%,因此应现用现配。

(2)氯己定:局部刺激性及过敏反应较少见,具有广谱抑菌、杀菌的作用,对细菌繁殖体杀灭作用较强,但对细菌芽孢、抗酸杆菌、真菌及乙型肝炎病毒等亲水性病毒无效,属于低效消毒剂。临床上常用0.02%氯己定溶液冲洗膀胱来治疗尿路感染,用0.1%氯己定乳膏涂抹消毒产妇外阴及其周围皮肤,用0.5%氯己定醇溶液消毒手术部位皮肤,用0.5%氯己定溶液冲洗消毒创伤伤口和用于漱口以预防口腔感染。

注意事项:因氯己定对阴离子表面活性剂有拮抗作用,故其不能与肥皂合用。应根据有效含量用灭菌蒸馏水或纯化水稀释至所需浓度。

（3）乙醇：俗称"酒精"，速效、无毒，但会刺激皮肤黏膜，性质较稳定，属于中效消毒剂，对细菌繁殖体（包括结核杆菌）、真菌、病毒有杀灭作用，但对细菌芽孢无效。临床上常用70%～80%酒精擦拭消毒皮肤2遍，作用时间为3 min，或用于碘酊消毒皮肤后的脱碘。

注意事项：酒精使用最佳浓度范围是70%～85%。浓度低于60%时，其杀菌效果会受影响；浓度高于90%时，则会迅速使表层蛋白质凝固进而形成固化层，使酒精穿透力下降，从而影响杀菌效果。

（4）硼酸：刺激性小，临床上常用3%硼酸溶液冲洗眼、口腔、膀胱、子宫等，或用于湿疹等皮肤疾病的湿敷；10%硼酸软膏可用于化脓性皮肤病。

（5）碘酊：临床上常用2%碘酊消毒注射及手术部位皮肤，10%碘酊用于毛囊炎、甲癣等疾病。高浓度碘酊会造成皮肤、黏膜损伤，擦拭后1 min需再使用70%酒精进行脱碘。碘酊不宜用于破损皮肤、眼及口腔黏膜的消毒；对碘酊过敏者禁用；过敏体质者慎用。

（6）甲紫（龙胆紫）：对革兰氏阳性菌（如葡萄球菌、白喉棒状杆菌）、铜绿假单胞菌、白念珠菌、表皮癣菌等有杀灭作用，对其他革兰氏阴性菌和抗酸杆菌几乎无效。与坏死组织形成保护膜而起到收敛作用，对组织无刺激性。临床上常用1%甲紫溶液治疗革兰氏阳性菌和念珠菌皮肤、黏膜的感染以及溃疡与鹅口疮的局部治疗。但据报道，甲紫有一定致癌作用，故有伤口处禁用。

（7）雷夫诺尔：有消毒防腐作用。对革兰氏阳性菌和部分革兰氏阴性菌有较强的杀菌作用，对球菌（尤其是链球菌）的抗菌作用较强。临床上常用0.1%雷夫诺尔溶液冲洗或湿敷有感染及糜烂渗液的皮肤或创面。

（8）高锰酸钾：有强氧化作用，可进行除臭消毒，能杀灭各种细菌繁殖体、真菌和结核杆菌，亦能灭活乙型肝炎病毒。临床上常用0.1%～0.5%高锰酸钾溶液冲洗感染创面和冲洗膀胱来治疗膀胱炎；用0.01%～0.025%高锰酸钾溶液冲洗或擦拭清除皮损表面的脓性分泌物、恶臭以及湿敷治疗湿疹；用0.01%～0.02%高锰酸钾溶液坐浴治疗外阴部炎症。

注意事项：高锰酸钾溶液应现用现配，久置或加温易失效。

（9）过氧化氢：为强氧化剂和高效消毒剂，具有快速广谱杀菌作用，能有效杀灭各种细菌繁殖体、真菌、结核杆菌、细菌芽孢和病毒，具有消毒、防腐、除臭及清洁作用。临床上常用3%(30 g/L)过氧化氢溶液冲洗、擦拭创面、溃疡、脓窦、耳内脓液，特别适用于厌氧菌感染和破伤风、气性坏疽的创面，作用时间为3～5 min；用1%过氧化氢溶液含漱治疗扁桃体炎、口腔炎、白喉等。

（10）呋喃西林：具有广谱抗菌活性，但对假单胞菌属疗效甚微，对真菌和病毒无效。临床上常用0.001%～0.01%呋喃西林溶液冲洗、湿敷患处或用于滴耳、滴鼻。

（11）汞溴红（红汞）：具有抑菌作用，但对细菌芽孢无效，对皮肤刺激性小，临床上常用2%汞溴红溶液消毒皮肤、黏膜、伤口。

注意事项：汞溴红与碘反应会生成有毒的碘化汞，故其不能与碘酊同时使用。长期大面积使用可能导致汞吸收引发中毒症状。

（12）苯扎溴铵（新洁尔灭）：为季铵盐阳离子表面活性广谱杀菌剂。杀菌力强，对化脓性病原菌杀灭作用强，对革兰氏阳性菌的杀灭作用大于革兰氏阴性菌。能灭活部分亲脂病毒，如流感病毒、疱疹病毒等，但对多数肠道病毒灭活效果较差，对乙型肝炎病毒、结核杆菌和细菌芽孢亦无杀灭作用，属于低效消毒剂，无刺激性。临床上常用1000～2000 mg/L苯扎溴铵溶液消毒皮肤、黏膜，消毒皮肤作用时间为3～5 min，消毒黏膜作用时间需按照产品使用说明规定执行。

注意事项：不可与肥皂或其他阴离子洗涤剂合用。

（13）酸性氧化电位水：通过电解氯化钠溶液，制得氧化还原电位1130～1230 mV、pH值2.20～2.70、有效氯含量50～75 mg/L的酸性氧化电位水，可杀灭肠道致病菌、化脓性球菌、致病性酵母菌和细菌芽孢，并能灭活病毒。临床上常用于皮肤、会阴部和阴道手术的黏膜以及口腔和咽部黏膜的消毒。

注意事项：酸性氧化电位水对光线敏感，有效氯含量会随时间推移而下降，因此应尽早使用，最好现配现用,避免与其他药剂混用。

(14)复方碘伏。

①含有酒精或异丙醇的复方碘伏可用于手、皮肤消毒,使用原液擦拭1~2遍,作用时间为1~2 min,不可用于黏膜消毒。

②含有氯己定的复方碘伏,其用途与普通碘伏相同,使用时应遵循该消毒剂卫生许可批件的使用说明,并慎用于腹腔冲洗消毒。

四、医院空气的消毒

空气是许多种疾病的传播媒介,由于空气中微生物以气溶胶形式存在,其颗粒小且可随气流运动,故空气传播疾病的特点是速度快、范围广、控制难、后果严重。本世纪初SARS暴发事件就是一个典型的例子。空气中的病原微生物易造成医院感染,还可以污染其他物品甚至诊疗器械,从而引起医院感染。因此,消除和控制空气中的病原微生物,对预防和控制医院感染至关重要。

(一)常见的空气消毒方法

1. 通风

(1)自然通风:利用建筑物内外空气的密度差引起的热压或风压,促使空气流动,实现通风换气。

①优点:经济,节省能源。

②不足:需要对建筑工程进行特殊的设计,因受气候条件的影响,风向难以控制,有时会出现邻近房间空气互相污染的情况。

(2)机械通风:通过安装通风设备,如风机、排风扇等,利用其运转产生的动力使空气流动。

①优点:风速稳定,可与空调系统整合从而控制室内温、湿度,同时可安装空气过滤系统排除部分尘埃、微生物颗粒,并控制气流方向。

②不足:安装和维护费用较高,且难以持续工作。

(3)通风方式。

①机械送风与自然排风:通常适用于污染源分散及室内空气污染不严重的场所。机械送风口宜远离门窗。

②自然送风与机械排风:通常适用于室内空气污染较重的场所。室内排风口宜远离门,宜安置于门对侧的墙面上。

③机械送风与机械排风:通常适用于卫生条件要求较高的场所。根据通风的需要设定换气次数或保持室内的正压或负压。

(4)注意事项。

①应充分考虑房间的功能要求、相邻房间的卫生状况和室内外的环境因素,选择合适的通风方式及保持室内的正压或负压。

②应定期对机械通风设备进行清洁,若遇污染应及时清洁与消毒。

2. 空气洁净技术 空气经处理机组、新风机组的粗、中、高效滤网过滤,去除部分菌落和尘埃微粒,有效控制微粒污染。空气洁净技术常用于医疗机构手术室、静脉输液配置中心。在洁净手术室中,应用此技术控制手术室的空气过滤、截面积风速、换气次数、气流方向、回风、排风等,以最大限度地清除手术区的悬浮微粒及微生物,避免和预防术后感染。

3. 紫外线消毒

(1)适用于无人状态下室内空气的消毒。采取悬吊式或移动式直接照射,消毒时应保持房间清洁干燥,减少尘埃和水雾。当室内温度<20 ℃或>40 ℃,或相对湿度>60%,电压低于200 V时,紫外线辐射强度会大幅度下降,需延长照射时间。

紫外线对眼睛、皮肤及人体暴露部位有较大影响,可能引发电光性眼炎、皮肤烧伤甚至皮肤癌,因此室内有人时禁止使用。

(2)运用在通风空调系统中,将紫外线消毒装置置于空气处理机组或风道内,对系统表面和流经的空气进行消毒。常设于盘管的出口侧通道处。紫外线灯需全天辐照以保持足够的辐照剂量,抑制微生物滋生,并需定期维护。

4. 循环风紫外线空气消毒器 由高强度紫外线灯和过滤系统组成,可杀灭空气中的微生物。过滤系统包括负离子发生器、活性炭和光触媒过滤网。负离子和臭氧结合杀灭病毒、细菌,活性炭过滤网去除空气中的苯、甲醛等有毒有害物质,光触媒过滤网将污染物分解成无害物质。紫外线照射和过滤系统共同作用达到净化空气的效果。由于采用低臭氧紫外线灯制备,消毒时臭氧浓度低于 $0.2~mg/m^3$,故可在有人时进行消毒。

5. 静电吸附式空气消毒器 采用静电吸附和过滤的材料,能够吸附和过滤掉空气中的尘埃和微生物,适用于有人状态下室内空气的净化。

6. 化学消毒法

(1)超低容量喷雾法:通过将消毒剂雾化成粒径<20 μm 的微粒,在空气中均匀喷雾,使之与空气中微生物颗粒充分接触,从而有效杀灭空气中的微生物。此法适用于无人状态下的室内空气消毒。

(2)熏蒸法:利用化学消毒剂的挥发性,通过加热或其他方法使其在一定空间内挥发而达到空气消毒的目的。此法适用于无人状态下的室内空气消毒。

(二)空气净化在临床上的应用

应用空气净化技术可有效降低空气中污染物的含量,提高空气质量,阻断可能经空气传播导致的医源性感染。医院应根据空气净化卫生要求对临床科室进行感染风险评估,采取适宜的空气净化措施,确保室内空气质量符合国家相应标准的要求。

1. 空气净化卫生要求

(1)洁净手术部(室)和其他洁净场所(如洁净骨髓移植病房),在新建与改建后的验收阶段,以及更换高效过滤器、日常监测时,空气中的细菌菌落总数应符合《医院洁净手术部建筑技术规范》的要求。

(2)非洁净手术部(室)、非洁净骨髓移植病房、产房、导管室、新生儿病房、器官移植病区、烧伤病房、ICU、血液病病区空气中的细菌菌落总数应≤4 CFU/(15 min·直径 90 mm 皿)。

(3)儿科病房、母婴同室、妇产科检查室、人工流产室、治疗室、注射室、换药室、输血科、消毒供应中心、血液透析室(中心)、急诊室、化验室、各类普通病室、感染性疾病科门诊及其病房空气中的细菌菌落总数应≤4 CFU/(5 min·直径 90 mm 皿)。

2. 不同部门空气净化方法

(1)手术部(室)可选用的空气净化方法。

①安装带有空气净化消毒装置的集中空调通风系统。

②采用空气洁净技术;为达到洁净要求,洁净设备必须进行定期维护与保养,具体要求如下。

a. 空气处理机组、新风机组应定期进行检查,并保持清洁。

b. 新风机组粗效滤网宜每 2 天清洁 1 次;粗效过滤器宜 1~2 个月更换 1 次;中效过滤器宜每周检查,3 个月更换 1 次;亚高效过滤器宜每年更换。若发现污染和堵塞时应及时更换。

c. 末端高效过滤器宜每年检查 1 次,当阻力超过设计初阻力 160 Pa 或已经使用 3 年以上时,应进行更换。

d. 排风机组中的中效过滤器宜每年更换,若发现污染和堵塞时应及时更换。

e. 定期检查回风口过滤网,宜每周清洁 1 次,每年更换 1 次。如遇特殊污染,应及时更换并用消毒剂擦拭回风口内表面。

f. 应设专门维护管理人员,严格遵循设备的使用说明进行保养与维护;并制定运行管理手册,进行检查和记录。

③循环风紫外线空气消毒器使用注意事项:
a.消毒器应取得卫生健康委消毒产品卫生许可批件。
b.应遵循卫生健康委消毒产品卫生许可批件批准的产品使用说明,并在规定的空间内正确安装和使用。
c.消毒时应关闭门窗。
d.确保进风口、出风口无物品覆盖或遮挡。
e.用湿布清洁机器时,须先切断电源。
④静电吸附式空气消毒器或其他获得卫生健康委消毒产品卫生许可批件的空气消毒器的使用注意事项:
a.消毒器应取得卫生健康委消毒产品卫生许可批件。
b.应严格遵循卫生健康委消毒产品卫生许可批件批准的产品使用说明,并在规定的空间内正确安装和使用。
c.消毒时应关闭门窗。
d.确保进风口、出风口无物品覆盖或遮挡。
e.消毒器的循环风量(m^3/h)应大于房间体积的8倍以上。
⑤紫外线灯照射消毒的使用注意事项见本章第二节"医院常用消毒灭菌方法"。
⑥使用获得卫生健康委消毒产品卫生许可批件、能使消毒后空气中的细菌菌落总数≤4 CFU/(15 min·直径90 mm皿)的其他空气消毒产品。

(2)产房、导管室、新生儿病房、器官移植病区、烧伤病房、ICU、血液病病区等,可选用下列方法净化空气。
①通风。
②安装带有空气净化消毒装置的集中空调通风系统。
③采用空气洁净技术。
④使用循环风紫外线空气消毒器、静电吸附式空气消毒器或其他获得卫生健康委消毒产品卫生许可批件的空气消毒器。
⑤紫外线灯照射消毒。
⑥使用获得卫生健康委消毒产品卫生许可批件、能使消毒后空气中的细菌菌落总数≤4 CFU/(15 min·直径90 mm皿)的其他空气消毒产品。

(3)儿科病房、母婴同室、妇产科检查室、人工流产室、注射室、治疗室、换药室、输血科、消毒供应中心、血液透析室(中心)、急诊室、化验室、各类普通病室、感染性疾病科门诊及其病房等可选用下列方法净化空气。
①通风。
②安装集中空调通风系统。
③安装循环风紫外线空气消毒器、静电吸附式空气消毒器或其他获得卫生健康委消毒产品卫生许可批件的空气消毒器。
④紫外线灯照射消毒。
⑤化学消毒。
⑥其他获得卫生健康委消毒产品卫生许可批件、能使消毒后空气中的细菌菌落总数≤4 CFU/(5 min·直径90 mm皿)的空气消毒产品。

(4)不同情况下的空气净化方法。
①有人的情况下:
a.普通病房首选自然通风;自然通风不良时,宜采取机械通风。
b.安装集中空调通风系统。

c.使用循环风紫外线空气消毒器、静电吸附式空气消毒器或其他获得卫生健康委消毒产品卫生许可批件的空气消毒器。

d.采用空气洁净技术。

e.使用获得卫生健康委消毒产品卫生许可批件、对人体健康无损害的其他空气消毒产品。

②无人的情况下:

a.普通病房首选自然通风;自然通风不良时,宜采取机械通风。

b.安装集中空调通风系统。

c.使用循环风紫外线空气消毒器、静电吸附式空气消毒器或其他获得卫生健康委消毒产品卫生许可批件的空气消毒器。

d.采用空气洁净技术。

e.使用获得卫生健康委消毒产品卫生许可批件、对人体健康无损害的其他空气消毒产品。

f.紫外线灯照射消毒。

g.化学消毒。

h.使用获得卫生健康委消毒产品卫生许可批件、适宜于超低容量喷雾消毒的消毒剂进行喷雾消毒,其使用方法、注意事项等应严格遵循产品的使用说明。

③呼吸道传染病患者所处场所:

a.受客观条件限制的医院可采用通风,包括自然通风和机械通风,宜采用机械排风。

b.设立负压隔离病房。

c.安装带有空气净化消毒装置的集中空调通风系统。

d.使用获得卫生健康委消毒产品卫生许可批件的空气净化设备,其操作方法、注意事项等应严格遵循产品的使用说明。

④普通患者出院或死亡后的病室:

a.通风。

b.紫外线灯照射消毒。

c.使用获得卫生健康委消毒产品卫生许可批件的空气净化设备,其操作方法、注意事项等应严格遵循产品的使用说明。

⑤呼吸道传染病患者出院或死亡后的病室:

a.紫外线灯照射消毒。

b.化学消毒。

c.使用获得卫生健康委消毒产品卫生许可批件的空气净化设备,操作方法、注意事项等应严格遵循产品的使用说明。

五、医院环境表面的清洁与消毒

95%的微生物存在于"肉眼可见的尘埃"中,医院建筑物内部表面如墙面、地面、玻璃窗、卫生间台面和医疗设备表面等,常被病原微生物污染,对医院内患者和其他人员构成疾病传播的危险。因此,保持环境表面的清洁是十分必要的。

环境表面的清洁即去除环境表面污物的过程,是用物理法去除物体表面上的有机物、尘埃和污迹,以减少微生物的污染,同时可清除大量的病原微生物。常用的清洁方法有水洗法、机械去除法和化学洗涤剂去污法。在医院工作中,清洁既是对一般环境物品保洁的常规方法,也是消毒灭菌前必不可少的重要环节。

(一)清洁与消毒原则

(1)采取湿式卫生方式,先清洁再消毒。

(2)根据环境表面和污染程度选择适宜的清洁剂。

(3)对于有明确病原微生物污染的环境表面,应根据病原微生物的抗力选择有效的消毒剂。

(4)无明显污染时可使用消毒湿巾进行清洁与消毒。

(5)清洁病房或诊疗区域时,应由上到下,由里到外,由轻度污染到重度污染;对于有多名患者共同居住的病房,应严格遵循清洁单元化操作。

(6)对于高频接触、易污染、难以清洁与消毒的表面,可采取屏障保护措施,用于屏障保护的覆盖物有塑料薄膜、铝箔等,需一对一更换。

(7)清洁工具应遵循分区使用原则,实行颜色标记管理。

(8)不应将使用后或污染的擦拭布巾或地巾重复浸泡于清洁用水、使用中的清洁剂和消毒剂中。

(9)在诊疗过程中,若发生被患者体液、血液等污染时,应随时进行五点清洁与消毒。

(10)对于使用中的新生儿床和暖箱内表面,日常清洁应以清水为主,不应使用任何消毒剂。

(11)环境表面不宜采用高水平消毒剂进行日常消毒。

(12)对精密仪器设备表面进行清洁与消毒时,应严格参考仪器设备说明书,关注清洁剂与消毒剂的兼容性,选择适宜的清洁与消毒产品。

(二)日常清洁与消毒

医疗机构根据风险等级划分为低度风险区域、中度风险区域和高度风险区域。不同风险区域应实施不同等级的环境清洁与消毒管理。

1. 低度风险区域 几乎没有患者或患者只作短暂停留的区域,如行政管理部门、图书馆、会议室等。

环境清洁等级为清洁级,采取湿式卫生方式,每日清洁1~2次,确保区域内环境干净、干燥、无污垢、无异味等。

2. 中度风险区域 有普通患者居住,患者体液、血液、排泄物、分泌物可能对环境表面存在潜在污染性的区域,如普通住院病房、门诊科室、功能检查室等。

环境清洁等级为卫生级,采取湿式卫生方式,可用清洁剂进行辅助清洁,每日清洁2次,确保区域内环境表面细菌菌落总数≤10 CFU/cm^2,或自然菌减少1个对数值以上。

3. 高度风险区域 有感染或定植菌的患者居住的区域,或对高度易感患者采取保护性隔离措施的区域,如感染性疾病科、手术室、产房、ICU、移植病房、烧伤病房、早产儿室等。

环境清洁等级为消毒级,对于高频接触的环境表面(对于患者和医务人员的手频繁接触的环境表面,如床栏、床边桌、呼叫按钮、监护仪、微泵、床帘、门把手等)采取中、低水平消毒措施,每日消毒不少于2次,确保区域内环境表面细菌菌落总数≤5 CFU/cm^2。

当各类风险区域的环境表面被患者体液、血液、排泄物、分泌物等污染时,应先使用可吸附的材料将其清除,再根据污染病原微生物的特点选用适宜的消毒剂进行消毒。若发生被患者少量体液、血液、排泄物、分泌物等感染性物质小范围污染时,应立即对小范围污染的环境表面进行清洁与消毒(污点清洁与消毒)。

凡在开展侵入性操作、吸痰等高度危险活动结束后,应立即进行环境清洁与消毒。

(三)强化清洁与消毒

当发生感染暴发(如不动杆菌属、诺如病毒等)和环境表面检出多重耐药菌(如耐甲氧西林金黄色葡萄球菌、耐碳青霉烯类肠杆菌科细菌等耐药菌等)时,需进行强化清洁与消毒。增加清洁与消毒频率,并根据病原微生物类型选择消毒剂。落实接触传播、飞沫传播和空气传播的隔离措施。对感染朊病毒、气性坏疽、不明原因病原微生物的患者周围环境的清洁与消毒应按照2012年颁布的中华人民共和国卫生行业标准《医疗机构消毒技术规范》(WS/T 367—2012)执行。消毒剂的效果及选择和消毒方法见表5-1、表5-2。

(四)环境表面常用消毒方法

1. 环境表面常用消毒剂杀灭微生物效果　用于环境表面的消毒剂杀菌谱不同,作用水平也各异,常用消毒剂的消毒水平及杀灭微生物的效果见表 5-1。

表 5-1　消毒剂的效果

消毒剂	消毒水平	细菌			真菌	病毒	
		繁殖体	结核杆菌	芽孢		亲脂类	亲水类
含氯消毒剂	高水平	＋	＋	＋	＋	＋	＋
二氧化氯消毒剂	高水平	＋	＋	＋	＋	＋	＋
过氧乙酸消毒剂	高水平	＋	＋	＋	＋	＋	＋
过氧化氢消毒剂	高水平	＋	＋	＋	＋	＋	＋
碘类消毒剂	中水平	＋	＋	－	＋	＋	－
醇类消毒剂	中水平	＋	＋	－	＋	＋	＋
季铵盐类消毒剂[a]	低水平	＋	－	－	＋	＋	－

注:"＋"表示正确使用时,正常浓度的化学消毒剂可以达到杀灭微生物的效果;"－"表示较弱的杀灭作用或没有杀灭效果;"a"表示部分双长链季铵盐类消毒剂为中效消毒剂。

2. 环境表面常用消毒方法　具体内容见表 5-2。

表 5-2　消毒产品的选择和消毒方法

消毒产品	使用浓度 (有效成分)	作用时间	使用方法	适用范围	注意事项
含氯 消毒剂	400～700 mg/L	＞10 min	擦拭、拖地	细菌繁殖体、结核杆菌、真菌、亲脂病毒	对人体有刺激作用;对金属有腐蚀作用;对织物、皮草类有漂白作用;有机物污染对其杀菌效果影响很大
	2000～5000 mg/L	＞30 min	擦拭、拖地	所有细菌(含芽孢)、真菌、病毒	
二氧化氯 消毒剂	100～250 mg/L	30 min	擦拭、拖地	细菌繁殖体、结核杆菌、真菌、亲脂病毒	对金属有腐蚀作用;有机物污染对其杀菌效果影响很大
	500～1000 mg/L	30 min	擦拭、拖地	所有细菌(含芽孢)、真菌、病毒	
过氧乙酸 消毒剂	1000～2000 mg/L	30 min	擦拭	所有细菌(含芽孢)、真菌、病毒	对人体有刺激作用;对金属有腐蚀作用;对织物、皮草类有漂白作用
过氧化氢 消毒剂	3%	30 min	擦拭	所有细菌(含芽孢)、真菌、病毒	对人体有刺激作用;对金属有腐蚀作用;对织物、皮草类有漂白作用
碘类 消毒剂	0.2%～0.5%	5 min	擦拭	除芽孢外的细菌、真菌、病毒	主要用于采样瓶和部分医疗器械表面消毒;对二价金属制品有腐蚀性;不能用于硅胶导管消毒
醇类 消毒剂	70%～80%	3 min	擦拭	细菌繁殖体、结核杆菌、真菌、亲脂病毒	易挥发、易燃、不宜大面积使用

Note

续表

消毒产品	使用浓度（有效成分）	作用时间	使用方法	适用范围	注意事项
季铵盐类消毒剂	1000~2000 mg/L	15~30 min	擦拭、拖地	细菌繁殖体、真菌、亲脂类病毒	不宜与阴离子表面活性剂如肥皂、洗衣粉等合用
自动化过氧化氢喷雾消毒器	按产品说明使用	按产品说明使用	喷雾	环境表面耐药菌等病原微生物的污染	有人情况下不得使用
紫外线辐照	按产品说明使用	按产品说明使用	照射	环境表面耐药菌等病原微生物的污染	有人情况下不得使用
消毒湿巾	按产品说明使用	按产品说明使用	擦拭	根据病原微生物的特点选择消毒剂，按产品说明使用	日常消毒；湿巾遇污染或擦拭时无水迹应丢弃

(五)清洁工具复用处理

清洁工具使用后应及时进行清洁与消毒，并干燥保存。复用处理方式包括机械清洗和手工清洗。

1.机械清洗 采用机械清洗、热力消毒、机械干燥、装箱备用的处理流程。热力消毒要求 Ao 值达到 600 及以上，相当于在 80 ℃下持续 10 min，或在 90 ℃下持续 1 min，或在 93 ℃下持续 30 s。

2.手工清洗与消毒

(1)擦拭布巾：清洗干净后，在 250 mg/L 有效氯消毒剂(或其他有效消毒剂)中浸泡 30 min，然后冲净消毒剂，干燥后备用。

(2)地巾：清洗干净后，在 500 mg/L 有效氯消毒剂中浸泡 30 min，然后冲净消毒剂，干燥后备用。

第三节　清洁、消毒与灭菌效果监测

清洁、消毒与灭菌效果监测是医院感染管理的关键环节，对提升医院感染防控质量、确保患者安全以及维护医疗环境卫生至关重要。通过科学、系统的监测，能够准确评估清洁、消毒与灭菌工作的实际成效，确保其达到预期标准，从而有效预防与控制医院感染的发生。在清洁、消毒与灭菌效果监测中，监测项目和监测频率的设定至关重要。应根据实际临床情况和预防控制需求，制订科学合理的监测计划，从而确定监测的具体项目和频次。同时，还应关注监测数据的收集、分析和反馈，以便及时发现问题、制订改进措施，并不断优化监测流程和方法。

本节将对临床常用的清洁、消毒与灭菌效果监测方法进行概述，包括物理监测、化学监测和生物监测等多种方法。通过了解这些监测方法的原理、操作要点和适用范围，我们可以更好地开展监测工作，提升医院感染管理的整体水平。

一、清洗与清洁效果监测

(一)环境表面清洁与消毒效果监测

1.目测法 用目测的方法检查环境物体表面是否干净、干燥。

2.化学法

(1)荧光标记法：在患者诊疗区域的高频接触环境表面施加荧光标记，并在清洁工作前后对比荧光标记的清除情况。使用紫外线灯照射,直观检查荧光标记是否被有效清除,并通过计算清除率来评估环境物体表面的清洁工作质量。

(2)荧光粉迹法:将荧光粉撒在同样高频接触的环境表面,在清洁工作前进行标记,清洁后通过紫外线灯观察荧光粉的扩散情况。统计荧光粉扩散的处数,可以考核环境物体表面清洁工作"清洁单元"的依从性,即清洁工作是否按照规定的单元进行以及是否遗漏了某些区域。

(3)ATP生物荧光检测法:通过检测环境物体表面上的三磷酸腺苷(ATP)含量来评估清洁程度的方法。按照ATP监测产品的使用说明进行操作,记录监测表面的相对光单位(RLU)值。RLU值的高低可以反映环境物体表面的清洁程度,从而考核清洁工作的质量。

3. 微生物法

(1)采样时间安排:在潜在污染区和污染区完成消毒工作后立即进行采样,清洁区的采样时间根据现场实际情况灵活确定。

(2)采样面积确定:若被采样表面积≤100 cm^2,则取整个表面进行采样;若被采样表面积>100 cm^2,则选取100 cm^2的区域进行采样。

(3)采样与检测方法:使用经过灭菌处理的规格板,用浸有无菌磷酸盐缓冲液或生理盐水采样液的棉拭子进行标本采集。充分振荡采样管后,将待检样品接种于无菌培养皿中,随后放入恒温箱中,在36 ℃±1 ℃的条件下培养48 h,最后计数细菌菌落总数。

(二)诊疗器械、器具和物品清洗效果监测

(1)日常监测:在检查包装过程中,应通过目视或使用带光源的放大镜仔细检查。清洗后的器械表面及其关节、齿牙应呈现光洁状态,无血渍、污渍、水垢等残留物质和锈斑。

(2)定期抽查:每月应随机抽查至少3个待灭菌包内的全部物品,检查其清洗效果。检查方法与内容同日常监测,并记录监测结果。

(3)为更科学地评估清洗效果,可采用蛋白质残留测定、ATP生物荧光检测法等方法,定期测定诊疗器械、器具和物品的残留蛋白质或评估其清洁程度。

(三)清洗消毒器及其效果监测

1. 日常监测 每批次应监测清洗消毒器的物理参数及运转情况,包括电源、蒸汽、压缩空气等是否充足,以及控制面板是否有错误代码。

2. 定期监测

(1)对于消毒品的清洗效果,可每年采用清洗效果测试指示物进行监测。当清洗物品的种类或清洗程序发生变化时,也应及时采用清洗效果测试指示物进行监测,以确保清洗效果不受影响。

(2)监测方法应遵循生产厂家的使用说明或指导手册。若监测结果不符合要求,应立即停止使用清洗消毒器。

(3)对于清洗消毒器的新安装、更新、大修、更换清洗剂、更换消毒方法、改变装载方法等关键操作,应遵循生产厂家的使用说明或指导手册进行检测。清洗、消毒效果检测合格后,清洗消毒器方可投入使用。

二、灭菌效果监测

(一)压力蒸汽灭菌效果监测

压力蒸汽灭菌效果的监测包括物理监测法、化学监测法、生物监测法和B-D测试。

1. 物理监测法

(1)日常监测:每次灭菌时都应实时监测并记录灭菌时的温度、压力和时间等关键参数。

(2)定期监测:每年应使用温度压力检测仪对灭菌器的温度、压力和时间等参数进行监测。为确保监测结果的准确性,应将检测仪探头置于最难灭菌的部位,通常为灭菌器排气口上方。

2. 化学监测法

(1)包外、包内化学指示物监测：在进行灭菌处理时，必须确保灭菌包的外部和内部都放置有相应的化学指示物。对于高度危险性医疗物品，包内必须放置化学指示物，并且应将其置于最难灭菌的部位。如果灭菌包的包装材料允许直接观察包内化学指示物的颜色变化，那么可以不必额外放置包外化学指示物。灭菌结束后，通过观察化学指示物的颜色或形态变化，判定灭菌是否合格。

(2)快速程序灭菌的化学监测：当采用快速程序灭菌时，同样需要进行化学监测。可将一个包内化学指示物直接放置在待灭菌物品的旁边，以便在灭菌过程中实时监测其变化。

3. 生物监测法

(1)常规监测频率：应每周至少进行1次生物监测。

(2)特殊处理：紧急情况下灭菌植入物时，应使用含第5类化学指示物的生物灭菌过程验证装置(PCD)进行监测，若化学指示物合格可提前放行，但生物监测的结果必须及时通报给使用部门。

(3)新包装材料与方法验证：当采用新的包装材料或方法进行灭菌时，必须进行生物监测以验证其灭菌效果。

(4)小型灭菌器监测：由于小型压力蒸汽灭菌器通常没有标准的生物监测包，因此应选择灭菌器常用的、有代表性的灭菌物品制作生物测试包或生物PCD。这些测试包或PCD应置于灭菌器最难灭菌的部位，且灭菌器应处于满载状态，以模拟实际使用中的最不利条件。

(5)快速程序灭菌监测：采用快速程序灭菌时，应将1支生物指示物直接置于空载的灭菌器内。经过一个灭菌周期后取出生物指示物，并在规定的条件下进行培养。

4. B-D测试 B-D测试是预真空(包括脉动真空)压力蒸汽灭菌器在每日使用前必须进行的一项关键性空载测试。每日开始灭菌前，应对灭菌器进行空载B-D测试。测试时，将专用的B-D测试包或试纸置于灭菌器最难灭菌的部位，如底部排气口上方。该测试主要用于评估灭菌器内空气排除效果和蒸汽穿透力，是确保灭菌过程安全有效的重要步骤。

(二)干热灭菌效果监测

1. 物理监测法 每个灭菌批次都应进行物理监测，记录过程中的温度、时间和压力等参数。

2. 化学监测法 每个灭菌包的外部和内部都应分别使用包外化学指示物和包内化学指示物，并置于最难灭菌的部位。对于未打包的物品，应使用一个或者多个包内化学指示物，放在待灭菌物品附近进行监测。经过一个完整的灭菌周期后，取出并观察化学指示物，根据指示物的颜色或形态变化判断灭菌是否达到预定要求。

3. 生物监测法 应每周监测1次。

(三)低温灭菌效果监测

在低温灭菌过程中，对灭菌效果的监测至关重要，尤其是在灭菌器新安装、移位、大修、灭菌失败、包装材料或被灭菌物品改变等情况下，都需要重新评价灭菌效果。这主要包括采用物理监测法、化学监测法和生物监测法进行综合监测，并且每种方法都至少需要重复进行3次，以确保监测结果的准确性和可靠性。

1. 环氧乙烷灭菌的监测

(1)物理监测法：每次进行环氧乙烷灭菌时，都应监测并记录关键的灭菌参数，包括温度、压力、时间和相对湿度。

(2)化学监测法：每个灭菌物品包外应使用包外化学指示物作为灭菌过程的标志，每包内最难灭菌的位置应放置包内化学指示物。通过观察指示物的颜色变化，判定灭菌是否合格。

(3)生物监测法：每个灭菌批次都应进行生物监测，并实时记录、评估其结果，以确保灭菌效果符合预定标准。

2. 过氧化氢低温等离子体灭菌的监测

(1) 物理监测法:每次应连续监测并记录灭菌过程中的关键参数,如舱内压、温度、等离子体电源输出功率和灭菌时间等。每次灭菌时,应连续监测并记录这些参数,以确保它们符合灭菌器的使用说明或操作手册的要求。

(2) 化学监测法:每个灭菌物品包外应使用包外化学指示物作为灭菌过程的标志。同时,每包内最难灭菌的位置应放置包内化学指示物。通过观察指示物的颜色变化,可以初步判断灭菌是否合格。

(3) 生物监测法:每天使用时应至少进行 1 次灭菌循环的生物监测,使用含有活微生物的生物指示剂来评估灭菌效果。

3. 低温蒸汽甲醛灭菌的监测

(1) 物理监测法:每灭菌批次均应进行物理监测。详细记录灭菌过程的参数,包括灭菌温度、相对湿度、压力与时间。

(2) 化学监测法:每个灭菌物品包外应使用包外化学指示物作为灭菌过程的标志,每包内最难灭菌的位置应放置包内化学指示物。指示物会在灭菌过程中发生颜色或形态的变化,从而判定灭菌是否达到预定要求。

(3) 生物监测法:应每周监测 1 次。

第四节　医疗废物及污水处理

医院的污水、污物含有大量致病性微生物,需要进行特殊处理,以有效预防和控制传染病的发生和流行,保障人体健康。

一、污水

(一) 基本概念

医疗机构污水指医疗机构门诊、病房、手术室、各类检验室、病理解剖室、放射室、洗衣房、太平间等处排出的诊疗、生活及粪便污水。当医疗机构其他污水与上述污水混合排出时,同样视为医疗机构污水。

(二) 污水排放要求

1. 不同类型的医疗机构如传染病、结核病医疗机构　具体内容见表 5-3。

表 5-3　传染病、结核病医疗机构水污染物排放限值(日均值)

序　号	控 制 项 目	标　准　值
1	粪大肠菌群数/(MPN/L)	100
2	肠道致病菌	不得检出
3	肠道病毒	不得检出
4	结核杆菌	不得检出
5	pH 值	6~9
6	化学需氧量(COD)	
	浓度/(mg/L)	60
	最高允许排放负荷/[g/(床位·d)]	60
7	生化需氧量(BOD)	
	浓度/(mg/L)	20
	最高允许排放负荷/[g/(床位·d)]	20

续表

序　号	控　制　项　目	标　准　值
8	悬浮物(SS)　　　　　　　　　　　 　浓度/(mg/L) 　最高允许排放负荷[g/(床位·d)]	 20 20
9	氨氮/(mg/L)	15
10	动植物油/(mg/L)	5
11	石油类/(mg/L)	5
12	阴离子表面活性剂(mg/L)	5
13	色度/(稀释倍数)	30
14	挥发酚/(mg/L)	0.5
15	总氰化物/(mg/L)	0.5
16	总汞/(mg/L)	0.05
17	总镉/(mg/L)	0.1
18	总铬/(mg/L)	1.5
19	六价铬/(mg/L)	0.5
20	总砷/(mg/L)	0.5
21	总铅/(mg/L)	1.0
22	总银/(mg/L)	0.5
23	总 α/(Bq/L)	1
24	总 β/(Bq/L)	10
25	总余氯[①][②]/(mg/L) (直接排入水体的要求)	0.5

注:①采用含氯消毒剂消毒的工艺控制要求:消毒接触池的接触时间≥1.5 h,接触池出口总余氯浓度为 6.5～10 mg/L。
②采用其他消毒剂对总余氯浓度不做要求。

2. 县级及县级以上或 20 张床位及以上的综合医疗机构和其他医疗机构　具体内容见表 5-4。

表 5-4　综合医疗机构和其他医疗机构水污染物排放限值(日均值)

序　号	控　制　项　目	排放标准	预处理标准
1	粪大肠菌群数/(MPN/L)	500	5000
2	肠道致病菌	不得检出	—
3	肠道病毒	不得检出	—
4	pH 值	6～9	6～9
5	化学需氧量(COD) 　浓度/(mg/L) 　最高允许排放负荷/[g/(床位·d)]	 60 60	 250 250
6	生化需氧量(BOD) 　浓度/(mg/L) 　最高允许排放负荷/[g/(床位·d)]	 20 20	 100 100

续表

序 号	控 制 项 目	排放标准	预处理标准
7	悬浮物(SS) 浓度/(mg/L) 最高允许排放负荷/[g/(床位·d)]	20 20	60 60
8	氨氮/(mg/L)	15	—
9	动植物油/(mg/L)	5	20
10	石油类/(mg/L)	5	20
11	阴离子表面活性剂/(mg/L)	5	10
12	色度/(稀释倍数)	30	—
13	挥发酚/(mg/L)	0.5	1
14	总氰化物/(mg/L)	0.5	0.5
15	总汞/(mg/L)	0.05	0.05
16	总镉/(mg/L)	0.1	0.1
17	总铬/(mg/L)	1.5	1.5
18	六价铬/(mg/L)	0.5	0.5
19	总砷/(mg/L)	0.5	0.5
20	总铅/(mg/L)	1	1
21	总银/(mg/L)	0.5	0.5
22	总α/(Bq/L)	1	1
23	总β/(Bq/L)	10	10
24	总余氯[①②]/(mg/L)	0.5	—

注:①采用含氯消毒剂消毒的工艺控制要求如下:

排放标准:消毒接触池接触时间≥1 h,接触池出口总余氯浓度为3~10 mg/L。

预处理标准:消毒接触池接触时间≥1 h,接触池出口总余氯浓度为2~8 mg/L。

②采用其他消毒剂对总余氯浓度不做要求。

3. 县级以下或20张床位以下的综合医疗机构和其他类型医疗机构 污水需经过消毒处理后方可排放。

4. 禁止排放污水的区域 禁止向Ⅰ、Ⅱ类水域,Ⅲ类水域的饮用水保护区和游泳区,以及一、二类海域直接排放医疗机构污水。

5. 带传染病房的综合医疗机构 应将传染病房污水与非传染病房污水分开。传染病房的污水、粪便需经过消毒后方可与其他污水合并处理。

6. 采用含氯消毒剂进行消毒的医疗机构 污水若直接排入地表水体和海域,应进行脱氯处理,使总余氯浓度小于0.5 mg/L。

(三)污水监测

1. 污水采样点 测量总α、总β值时需在衰变池出口采样,其他值的采样点一律设在排污单位的外排口。

2. 监测频率

(1)粪大肠菌群数:每月至少监测1次,采用含氯消毒剂消毒时,接触池出口总余氯每日至少监测2次(采用间歇式消毒处理的,每次排放前监测)。

(2)肠道致病菌：主要监测沙门菌、志贺菌。沙门菌每季度至少监测1次；志贺菌每年至少监测2次。结核病医疗机构根据实际需求监测结核杆菌。

(3)收治了传染病患者的医院应加强对肠道致病菌和肠道病毒的监测：当收治的同一种肠道致病菌或肠道病毒的甲类传染病患者数超过5人，或乙类传染病患者数超过10人，或丙类传染病患者数超过20人时，应及时对该种传染病病原体进行监测。

(4)理化指标：pH值每日至少监测2次，化学需氧量和悬浮物每周监测1次，其他污染物每季度至少监测1次。

(5)采样频率：每4 h采样1次，每日至少采样3次，测定结果以日均值计算。

二、医疗废物

医疗废物的处置直接关乎环保、公众健康和社会可持续发展。2003年，国务院颁布了《医疗废物管理条例》，同年，卫生部公布了《医疗卫生机构医疗废物管理办法》，明确要求医疗机构应做好医疗废物的管理，预防医院感染，保障医务人员和社会安全，使医疗废物的处理有法可依，标志着我国医疗废物处理进入法制管理轨道。

医疗废物是指医疗机构在医疗、预防、保健以及其他相关活动中产生的具有直接或间接感染性、毒性以及其他危害性的废物。医疗机构收治的传染病患者或者疑似传染病患者产生的生活垃圾，也应严格按医疗废物的要求进行处理和管理。

(一)分类

医疗废物分为以下5类。

1. 感染性废物　携带病原微生物具有引发感染性疾病传播危险的医疗废物，包括以下4种。

(1)被患者血液、体液、排泄物等污染的除锐器以外的废物。

(2)使用后废弃的一次性使用医疗器械，如注射器、输液器、透析器等。

(3)病原微生物实验室废弃的病原体培养基、标本、菌种和毒种保存液及其容器；其他实验室及科室废弃的血液、血清、分泌物等标本和容器。

(4)隔离传染病患者或者疑似传染病患者产生的废弃物。

2. 损伤性废物　能够刺伤或者割伤人体的废弃的医用锐器，包括以下3种。

(1)废弃的金属类锐器，如针头、缝合针、针灸针、探针、穿刺针、解剖刀、手术刀、手术锯、备皮刀、钢钉和导丝等。

(2)废弃的玻璃类锐器，如盖玻片、载玻片、玻璃安瓿等。

(3)废弃的其他材质类锐器。

3. 病理性废物　诊疗过程中产生的人体废弃物和医学实验动物尸体等，包括以下5种。

(1)手术及其他医学服务过程中产生的废弃的人体组织、器官。

(2)病理切片后废弃的人体组织、病理蜡块。

(3)废弃的医学实验动物的组织和尸体。

(4)16周胎龄以下或重量不足500 g的胚胎组织等。

(5)确诊、疑似传染病或携带传染病病原体的产妇的胎盘。

4. 药物性废物　过期、淘汰、变质或者被污染的废弃的药品，包括以下3种。

(1)废弃的一般性药物。

(2)废弃的细胞毒性药物和遗传毒性药物。

(3)废弃的疫苗及血液制品。

5. 化学性废物　具有毒性、腐蚀性、易燃性、反应性的废弃的化学物品。

列入《国家危险废物名录》中的废弃危险化学品，如甲醛、二甲苯等；非特定行业来源的危险废物，如含汞血压计、含汞体温计、废弃的牙科汞合金材料及其残余物等。

(二)医疗废物管理

1. 分类收集

(1)严格根据医疗废物的类别,及时将医疗废物分置于符合《医疗废物专用包装物、容器标准和警示标志规定》的包装物或者容器内。

(2)在盛装医疗废物前,应对医疗废物包装物或容器进行细致的检查,确保其无破损、渗漏和其他缺陷。

(3)感染性废物、病理性废物、损伤性废物、药物性废物及化学性废物不能混合收集。少量的药物性废物可混入感染性废物,但必须在标签上注明。

(4)对于化学性废物中批量的废化学试剂、废消毒剂,应交由专门机构处置。

(5)批量的含汞体温计、含汞血压计等医疗器具报废时,需交由专门机构处置。

(6)医疗废物中病原体的培养基、标本和菌种、毒种保存液等高危险废物,必须在产生地点进行压力蒸汽灭菌或者化学消毒处理后再按感染性废物收集处理。

(7)隔离的传染病患者或疑似传染病患者产生的具有传染性的排泄物,应严格按照国家规定进行消毒处理,达到国家规定的排放标准后方可排入污水处理系统。

(8)隔离的传染病患者或疑似传染病患者产生的医疗废物应使用双层包装物,并及时密封。

(9)放入包装物或容器内的感染性废物、病理性废物、损伤性废物不得随意取出。盛装的医疗废物量达到包装物或者容器的3/4时,应采用有效的封口方式进行紧密封口。

(10)包装物或者容器的外表面被感染性废物污染时,应当对被污染处进行消毒处理或增加一层包装,以防止污染扩散。

(11)每个医疗废物包装物、容器外表面都应贴有醒目的警示标志,并附有详细的中文标签,标明产生单位、日期、类别及特殊说明等信息,便于管理和追踪。

2. 运送

(1)在运送医疗废物前,务必检查包装物或容器的标志、标签及封口是否符合要求,不得将不符合要求的医疗废物运送至暂时储存地点。

(2)医疗废物应按照规定的时间和路线运送至内部指定的暂时储存地点。

(3)运送医疗废物过程中,应防止造成包装物或容器破损以及医疗废物的流失、泄漏和扩散,并避免医疗废物直接接触身体。

(4)医疗废物应当使用防渗漏、防遗撒、无锐利边角、易于装卸和清洁的专用运送工具。每天在运送工作结束后,应及时对运送工具进行清洁和消毒。

3. 暂时储存

(1)医疗废物暂时储存设施、设备需远离医疗区、食品加工区、人员活动区和生活垃圾存放场所,方便医疗废物运送人员、工具及车辆的出入,易于清洁和消毒,避免阳光直射;必须有严密的封闭措施,设立专(兼)职人员进行管理,防止非工作人员接触;有防鼠、防蚊蝇、防蟑螂、防止渗漏和雨水冲刷的安全措施;设有明显的医疗废物警示标志和"禁止吸烟、饮食"的警示标志。病理性废物暂时储存地点应当具备低温储存或者防腐条件。

(2)医疗废物禁止露天存放,暂时储存的时间不得超过2天。

4. 处理

(1)医疗废物应交由取得县级以上人民政府环境保护行政主管部门许可的医疗废物集中处置单位进行处置。

(2)医疗废物转交出去后,应及时对暂时储存地点、设施及时进行清洁和消毒处理。

(3)对于不具备集中处置医疗废物条件的农村地区,医疗卫生机构应按照当地卫生行政主管部门和环境保护行政主管部门的要求,自行就地处置其产生的医疗废物。自行处置时,一次性医疗器具和容易致人损伤的医疗废物应进行消毒并做毁形处理；能够焚烧的应及时焚烧；不能焚烧的应在消毒后集中填埋。

(4)禁止任何形式的转让、买卖医疗废物。

(5)禁止在非收集、非暂时储存地点倾倒、堆放医疗废物，禁止将医疗废物混入其他废物和生活垃圾中。

> 能力检测

1. 手卫生包括（　　）。
  A. 外科手消毒　　　　B. 内科手消毒　　　　C. 隔离消毒
  D. 皮肤消毒　　　　　E. 黏膜消毒

2. 口腔科车针经常接触破损的黏膜，有血液污染，属于（　　）。
  A. 高度危险性医疗物品，必须灭菌　　　B. 高度危险性医疗物品，必须消毒
  C. 中度危险性医疗物品，必须灭菌　　　D. 中度危险性医疗物品，必须清洁
  E. 低度危险性医疗物品，必须清洁

3. 根据消毒灭菌物品的性质选择消毒灭菌方法时，要考虑保护消毒物品不受损坏，使消毒方法易于发挥作用。对于耐高温、耐湿的物品和器材，应首选（　　）。
  A. 压力蒸汽灭菌　　　　　　　　　B. 干热灭菌
  C. 环氧乙烷灭菌　　　　　　　　　D. 低温蒸汽甲醛气体灭菌
  E. 过氧化氢低温等离子体灭菌

4. 不符合消毒灭菌原则的是（　　）。
  A. 油、粉、膏等首选干热灭菌
  B. 被朊病毒感染的医疗器材，应彻底清洗干净后，再进行消毒或灭菌处理
  C. 手术器具及物品、各种穿刺针等首选压力蒸汽灭菌
  D. 内镜可选用2%戊二醛浸泡灭菌
  E. 接触皮肤黏膜的器具和用品必须消毒

5. 洁净手术室应采用的最佳空气消毒方法是（　　）。
  A. 臭氧消毒　　　　　　　　　B. 静电吸附式空气消毒
  C. 层流通风　　　　　　　　　D. 循环风紫外线空气消毒
  E. 紫外线消毒

能力检测
答案

第六章 重点环节的医院感染预防与控制

思维导图

学习目标

一、知识目标
(1)掌握呼吸机相关肺炎诊断标准、病原学特点和预防控制措施。
(2)掌握导尿管相关尿路感染诊断标准、病原学特点和预防控制措施。
(3)掌握血管导管相关感染发生机制、诊断标准、感染后处理方法和预防控制措施。

二、能力目标
掌握手术部位感染诊断标准、感染切口分类、病原学特点和围手术期预防控制措施。

三、素质目标
掌握多重耐药菌感染的诊断、治疗要点和预防控制措施。

随着科学技术的发展,侵入性诊疗措施的使用增多,免疫力低下人群的数量增长,加之抗菌药物的广泛使用,导致医院感染发病率上升。医院感染严重威胁患者和医护人员健康,导致患者住院时间延长、医疗费用增加,加重了社会经济负担,并提高了患者病死率。相关预防与控制措施的落实是减少医院感染的关键。

课程导入

思政故事:吴孟超——中国肝胆外科之父

吴孟超,福建闽清人。三岁刚会走路的他,因生活所迫,随家人来到马来西亚。即便如此,他也没有放弃学习,每天凌晨一点起来帮忙割胶,过着半工半读的生活。因为怀着一颗爱国心,吴孟超回到祖国,纵使困难重重,他也想尽办法求学,最后成功考上同济医学院,成为"中国外科之父"裘法祖的学生。

因心系当时被视为冷门的肝胆外科,吴孟超下定决心要填补这个"医学空白"。他一头扎进图书馆,和同事一起把20多万字的《肝脏外科入门》翻译出来,经过成千上万次的解剖实验,他首次提出"五叶四段"解剖理论。仅用7年时间,他就将中国的肝胆外科提升至世界领先水平。

有信念、有梦想、有奋斗、有奉献的人生才是有意义的人生。"吴孟超精神"正是新时代中国共产党人精神的体现和传承,向吴老看齐,我们新时代青年定会更加有理想、更加有本领、更加有担当!

案例导入

患者,女,28岁,急性阑尾炎穿孔并化脓性腹膜炎手术后4天,低热,伤口敷料潮湿,换药时发现伤口有黄色脓液流出,无恶臭,无咳嗽、咳痰,大小便正常。体查:一般情况可,心肺无异常,腹平,手术部位敷料潮湿带黄色,去除敷料见切口有黄色脓液覆盖,切口周围皮肤稍红。血WBC正常,尿常规正常,二次脓液培养均呈阴性,一次血培养呈阴性。

请问:

(1)患者是否属于手术部位感染?

(2)护理该患者应采取哪些护理措施?

案例导入答案

第一节 呼吸机相关肺炎的预防与控制

一、概述

医院获得性肺炎(hospital-acquired pneumonia,HAP)与呼吸机相关肺炎(ventilator-associated pneumonia,VAP)是我国常见的医院感染。报告显示,北美医院呼吸机相关肺炎发病率较低,而欧洲研究中心报道的呼吸机相关肺炎发病率较高,中低收入国家尤为突出。差异源于国家、ICU类型及诊断标准的不同。呼吸机相关肺炎发病风险在机械通气5~9日时达到峰值,累积发病率与机械通气的总持续时间密切相关。

另外,感染率与人群特性紧密相关。癌症和创伤患者呼吸机相关肺炎发病率均较高,原因包括免疫功能改变、误吸和肺挫伤等。慢性阻塞性肺疾病(COPD)患者的发病率上升可能与机械通气时间延长、细菌定植及防御机制改变有关。而急性呼吸窘迫综合征(ARDS)患者即使接受了肺保护策略,呼吸机相关肺炎发病率仍较高,体外膜氧合(ECMO)患者的感染率更高。

由于各项研究采用的诊断标准、研究方案、观察对象和统计学方法等的不同,国内外有关呼吸机相关肺炎发病率和病死率的众多报道存在很大差异。呼吸机相关肺炎的发生主要与机械通气时间和ICU住院时间延长有关。预防呼吸机相关肺炎的基础是尽量减少对机械通气的暴露和鼓励早期拔管。结合多种预防策略的集束化措施可能会改善结果,但还需要大型的随机试验来证实。

二、诊断要点

呼吸机相关肺炎指患者建立人工气道(气管切开或气管插管)并接受机械通气时发生的肺炎,包括在发生肺炎48 h内曾经使用人工气道进行机械通气者。

(一)诊断标准

呼吸机相关肺炎的诊断分为临床诊断和病原学诊断两部分。

1. 临床诊断 呼吸机相关肺炎的临床表现及病情严重程度各不相同,从单一的典型肺炎到快速进展的重症肺炎伴脓毒症、感染性休克均可发生。目前尚无临床诊断的"金标准",但呼吸机相关肺炎的临床表现满足的条件越多,临床诊断准确率就越高。

胸部X线或CT检查显示新出现或进展性的浸润影、实变影或磨玻璃影,加上满足下列3种临床病征中的2种或以上,即可建立临床诊断:①发热,体温超过38 ℃;②有脓性气道分泌物;③外周血白细胞计数大于10×10^9/L或小于4×10^9/L。

影像学在呼吸机相关肺炎的诊断中至关重要,常规使用胸部X线进行检查,有条件时应进行CT

检查。对于危重症患者或无法进行胸部CT检查的患者,可考虑床旁肺超声检查。技术熟练的医生操作肺超声检查有助于判别肺组织的通气改变情况,并与肺栓塞及肺不张等疾病进行鉴别。临床决策需根据患者的情况选择合适的影像技术,以提高早期临床诊断准确率。

2. 病原学诊断 在临床诊断的基础上,若同时满足以下任一项条件,可作为确定致病菌的依据。

(1)合格的下呼吸道分泌物(中性粒细胞计数>25个/低倍镜视野,上皮细胞计数<10个/低倍镜视野,或两者比值>2.5)经支气管镜防污染样本毛刷(protected specimen brush,PSB)、支气管肺泡灌洗液(bronchoalveolar lavage fluid,BALF)、肺组织或无菌体液培养出病原菌,且与临床表现相符。

(2)肺组织标本的病理学、细胞病理学或直接镜检观察到真菌,并有组织损害的相关证据。

(3)不典型的病原菌或病毒的血清IgM抗体由阴转阳,或急性期和恢复期双份血清特异性IgG抗体滴度呈4倍或4倍以上变化。在呼吸道病毒流行期间有流行病学接触史,且呼吸道分泌物中相应病毒的抗原、核酸检测或病毒培养呈阳性。

(二)实验室技术在诊疗中的应用价值

临床诊断呼吸机相关肺炎后,应积极留取标本进行微生物学检查。

1. 标本的采集 包括呼吸道、血培养及胸腔积液的标本。

(1)呼吸道标本:主要包括痰液(气道吸引物)、支气管肺泡灌洗液和肺组织。对于呼吸机相关肺炎患者来说,人工气道为诊断提供了便利。除常规经导管吸取分泌物进行涂片培养外,还可采用侵入性方法采集标本以明确病原菌。每周2次的气道分泌物培养有助于预测病原学情况,定量培养结果转为阴性有助于判断停用抗菌药物的时机。

(2)血培养标本:血培养是诊断菌血症的重要方法。成人每次应至少采集2套,每套标本从不同穿刺点进行采集。从同一穿刺点采集的血液标本分别注入需氧和厌氧培养瓶,单瓶采血量为8～10 mL,以提高阳性检出率。采血应在寒战或发热初起时进行,在抗菌药物使用前采集最佳。

(3)胸腔积液标本:呼吸机相关肺炎合并胸腔积液时,可行胸膜腔穿刺抽液术后送常规、生化、涂片、培养等检测。

2. 感染相关生物标志物 C反应蛋白(C-reactive protein,CRP)和降钙素原(procalcitonin,PCT)是临床上常用的鉴别感染的生物标志物。机体感染时C反应蛋白会升高,但特异度低,可作为辅助诊断的参考指标。降钙素原对细菌感染和脓毒症反应迅速,是较C反应蛋白更特异的细菌感染指标。降钙素原越高,提示细菌感染越严重,存在细菌性呼吸机相关肺炎及脓毒症的可能性越大。其诊断虽受抗菌药物暴露的影响,但不受疾病类型和呼吸机相关肺炎发生时间的影响,并且是呼吸机相关肺炎患者死亡的重要预测因素。动态监测降钙素原可指导抗菌药物的疗程。C反应蛋白和降钙素原不能替代微生物学检查,需结合临床表现进行综合判断,动态变化比绝对值的参考价值更大。此外,不要因等待检测结果而延误早期治疗。

三、病原学特点

非免疫缺陷患者呼吸机相关肺炎多为细菌感染,病毒或真菌感染较少。病原菌的分布与耐药性因地区、医院等级、患者群体、通气时间及抗菌药物暴露等因素而异。革兰氏阴性病原菌包括铜绿假单胞菌、大肠埃希菌、肺炎克雷伯菌和不动杆菌,涉及的革兰氏阳性病原菌主要指金黄色葡萄球菌。早发型呼吸机相关肺炎(住院前4天内发生)多由口咽部菌群引起,而迟发型呼吸机相关肺炎(至少住院5天后)多由铜绿假单胞菌、不动杆菌、多重耐药肠杆菌科细菌或耐甲氧西林金黄色葡萄球菌等耐药菌引起。早发型患者也可能感染多重耐药菌,尤其是近期接受过抗菌治疗的患者。部分报告显示,在早发型和晚发型呼吸机相关肺炎中,多重耐药菌的占比均较高。

我国呼吸机相关肺炎常见病原菌有鲍曼不动杆菌、铜绿假单胞菌、肺炎克雷伯菌、金黄色葡萄球菌及大肠埃希菌等(表6-1)。其中鲍曼不动杆菌分离率高且对碳青霉烯类耐药,其次为铜绿假单胞菌、金黄色葡萄球菌和真菌。真菌很少引起呼吸机相关肺炎,其诊断需基于肺活检标本中分离到真菌的结果。在治疗时,需参考当地病原学监测数据,并根据本地区、本医院甚至特定科室及时更新的细菌耐药特点来针对性选择抗菌药物。

表 6-1　我国呼吸机相关肺炎患者常见细菌分离率

菌　种	18 岁≤年龄<65 岁常见细菌分离率/(%)	年龄≥65 岁常见细菌分离率/(%)
鲍曼不动杆菌	12.1~50.5	10.3~18.5
铜绿假单胞菌	12.5~27.5	27.7~34.6
肺炎克雷伯菌	9.0~16.1	5.1~13.9
金黄色葡萄球菌	6.9~21.4	5.8~15.4
大肠埃希菌	4.0~11.5	1.3~6.2
阴沟肠杆菌	2.0~3.4	3.1
嗜麦芽窄食单胞菌	1.8~8.6	4.6~9.6

注:表中数据主要来自三级医院;标本大部分为痰液标本,因此数据存在一定的局限性。

四、危险因素

发生呼吸机相关肺炎的危险因素涉及各个方面,可分为宿主自身和医疗环境两大类因素,主要危险因素见表 6-2。患者往往同时存在或交替出现多种因素,从而导致呼吸机相关肺炎的发生和发展。因此,改善基础疾病状况,采取相关措施预防与控制感染的发生十分重要。

表 6-2　呼吸机相关肺炎发生的危险因素

宿主自身因素	医疗环境因素
高龄	ICU 滞留时间、有创机械通气时间
误吸	侵入性操作,特别是呼吸道侵入性操作
慢性疾病(慢性肺部疾病、糖尿病、恶性肿瘤、心功能不全等)	使用提高胃液 pH 值的药物(H_2 受体阻断剂、质子泵抑制剂)
免疫功能受损	使用镇静剂、麻醉药
意识障碍、精神状态失常	头颈部、胸部或上腹部手术
颅脑等严重创伤	留置胃管
电解质紊乱、贫血、营养不良或低蛋白(血症)	平卧位
长期卧床、肥胖、吸烟、酗酒等	交叉感染(呼吸器械及手部污染)

五、核心预防控制措施

多个国际卫生组织发布了呼吸机相关肺炎预防和控制指南,尽管在表述和推荐力度上有所差异,但主要集中在预防误吸、减少定植菌和避免设备污染等方面。随着技术和方法的更新,相关预防和控制建议也在不断完善。预防的基础在于减少机械通气时间,并鼓励早期拔管。考虑到实际操作性,主要参考《中国成人医院获得性肺炎与呼吸机相关性肺炎诊断和治疗指南(2018 年版)》。

(一)预防误吸

(1)对于没有禁忌证的患者,推荐进行有创机械通气时将床头抬高 30°~45°,并协助患者翻身拍背及振动排痰。

(2)气管导管气囊上方分泌物是人工气道患者误吸物的主要来源。使用带有声门下吸引管的气管导管可减少呼吸机相关肺炎的发生,并缩短 ICU 住院时间。推荐有创通气时间超过 48 h 的患者使用。气囊充盈压应不低于 25 cmH_2O(1 cmH_2O=0.098 kPa),在放气或拔管前需清除气囊上方及口腔内的分泌物。

(3)冷凝液形成后,细菌易在此处生长繁殖,需避免其流入下呼吸道或反流至湿化罐。冷凝液收集瓶应保持最低直立位置并及时清理。湿化罐和雾化器中的液体应使用灭菌水,每 24 h 更换 1 次。呼吸机外部管道及配件应实行一人一用一消毒或灭菌制度,长期使用的患者推荐每周更换 1 次管道,如有污渍或故障时应及时更换。

(4)对机械通气患者尽可能给予肠内营养支持。早期肠内营养可促进肠道蠕动、刺激胃肠激素分泌、改善肠道血流灌注,有助于维持肠黏膜结构和屏障功能的完整性,从而减少致病菌定植和细菌移位。经鼻肠内营养与经胃内营养相比,前者可降低呼吸机相关肺炎发病率,特别是对于存在误吸高风险的患者,但两者的病死率无差异。

(二)减少定植

推荐对机械通气患者进行常规的口腔卫生护理,例如使用生理盐水、氯己定或聚维酮碘含漱液冲洗口腔,并用牙刷刷洗牙齿和舌面等,每 6～8 h 进行 1 次。有证据显示,应用 0.12% 的氯己定溶液 15 mL 进行口腔护理,每日 2 次,直至拔管后 24 h,可降低呼吸机相关肺炎发病率 10%～30%。

(三)减少使用有创通气

(1)建立人工气道并使用机械通气是发生呼吸机相关肺炎最重要的危险因素,气管插管可使呼吸机相关肺炎风险增加 6～21 倍,特别是重复插管、插管时间较长、频繁更换呼吸机管道可进一步增加呼吸机相关肺炎的风险。尽可能减少有创通气和缩短有创通气时间对于预防呼吸机相关肺炎至关重要。

(2)严格掌握气管插管或气管切开的适应证,对于需要呼吸机辅助呼吸的患者,应优先考虑无创通气。使用呼吸支持治疗时,需注意避免延误插管时机而加重病情。

(3)有创通气时尽可能减少镇静剂的使用。使用期间应每日评估使用有创通气的必要性,并尽早停用镇静剂。特别注意应避免使用苯二氮䓬类镇静剂。对于符合条件的患者,应每日唤醒并实施自主呼吸试验,以评估其是否具备脱机、拔管的条件,从而缩短机械通气时间并降低呼吸机相关肺炎的风险。

(四)组合干预措施

目前研究表明,以下核心干预措施可以显著减少接受机械通气患者的平均通气时间和住院天数,并降低呼吸机相关肺炎的发病率、病死率和治疗费用。

(1)尽可能选用无创呼吸支持治疗技术。

(2)每日评估有创机械通气及气管插管的必要性,尽早脱机或拔管。

(3)对机械通气患者尽可能避免不必要的深度镇静。确需镇静者应定期唤醒并进行自主呼吸试验,每天评估镇静药使用的必要性,并尽早停用。

(4)给预期机械通气时间超过 48 h 的患者使用带有声门下分泌物吸引功能的气管导管。

(5)气管导管气囊的充盈压应保持不低于 25 cmH_2O。

(6)对于无禁忌证患者,应抬高床头 30°～45°。

(7)加强口腔护理,推荐采用氯己定漱口液。

(8)加强呼吸机内外管道的清洁消毒工作,推荐每周更换 1 次呼吸机管道,但在有肉眼可见污渍或有故障时应及时更换。

(9)在进行与气道相关的操作时应严格遵守无菌操作原则。

(10)鼓励并协助机械通气患者早期活动,并尽早开展康复训练(图 6-1、图 6-2)。

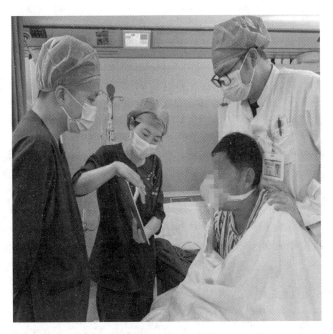

图 6-1　ICU 插管患者床旁康复训练（辅助床边坐位）

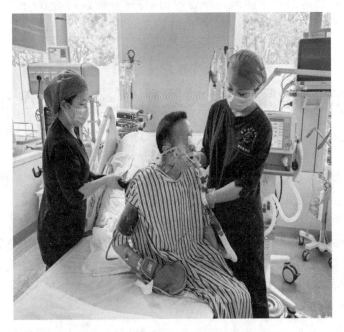

图 6-2　ICU 插管患者床旁康复训练（排痰）

六、存在争议或不推荐的预防措施

(一)频繁更换呼吸机管道

每 24 h 或 48 h 常规更换呼吸机管道,患者呼吸机相关肺炎发病率并无显著差异。因此,无须频繁更换呼吸机管道,但在遇到污染或功能障碍时应及时更换。

(二)预防性使用抗菌药物

全身预防性使用抗菌药物可降低由革兰氏阳性球菌和流感嗜血杆菌所致的呼吸机相关肺炎的发病风险,但会显著升高由多重耐药菌所致的呼吸机相关肺炎的发病风险,并增加患者的死亡风险。对于特殊患者,临床医生应权衡利弊,谨慎选择。

(三)选择性去污染

选择性去污染是通过局部使用抗菌药物来杀灭口咽部和胃肠道的条件致病性需氧微生物。研究表明,其可降低呼吸机相关肺炎及呼吸道耐药菌定植率,但能否缩短通气时间、减少 ICU 住院时间和病死率的证据尚不充分。选择性去污染可能增加耐药菌感染的风险,包括艰难梭菌感染,且缺乏长期风险研究。对于机械通气患者,临床医生应权衡利弊,谨慎使用。

(四)口服益生菌

口服益生菌可降低呼吸机相关肺炎发病率,但不降低病死率。对于存在免疫缺陷或菌群移位风险的胃肠道疾病等患者,应避免使用益生菌。总体上,不推荐常规使用益生菌预防呼吸机相关肺炎。

(五)封闭式气管内吸痰

封闭式气管内吸痰对呼吸机相关肺炎无影响,但对呼吸道传染病如新型冠状病毒感染预防与控制有意义。当气道分泌物污染环境的风险较高或存在多重耐药菌感染时,建议使用封闭式气管内吸痰以保护医务人员的健康。

七、最新的系统综述观点

目前较为一致的预防措施主要包括:通过给予高流量吸氧或无创通气作为插管的替代方法,避免插管并尽量减少有创通气的暴露,减轻镇静程度,使用自主呼吸试验以促进早期拔管,并提倡早期运动。有关质量持续改进的观察性研究报告指出,将这些做法组合在一起与早期拔管和降低死亡率相关。然而,观察性研究中存在一些潜在的偏倚,因此还需通过随机对照试验进行进一步验证。

第二节 导尿管相关尿路感染的预防与控制

一、概述

尿路感染是临床常见疾病及并发症之一,留置导尿管是在住院患者中常见的侵入性操作,随着置管率的增加,导尿管相关尿路感染(catheter-associated urinary tract infection,CAUTI)发病率也不断增加,在 ICU 中尤为突出。导尿管相关尿路感染的防控过程复杂且困难,发生后不仅会增加患者的住院时间和经济负担,还可能引发尿道热或败血症等。导尿管相关尿路感染是患者在留置导尿管期间或拔除导尿管 48 h 内发生的尿路感染,是常见的医院感染之一。因细菌附着于导尿管形成生物膜,难以被抗菌药物清除,因此治疗困难。

二、诊断要点

1.临床诊断 患者出现尿频、尿急、尿痛等尿路刺激症状,或伴有下腹触痛、肾区叩痛,可能伴有发热。尿检结果显示,男性患者白细胞达到 5 个/高倍视野,女性患者达到 10 个/高倍视野。

2.病原学诊断 在临床诊断的基础上,清洁中段尿或导尿留取尿液培养结果显示,革兰氏阳性球菌细菌菌落总数$\geq 10^4$ CFU/mL,革兰氏阴性杆菌细菌菌落总数$\geq 10^5$ CFU/mL,符合其中一项即可诊断。

3.其他 膀胱穿刺采集的尿液细菌培养细菌菌落总数$\geq 10^3$ CFU/mL;新鲜尿液离心后镜检,在 30 个视野中有半数以上视野可见细菌;通过影像、病理或者手术检查,提供尿路感染的证据。

三、病原学特点

在留置导尿管期间,微生物容易黏附于导尿管管壁,分泌由黏多糖构成的基质并包裹自身形成生物膜,进而附着于管壁表面。这些微生物主要通过管外和管内两种途径侵入导尿管并形成生物膜。

管外途径的病原菌多来自患者自身,如胃肠道或会阴部的微生物,在插入导尿管时可能直接侵入管腔或通过黏液鞘移行进入。当导尿系统密闭性受损或集尿袋受污染时,外源性病原菌(如因医务人员手卫生不当导致的交叉感染,以及灭菌不严的膀胱镜、导尿盘、冲洗液、消毒剂等)会顺着导尿管管腔侵入,引发管腔内感染。由于细菌被大量胞外基质包裹,阻碍了抗菌药物的渗透,同时生物膜内细菌生长缓慢且对药物具有抵抗力,因此治疗导尿管相关尿路感染具有一定的难度。

导尿管相关尿路感染的病原菌种类繁多,可侵入人体不同部位的组织器官,引发多种病变。临床上可按致病菌种类、解剖位置、病情复杂程度进行分类。

1. 按致病菌种类分类

(1)革兰氏阳性菌:包括葡萄球菌属细菌(如金黄色葡萄球菌、表皮葡萄球菌、腐生葡萄球菌)和肠球菌属细菌(如屎肠球菌、粪肠球菌)。肠球菌尿路感染可能为内源性感染如患者自身的粪便菌群,或者外源性感染。

(2)革兰氏阴性菌:肠杆菌科细菌,如肺炎克雷伯菌、大肠埃希菌,为导尿管相关尿路感染最常见的病原菌,其他如奇异变形杆菌、阴沟肠杆菌等也会出现于导尿管内,在ICU中更多的是非发酵菌如鲍曼不动杆菌、铜绿假单胞菌。

(3)在内科病房最常见的导尿管相关尿路感染病原菌是真菌类,如白念珠菌、光滑念珠菌、近平滑假丝酵母菌,这与长期置管和使用广谱抗菌药物有关。

2. 按解剖位置分类

(1)上尿路感染:主要涉及肾和输尿管,患者一般会出现腰痛、肾绞痛、发热等症状。

(2)下尿路感染:主要涉及膀胱和尿道,患者一般会出现尿频、尿急、尿痛等尿路刺激症状。

3. 按病情复杂程度分类

(1)复杂性尿路感染:在尿路感染的基础之上,出现了尿道结构和功能的异常,如尿路结石、梗阻、畸形、反流等。

(2)单纯性尿路感染:没有尿道结构和功能异常的感染,经过抗感染治疗后,单纯性尿路感染的预后通常优于复杂性尿路感染。

四、危险因素

导尿管使用时间是导尿管相关尿路感染的主要危险因素,患者的菌尿症发生率随置管日数的增加而上升,女性患者更易感染。尽管抗菌药物可用于预防,但护理不规范也会增加风险。易感因素涉及置管操作、患者自身免疫情况及置管后的维护。

1. 留置导尿管的相关因素

(1)导尿术:导尿管作为尿道异物插入尿道,可损伤尿道黏膜,破坏尿道的黏膜屏障,破坏机体对细菌的防御机制,为细菌逆行感染提供了机会。

(2)插管的长度:插管长度以"见尿后再插入导尿管1~2 cm"为操作标准。如果插入长度过短或误入其他地方,没有完全到达膀胱三角区,只到达尿道膜部的地方,或水囊过饱满等,都会造成尿道压迫损伤,增加发生感染的机会。

(3)导尿管型号的选择:导尿管型号过大过小均可能造成感染。过大会引起剧烈刺激,容易损伤患者的尿道黏膜;过小会引起膀胱的尿液外溢,增加因漏尿所致的导尿管相关尿路感染发病率。目前临床上普遍使用的导尿管型号包括12号、14号、16号、18号和22号。

(4)润滑剂的选择:留置导尿管时,应使用无菌润滑剂棉球润滑导尿管前端以辅助置管。也有研究发现,无菌液体石蜡中加入适当的利多卡因有局部麻醉作用,可缓解患者插管时的疼痛和不适感,增加插管成功率。

(5)导尿管留置时间:与导尿管相关尿路感染发病率有密切关系。有研究表明,平均每日有3%~10%的导尿管置管患者出现菌尿症,置管达到2~10日时,有26%的患者出现菌尿症,几乎所有置超过一个月的患者的导尿管内均可检出病原菌。患者长时间留置导尿管,会增加导尿管相关尿路感染发病率。

(6)引流系统的密闭性:引流系统应保持密闭性。根据集尿袋使用说明书,不推荐定期更换集尿袋,除非在临床指征出现时更换。且需与地面保持一定的距离,集尿袋的放尿口不得接触其他任何位置。

2. 机体的易感因素

(1)患者自身身体状况:长期卧床、基础疾病多或病情重的患者,肾代谢功能紊乱、多尿、少尿、机体免疫力低下的患者,紧张、恐惧等消极情绪的患者,初次导尿的患者,尿道异常狭窄或存在异物的患者,以及合作程度不佳的患者,都会影响导尿管的插入,增加操作难度,引起尿道损伤。

(2)年龄因素:随着患者年龄的增大,基础疾病增多,机体的抵抗力和泌尿系统的生理功能减弱。存在前列腺肥大、增生、瘢痕的男性患者,以及有骨盆底肌肉松弛、阴道分泌物酸碱度改变的女性患者,都可出现尿失禁、尿潴留、插管困难。

(3)性别因素:女性尿道短、粗、直,尿道括约肌肌肉薄,且靠近肛门,清洁消毒不完全时,分泌物和肠道粪便中正常菌群因环境改变易逆行进入尿道而引起感染。男性尿道长度为16~22 cm,解剖结构上存在3个生理狭窄和2个生理弯曲,交感和副交感神经分布广泛,留置导尿管时,刺激性较大,可引起收缩,使得插管的难度加大、插管次数增加、患者疼痛增加等,易引起黏膜的出血感染。

3. 导管的维护因素

(1)无菌观念:在置管后的会阴护理过程中,应严格执行手卫生,并按照正确顺序进行消毒,避免棉球反复擦洗等。

(2)在进行更换集尿袋、留置尿液标本等护理操作时,应确保导尿系统密闭性不被破坏,以减少细菌入侵机会,防止污染导尿管而导致患者感染。

(3)导尿管留置时间超过有效期时,应及时更换导尿管。不同材质的导尿管可使用的有效期不同,一般而言,乳胶导尿管使用不超过7日,硅胶导尿管可保留28日。因此,应根据导尿管的材质要求及时更换导尿管。

五、核心预防控制措施

(一)避免不必要的留置导尿管

长时间使用导尿管是导尿管相关尿路感染最重要的危险因素。留置导尿管引起菌尿症的每日发生率为3%~10%,30日后绝大多数患者出现菌尿。因此,应严格掌握留置导尿管的适应证,避免不必要的留置导尿管。留置导尿管不应作为尿失禁的常规处理措施,除非处理尿失禁的其他处理措施无效,并且患者要求留置导尿管。

(二)尽早拔除导尿管

一旦患者不再需要留置导尿管,应尽早拔除,以减少菌尿症和导尿管相关尿路感染的发生。

(三)保持导尿系统的密闭性

使用预先连接的密闭导尿系统(导尿管预先连接封闭的集尿袋),以减少菌尿症的发生。尽可能减少断开导尿管连接处的次数,始终保持集尿袋低于膀胱水平。

1. 置管前

(1)规范使用导尿管,合理把握留置导尿管的指征,针对导尿管的使用和留置时间,不使用、减少使用或缩短使用时间是最好的预防措施。

(2)严格无菌操作,仔细检查无菌导尿包,如导尿包过期、外包装破损或潮湿则不应使用。在留置导尿管的操作过程中,需严格遵守无菌操作原则。

(3)根据患者的年龄、性别、尿道情况等选择大小、材质合适的导尿管,最大限度地降低尿道损伤和尿路感染。临床上常见的导尿管材料包括乳胶(硅化涂层)、硅胶和聚氯乙烯。研究发现不同材料的导尿管对机体产生的刺激和生物膜的形成有所不同,尿道黏膜对导尿管的组织相容性也因材质而不同。目前临床上常用的有以下三种导尿管:单腔导尿管,适用于留取中段尿,膀胱灌注治疗,以及暂时解除尿潴留;双腔导尿管,距离尿管头约2.5 cm处有一小气囊,具有固定简单、牢固、不易污染等特点;三腔导尿管,适用于膀胱冲洗或向膀胱内滴药(图6-3、图6-4)。

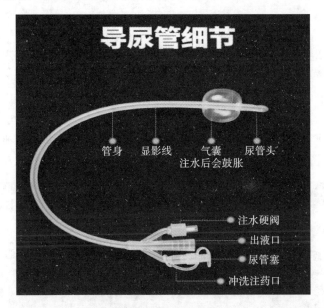

图6-3 三腔导尿管

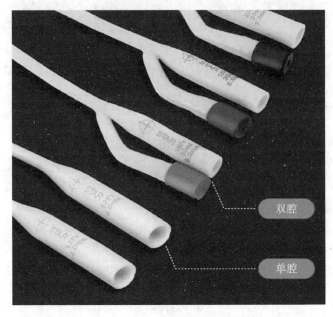

图6-4 单腔导尿管与双腔导尿管

2. 置管中
(1)严格执行手卫生规范,洗手后戴无菌手套实施导尿术。
(2)严格遵守无菌操作原则留置导尿管,动作轻柔,避免损伤尿道黏膜。
(3)正确铺无菌巾,避免污染导尿口,保持最大无菌屏障。
(4)充分消毒尿道口以防止污染。使用碘伏棉球消毒尿道口及其周围皮肤黏膜,男性患者先洗净包皮及冠状沟,然后自尿道口、阴茎头向外旋转擦拭消毒,女性患者按照自上而下、由内向外的原则清洗外阴,然后消毒尿道口、前庭、两侧大小阴唇,最后消毒会阴及肛门。

(5)导尿管插入深度应适宜,插入后向水囊注入10~15 mL生理盐水,轻拉导尿管以确认导尿管是否固定稳妥。

(6)置管过程中,指导患者保持放松、协调配合,并避免导尿管被污染,如被污染应重新更换导尿管。

3. 置管后

(1)护士应掌握会阴护理操作流程,熟练掌握正常尿道的解剖结构和会阴护理操作技巧,做好手卫生,防止细菌生长和感染。

(2)妥善固定导尿管,避免打折弯曲,除使用水囊对导尿管进行内部固定外,外部可使用3M胶带高举平台法或专用导尿管二次固定贴进行固定。男性患者应将导尿管固定于下腹部,女性患者固定于腹股沟外侧,避免导尿管牵拉移位且减少感染风险。保证集尿袋的高度低于膀胱水平,且避免接触地面,以防止逆行感染(图6-5)。

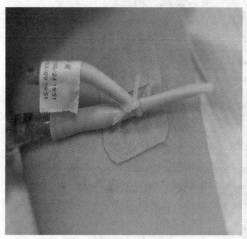
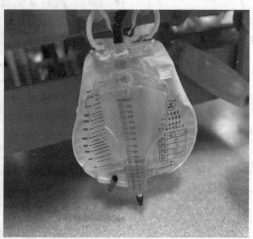

图6-5 导尿管二次固定与抗反流集尿袋

(3)保持尿液引流装置密闭、通畅和完整,使用抗反流集尿袋(图6-5),按照产品说明书更换一次性引流袋。患者活动时应夹闭引流管,防止尿液逆流。

(4)使用个人专用容器及时清空集尿袋尿液,避免尿液过满或频繁清空,以减少感染风险。建议尿量达集尿袋容量的3/4时清空集尿袋,在转运患者前应排空集尿袋,清空尿液时应遵循无菌操作原则,避免集尿袋的出口接触到收集容器。

(5)留取尿液培养需在导尿管末端消毒后,使用无菌注射器抽取标本送检,且避免打开导尿管和集尿袋的接口。

(6)保持尿道口的清洁,留置导尿管期间应每日清洁尿道口1~2次,大便失禁或阴道分泌物较多的患者在清洁后应及时消毒肛周及会阴部皮肤。选择合适的会阴护理溶液,女性患者用护理棉球擦拭外阴及尿道口,男性患者擦拭尿道口、阴茎头及包皮。

(7)患者在沐浴或擦浴时应注意保护导尿管,避免将导尿管直接浸入水中。

(8)对于长期留置导尿管的患者,不宜频繁更换导尿管。若导尿管阻塞、不慎脱出或其无菌性和密闭性被破坏时,应立即更换导尿管。患者出现尿路感染时,应及时更换导尿管,并留取尿液进行微生物病原学检测,必要时需移除导尿管而使用集尿器收集尿液(图6-6)。

(9)每日评估留置导尿管的必要性,减少留置导尿管的时间,尽早拔除导尿管。

(10)不推荐在拔除导尿管之前,常规夹闭导尿管进行膀胱功能锻炼。符合导尿管拔除指征时,直

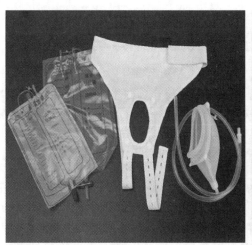
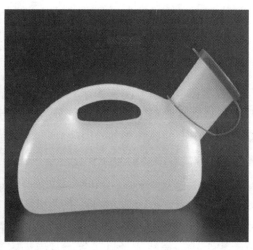

图 6-6 使用集尿器收集尿液

接拔除导尿管,触摸膀胱底部是否充盈至脐下两横指处。放尿时嘱患者配合做瓦尔萨尔瓦动作(Valsalva 动作,先用力吸气再憋气,同时收缩腹部肌肉),直到放尿完毕。

(11)增加液体摄入量,保证每小时尿量为 50～100 mL,以保持排尿通畅,预防导尿管堵塞。维持尿 pH 值为 5～6,可预防尿液结晶导致的导尿管阻塞。

六、额外预防控制措施

大部分导尿管相关尿路感染无症状,无须特殊治疗,除非伴有高危并发症。无复杂症状的患者,移除导尿管后感染常自行消退;若移除后 48 h 菌尿症未消退,需进行治疗与监测。保留导尿管可能导致耐药菌的出现,使根治变得困难。因此,建议有症状的患者在抗菌药物治疗前更换或移除导尿管。

七、不推荐的预防与控制措施

(1)不应常规使用含消毒剂或抗菌药物的生理盐水进行膀胱冲洗或灌注来预防尿路感染。对于长期留置导尿管的患者,不应常规使用抗菌药物冲洗来减少菌尿症或导尿管相关尿路感染的发生。但对于部分外科手术后和短期导尿的患者,可以考虑使用抗菌药物冲洗以减少菌尿症的发生。

(2)不应常规更换导尿管预防尿路感染。对于长期留置导尿管的患者,没有充分证据表明定期更换导尿管能预防尿路感染,因此不建议频繁更换导尿管。另外,导尿管的更换时间应根据产品的材质要求来确定。

(3)对于短期或长期导尿,以及接受外科手术的患者,不推荐常规预防性使用抗菌药物以减少菌尿症或导尿管相关尿路感染的发生,存在导致选择性耐药的风险。

(4)患者拔除或更换导尿管时,不应常规全身预防性使用抗菌药物(全身用药或膀胱冲洗)以减少菌尿症或导尿管相关尿路感染的发生。

(5)对于长期留置导尿管的患者,不推荐在集尿袋中常规加入抗菌药物或消毒剂以减少菌尿症和导尿管相关尿路感染的发生。

(6)对于耻骨上方导尿以及长期间歇性或长期导尿的患者,不推荐常规使用乌洛托品以减少菌尿症或导尿管相关尿路感染的发生。妇科手术后留置导尿管的时间不超过 1 周时,可应用乌洛托品以减少菌尿症和导尿管相关尿路感染的发生。其他术后的类似患者亦可应用。目前暂无足够数据表明乌洛托品是否优于其他药物。使用乌洛托品减少导尿管相关尿路感染时,尿液 pH 值应维持在 6.0 以下。

(7)对于短期或长期导尿的患者,不推荐筛查和治疗导尿管相关无症状菌尿症以减少菌尿症或导尿管相关尿路感染的发生。但孕妇和预期泌尿系统手术中可能存在黏膜出血风险的患者除外。

第三节　血管导管相关感染的预防与控制

留置血管导管是为患者实施诊疗时常用的医疗操作技术。置管后的患者存在发生血管导管相关感染的风险。血管导管根据进入的血管分为动脉导管和静脉导管,静脉导管根据导管尖端最终进入血管的位置分为中心静脉导管和外周静脉导管。

一、血管导管相关感染的定义

血管导管相关感染(vessel catheter associated infection,简称 VCAI)是指留置血管导管期间及拔除血管导管后 48 h 内发生的原发性、且与其他部位感染无关的感染,包括血管导管相关局部感染和血流感染。患者局部感染时会出现红、肿、热、痛、渗出等炎症表现,血流感染除局部表现外还会出现发热(>38 ℃)、寒战或低血压等全身感染表现。血流感染实验室微生物学检查结果为外周静脉血培养细菌或真菌阳性,或者从导管尖端和外周血培养出相同种类、相同药敏试验结果的致病菌。

二、发生机制

(一)腔外途径污染

大多数血管导管相关感染是由皮肤定植菌迁移所致。细菌来自皮肤穿刺处周围,穿刺道毛细血管作用使细菌具有向体内渗入的趋势,静电作用将细菌吸附在导管外壁。据报道,插管后 7~9 日就有细菌移位生长。

(二)腔内途径污染

(1)血栓形成:血管导管植入后,体表创面会被血浆组织蛋白包裹,纤维蛋白会在导管内壁沉积,细菌可黏附在这些沉积物上,并迅速形成生物被膜,免受机体吞噬,从而形成血栓,进而发展为细菌的移位生长和感染。

(2)接头及液体污染:在临床护理工作中,任何利用静脉导管进行诊断、治疗的无菌操作的失误,均可使病原菌通过污染的接头或液体进入腔内定植。革兰氏阴性杆菌、假单胞菌属细菌的感染常与输注溶液的污染相关。

(3)内源性污染:细菌来自体内其他部位的感染灶,细菌可经血流定植在管尖形成的纤维套中而导致感染,常见于 ICU 中长期接受全胃肠外营养支持的患者。

(4)中心静脉导管相关血流感染最常见的病原菌是凝固酶阴性葡萄球菌、金黄色葡萄球菌、肠球菌和念珠菌。随着耐药菌形势的日益严峻,耐甲氧西林金黄色葡萄球菌感染呈增多的趋势。

三、诊断和鉴别诊断

(一)确诊(血管导管能被证明为感染来源)

血管导管相关感染的确诊至少包括以下各项中的 1 项。

(1)半定量(每根导管尖端≥15 CFU)或定量(每根导管尖端≥100 CFU)导管培养阳性,从导管尖端和外周血中分离出相同的细菌(种属和抗菌药物敏感性)。

(2)从导管和外周静脉同时抽血做定量血培养,两者血培养细菌菌落总数比值≥5。

(3)阳性时间差较大,如中心静脉导管血培养阳性比外周静脉导管血培养阳性至少提前 2 h。

(4)导管出口部位流出的脓液培养出与外周血中相同的细菌。

(二)临床诊断血管(导管极有可能为感染来源,但未达到确诊标准)

临床诊断需要至少包括以下各项中的 1 项。

(1)导管相关脓毒症:导管头或导管尖端的定量或半定量培养阳性,临床上表现为脓毒症,除导管外无其他感染原。在拔除导管 48 h 内,在未使用新的抗菌药物治疗时症状出现好转。

(2)菌血症或真菌血症:在留置血管导管的患者中有感染征象且至少有 2 个血培养(其中 1 个来源于外周血)呈阳性,为皮肤共生菌。但导管尖端培养阴性,且除了导管没有其他明显的血流感染来源。

(三)拟诊(既不能确诊也不能排除血管导管相关感染)

拟诊需满足以下各项中的 1 项。

(1)导管相关脓毒症:导管头或导管尖端定量或半定量培养阳性,有临床脓毒症表现且除了导管无明显感染来源,在拔除导管并使用抗菌药物后症状消退。

(2)菌血症或真菌血症:在留置血管导管的患者中有感染征象(发热、寒战和(或)低血压),且有 1 个血培养(通过导管抽取或来源于外周血)呈阳性,为皮肤共生菌。需要进行 2 次血培养并获得相同的抗菌药物敏感性试验结果才能确诊,但导管尖端培养阴性,且除了导管没有其他明显的血流感染来源。

四、处理

(一)一般处理措施

(1)医疗机构中耐甲氧西林金黄色葡萄球菌(MRSA)流行率升高时,推荐使用万古霉素作为经验治疗药物;对于以 MRSA 分离株中 MIC>2 mg/mL 的患者为主的医疗机构,应该使用替代药物,如达托霉素。

(2)基于当地的抗微生物药物敏感性数据和疾病的严重程度,在经验治疗时需覆盖革兰氏阴性杆菌(如一种四代头孢菌素、碳青霉烯类或 β-内酰胺类与 β-内酰胺酶抑制剂联合制剂,伴或不伴一种氨基糖苷类)。

(3)危重患者疑似有累及股动脉导管的感染时,治疗上除了要覆盖革兰氏阳性菌外,还应覆盖革兰氏阴性杆菌和假丝酵母菌属菌种。

(4)有如下危险因素的脓毒症患者,在经验治疗时应覆盖假丝酵母菌属菌种:完全胃肠外营养、长期使用广谱抗菌药物、血液系统恶性肿瘤、接受骨髓移植或器官移植、股动脉插管,或者多部位存在假丝酵母菌的定植,以及疑似导管相关假丝酵母菌血症。

(5)对于感染性心内膜炎患者、化脓性血栓性静脉炎患者、有骨髓炎的儿科患者,如果拔除导管后仍有持续性真菌血症或细菌血症(即拔除后超过 72 h 仍有菌血症),应该给予 4~6 周的抗微生物治疗(金黄色葡萄球菌感染以及其他病原体感染);对于成人骨髓炎患者,需要治疗 6~8 周。

(6)对于累及长期导管的非复杂性导管感染,并且病原菌不是金黄色葡萄球菌、铜绿假单胞菌、芽孢杆菌属菌种、微球菌属菌种、丙酸杆菌属菌种、真菌或分枝杆菌的情况。如果生存必需的长期血管内插管(如血液透析患者、短肠综合征患者)的置入位点有限,可以尝试不拔除导管,同时进行系统性抗菌治疗。

(二)特殊处理方法

抗菌药物封管的适应证:长期留置血管导管发生血管导管相关感染,没有导管出口部位或隧道感染,且需要保留血管导管。

血管导管相关感染患者不应单独使用抗菌药物进行封管治疗,而应与全身抗菌药物治疗联合进行,两者疗程均为 7~14 日。

抗菌药物封管溶液:保留时间通常不超过 48 h;对于留置股静脉导管的非卧床患者,应每 24 h 进行重新封管;对于接受血液透析的患者,可在每次透析后更换封管溶液。

除非存在特殊情况(如没有其他插管部位),对于金黄色葡萄球菌和念珠菌属菌种引起的中央导管相关血流感染,建议拔除导管,而不采用保留导管及抗菌药物封管治疗。

如果患者导管血培养多次分离出凝固酶阴性葡萄球菌或革兰氏阴性杆菌,但同时留取的外周血培养为阴性,可以进行10～14日抗菌药物封管治疗,而不进行预防性使用抗菌药物治疗。封管溶液中万古霉素的浓度应当至少为致病菌浓度的1000倍(如5 mg/L)。

目前缺乏足够资料来支持使用酒精封管治疗血管导管相关感染。

五、防控要点

(一)核心防控措施

1. 置管前

(1)严格掌握置管指征,减少不必要的置管。

(2)对患者的置管部位和全身状况进行评估。选择能够满足病情和诊疗需求的管腔最少、管径最小的导管。选择合适的置管部位,中心静脉置管时,成人建议首选锁骨下静脉,其次选择颈内静脉,不建议选择股静脉;连续肾脏替代治疗时建议首选颈内静脉。

(3)置管使用的诊疗器械、器具、各种敷料等医疗用品应符合医疗器械管理的相关规定,且必须无菌。

(4)患疖肿、湿疹等皮肤病或呼吸道疾病(如感冒、流感等)的医务人员,在未治愈前不应进行置管操作。

(5)如为血管条件较差的患者进行中心静脉置管或经外周静脉穿刺的中心静脉导管(PICC)有困难时,有条件的医院可使用超声引导穿刺。

2. 置管中

(1)严格执行无菌技术操作规程。置入中心静脉导管、PICC、中线导管、置入完全植入式导管(输液港)时,必须遵守最大无菌屏障要求,戴帽子、医用外科口罩,按《医务人员手卫生规范》有关要求执行手卫生并戴无菌手套、穿无菌手术衣或无菌隔离衣、铺覆盖患者全身的大无菌单。置管过程中手套被污染或破损时应立即更换。置管操作辅助人员应戴帽子、医用外科口罩并且执行手卫生。完全植入式导管(输液港)的植入与取出应在手术室进行。

(2)采用符合国家相关规定的皮肤消毒剂消毒穿刺部位。建议采用含氯己定醇浓度＞0.5%的消毒剂进行皮肤局部消毒。

(3)中心静脉导管置管后应记录置管日期、时间、部位、长度,以及导管名称、类型、尖端位置等,并签名确认。

3. 置管后

(1)应尽量使用无菌透明、透气性好的敷料覆盖穿刺点,对于高热、出汗、穿刺点出血或渗出的患者,可使用无菌纱布进行覆盖。

(2)应定期更换置管穿刺点覆盖的敷料。更换间隔时间:无菌纱布至少1次/2日,无菌透明敷料至少1次/周,敷料出现潮湿、松动、可见污染时应当及时更换。

(3)医务人员接触置管穿刺点或更换敷料前,应严格按照《医务人员手卫生规范》的有关要求执行手卫生。

(4)对于中心静脉导管及PICC,应尽量减少三通等附加装置的使用。保持导管连接端口的清洁,每次连接及注射药物前,应用符合国家相关规定的消毒剂,按照消毒剂使用说明对端口周边进行消毒,待干后方可注射药物。如端口内有血迹等污染时,应立即更换。

(5)应告知置管患者在沐浴或擦身时注意保护导管,避免导管被淋湿或浸入水中。

(6)输液1日或停止输液后,应及时更换输液管路。输血时,应在完成每个单位输血或每隔4 h更换给药装置和过滤器;单独输注静脉内脂肪剂(IVFE)时,应每隔12 h更换输液装置。外周及中心静脉置管后,应用不含防腐剂的生理盐水或肝素盐水常规进行冲管和封管,以预防导管被堵塞。

(7)严格保证输注液体的无菌。

(8)在紧急状态下进行的置管,若不能保证有效的无菌原则,应在2日内尽快拔除导管。病情需要时应更换穿刺部位重新置管。

(9)应每日观察患者导管穿刺点及全身有无感染征象。当患者的穿刺部位出现局部炎症表现或全身感染表现,怀疑发生血管导管相关感染时,建议综合评估决定是否需要拔管。如怀疑发生中心静脉导管相关血流感染,拔管时建议进行导管尖端培养、经导管取血培养及经对侧静脉穿刺取血培养。

(10)医务人员应每天对保留导管的必要性进行评估,不需要时应尽早拔除导管。

(11)若无感染征象,血管导管不宜常规更换,不应为预防感染而定期更换中心静脉导管、肺动脉导管和脐带血管导管。成人外周静脉导管每3~4日更换1次;儿童及婴幼儿在使用前评估导管功能正常且无感染时,可不进行更换。外周动脉导管的压力转换器及系统内其他组件(包括管理系统、持续冲洗装置和冲洗溶液)应每4日更换1次。不宜在血管导管局部使用抗菌软膏或乳剂。

(12)长期置管患者多次发生导管相关血流感染时,可进行预防性使用抗菌药物溶液进行封管。

(二)不推荐的防控措施

1. 常规更换导管 不要常规更换导管来预防感染。仅出现发热时不需要拔管,应根据临床表现进行综合评估,判断是否存在其他感染或者为非感染性发热。

2. 常规预防性使用抗菌药物 在插管前或留置血管导管期间,不要常规进行预防性使用抗菌药物预防导管定植或中央导管相关血流感染。

3. 常规使用抗凝剂冲管和封管 对于大部分患者来说,使用生理盐水冲管和封管是安全有效的。常规使用抗凝剂冲管和封管会增加某些患者发生肝素诱导的血小板减少症的风险,故不应常规使用抗凝剂(如肝素)冲管。脐动脉导管输液加用低剂量肝素可有效预防导管堵塞,从而保持导管通畅。

第四节 手术部位感染的预防与控制

手术部位感染(surgical site infection,SSI)是指术后引起的切口感染、器官感染或腔隙感染。手术部位感染易增加患者的经济负担,延长住院时间,甚至危及患者的生命安全。

不同国家之间手术部位感染发病率差异较大,美国的手术部位感染发病率较低,而中低收入国家发病率较高。此发病率在我国居呼吸道感染和尿路感染之后,约占医院感染的10%。不同手术切口和部位感染发病率各异,尤其是空腔脏器手术的风险更高。降低感染发病率需整合手术全过程,识别危险因素并采取预防策略,国内外手术部位感染预防指南见表6-3。

表6-3 国内外手术部位感染预防指南

指 南 名 称	发布年份(年)	发 布 机 构
《外科手术部位感染预防与控制技术指南(试行)》	2010	中华人民共和国卫生部
《2014SHEA/IDSA实践建议:急诊医院手术部位感染的预防策略》	2014	IDSA/SHEA
《预防手术部位感染全球指南》	2016	WHO
《手术部位感染预防指南》	2017	美国CDC
《APSIC外科手术部位感染预防指南》	2018	APSIC

续表

指南名称	发布年份(年)	发布机构
《中国手术部位感染预防指南》	2019	中华医学会外科学分会外科感染与重症医学学组、中国医师协会外科医师分会肠瘘外科医师专业委员会
《抗菌药物临床应用指导原则(2015年版)》#	2015	国家卫生健康委

IDSA：Infectious Diseases Society of America，美国感染病学会。
SHEA：The Society for Healthcare Epidemiology of America，美国医疗保健流行病学学会。
WHO：World Health Organization，世界卫生组织。
APSIC：Asia Pacific Society of Infection Control，亚太感染控制学会。
#仅在涉及抗菌药物使用相关措施时纳入。

一、诊断要点

手术部位感染分为表浅切口感染、深部切口感染、器官或腔隙感染(图6-7)。

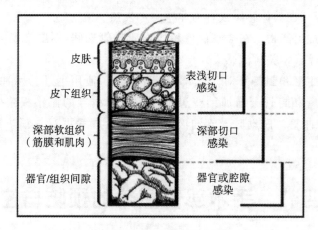

图6-7 手术部位感染分类

(一)表浅切口感染

手术后30日内发生的仅累及切口皮肤或者皮下组织的感染，并符合下列条件之一的，可诊断为表浅切口感染。

(1)切口浅部组织有化脓性液体渗出。

(2)从切口浅部组织的液体或组织中培养出病原体。

(3)具有感染的症状或体征，包括局部发红、肿胀、发热、疼痛和触痛，并有由外科医生开放的切口浅层组织。

(二)深部切口感染

无植入物患者手术后30日内、有植入物患者手术后1年内发生的累及深部软组织(筋膜和肌肉)的感染，并符合下列条件之一的，可诊断为深部切口感染。注意：同时累及切口浅部组织和深部软组织的感染归为深部切口感染；经切口引流所致的器官或腔隙感染，无须再次手术者归为深部切口感染。

(1)从切口深部软组织引流或穿刺出脓液，但脓液不是来自器官或腔隙部分。

(2)切口深部软组织自行裂开或由外科医生开放的切口。同时，患者具有感染的症状或体征，包括局部发热、肿胀及疼痛。

(3)经直接检查、再次手术探查、病理学或影像学检查,发现切口深部软组织脓肿或其他感染证据。

(三)器官或腔隙感染

无植入物患者手术后 30 日内、有植入物患者手术后 1 年内发生的累及术中解剖部位(如器官或腔隙)的感染,并符合下列条件之一的,可诊断为器官或腔隙感染。

(1)经器官或腔隙穿刺引流出脓液。
(2)从器官或腔隙的分泌物或组织中培养分离出致病菌。
(3)经直接检查、再次手术、病理学或影像学检查,发现器官或腔隙脓肿、其他器官或腔隙感染的证据。

二、病原学特点

手术部位感染的微生物学存在地域差异,在世界上大多数地区,金黄色葡萄球菌和凝固酶阴性葡萄球菌是导致大部分与洁净手术相关的手术部位感染的主要微生物,其中耐甲氧西林金黄色葡萄球菌感染发病率为 25%~50%。然而在发展中国家,克雷伯氏菌属菌种、大肠杆菌和铜绿假单胞菌亦是诱发手术部位感染的重要微生物。

造成手术部位感染的细菌类型在某种程度上可以随着解剖部位的变化而有所不同。最常见的手术部位感染致病菌有葡萄球菌属、链球菌属和肠球菌属,其中葡萄球菌属是植入物手术中特别重要的致病菌,需氧和厌氧的革兰氏阴性杆菌是涉及消化道或泌尿道手术的常见细菌。

三、危险因素

(一)术前

术前危险因素分为可干预与不可干预两类。年龄是不可干预因素,65 岁前风险随年龄的增长而增长,但 65 岁后风险下降。其他不可干预因素包括近期放射治疗史和皮肤软组织感染史。可干预因素包括糖尿病、肥胖、营养不良、吸烟、免疫抑制、白蛋白<3.5 mg/dL、胆红素>1.0 mg/dL 及术前住院至少 2 日。

(二)围手术期

围手术期危险因素分为手术相关危险因素、环境危险因素、患者准备相关危险因素和术中危险因素。手术相关危险因素包括紧急手术、较为复杂手术、较高的伤口分级和开放性手术。环境危险因素包括通风不足、手术室往来人员较多以及器械或设备消毒不足或不当。患者准备相关危险因素包括存在先期感染、备皮不充分、术前剃体毛不当、预防性使用抗菌药物选择错误。术中危险因素包括手术时间较长、输血、环境无菌控制不达标、手术技术欠佳、手和前臂消毒不合格、未正确佩戴手套、缺氧、体温过低、血糖控制不良等。

(三)术后

在术后观察期间,有几个重要的危险因素需要特别注意。高血糖和糖尿病仍是术后需即刻关注的危险因素。另外两个重要的危险因素是术后伤口护理和术后输血。术后伤口护理的效果是由手术部位的缝合技术决定的。术后必须在已缝合的主要伤口上覆盖无菌敷料,并保持 1~2 日,以确保伤口清洁。一项 Meta 分析显示,即使在术后即刻仅输注少量血液,也构成诱发手术部位感染的一项危险因素(优势比即 OR 为 53.5)。但是,如果临床上表明需要输血,则不应拒绝输血。

四、核心预防控制措施

(一)术前

(1)尽量缩短患者术前住院时间。择期手术患者应尽可能待手术部位以外的感染治愈后再行手术。

(2)有明显皮肤感染或者患有感冒、流感等呼吸道疾病,以及携带或感染多重耐药菌的医务人员,在未治愈前不应参加手术。

(3)重视术前患者的抵抗力,调整水、电解质平衡,治疗贫血、低蛋白血症,有效控制糖尿病患者的血糖水平。

(4)医务人员在穿无菌手术衣、戴手套之前,应用合适的抗菌皂液或合适的醇类手消毒剂,并严格按照《医务人员手卫生规范》进行外科手消毒。

(5)正确准备手术部位皮肤,彻底清除手术切口部位和周围皮肤的污染。采用卫生行政部门批准的合适的消毒剂以适当的方式消毒手术部位皮肤,皮肤消毒范围应符合手术要求,如需延长切口、做新切口或放置引流管,应扩大消毒范围。

(6)术前沐浴。使用抗菌皂或普通肥皂进行术前沐浴或淋浴,可以帮助患者降低手术部位感染发病率。

(7)鼻腔去定植。需要行心胸外科或骨科手术的金黄色葡萄球菌鼻部携带患者,使用莫匹罗星软膏联用或不联用葡萄糖酸氯己定沐浴液可预防金黄色葡萄球菌感染。

(8)肠道手术预防用药。成人择期行结直肠手术前,推荐同时进行机械性肠道准备和口服抗菌药物准备。

(9)术前预防性使用抗菌药物。必要时(取决于手术类型),应在手术切皮前预防性使用抗菌药物。静脉输注应在皮肤、黏膜切开前0.5~1 h或麻醉开始时给药,在输注完毕后再开始手术,保证手术部位暴露时局部组织中抗菌药物浓度已达到它能有效杀灭手术过程中沾染的细菌的浓度。万古霉素或氟喹诺酮类抗菌药物等由于输注时间较长,应在手术前1~2 h开始给药。

(10)建议接受大手术的体质较差的患者口服或鼻饲富含多种营养素配方的营养液,以预防手术部位感染。

(二)围手术期

(1)保证手术室门处于关闭状态,尽量维持手术室正压通气,保持环境表面的清洁,最大限度地减少人员数量和流动。

(2)保证使用的手术器械、器具及物品等达到灭菌水平。

(3)手术中,医务人员要严格遵守无菌操作原则和手卫生规范。

(4)若手术时间超过3 h,或手术时间长于所用抗菌药物的半衰期,或患者失血量大于1500 mL,手术过程中应为患者追加合理剂量的抗菌药物。

(5)手术人员应尽量轻柔地接触组织,确保有效止血,最大限度减少组织损伤,并彻底去除手术部位的坏死组织,避免形成死腔。

(6)在手术室中使用保温医疗设备,术中维持患者正常体温可有效降低手术部位的感染风险。

(7)冲洗手术部位时,可考虑在关闭切口前使用温度为37 ℃的无菌生理盐水、聚维酮碘等液体冲洗切口,特别是清洁切口和清洁-污染切口。

(8)对于腹部清洁-污染切口、污染切口和污秽或感染切口,可考虑使用切口保护套。

(9)对于高风险的一期缝合切口,建议预防性使用伤口负压治疗。

(10)对于需要引流的手术切口,术中应当首选密闭负压引流,并尽量选择远离手术切口且位置合适的部位进行置管引流,以确保引流充分。

(11)对于肺功能正常、接受气管插管和全身麻醉的患者,在手术过程中和手术结束拔管后,应维持较高的吸入氧浓度。目的是提高组织氧供,维持围手术期正常体温和充足的循环容量。

(12)建议采用目标导向液体治疗以降低手术部位感染风险。

(13)建议在各类手术中使用抗菌涂层缝线以预防手术部位感染。

(三)术后

(1)清洁手术的预防性使用抗菌药物时间通常不超过24 h,心脏手术可视情况延长至48 h;清洁-

污染手术和污染手术的预防用药时间亦为24 h,污染手术在必要时可延长至48 h。过度延长用药时间并不能进一步提高预防效果,且当预防用药时间超过48 h时,耐药菌感染的风险会增加。

(2)医务人员接触患者手术部位或者更换手术切口敷料前后应当进行手卫生。

(3)为患者更换切口敷料时,要严格遵守无菌操作原则及换药流程。

(4)术后应保持引流通畅,根据病情尽早为患者拔除引流管。

(5)外科医生、护士要定时观察患者手术部位切口情况,出现分泌物时应进行微生物培养,并结合微生物培养报告及患者手术情况,对手术部位感染进行及时诊断、治疗和监测。

五、不推荐的预防与控制措施

(1)不建议手术患者剃毛,必要时可用剪刀修剪。无论是在术前或术中,严禁在任何情况下使用剃刀剃毛。

(2)备皮结束后,不应以减少手术部位感染为目的而使用抗菌敷贴。

(3)不建议以预防手术部位感染为目的在术前停用免疫抑制剂。

(4)不应以预防手术部位感染为目的在关闭切口前使用抗菌药物溶液冲洗切口。

(5)不建议因存在切口引流而延长围手术期预防性抗菌药物的使用时间。

(6)不建议以预防手术部位感染为目的在一期缝合切口上使用特殊敷料。

(7)不论贴膜是否抗菌,采用塑料贴膜来预防手术部位感染都不是唯一或必然的选择。

第五节 多重耐药菌感染预防与控制

防止多重耐药菌产生、遏制多重耐药菌增长、保持抗菌药物有效性的关键在于合理使用抗菌药物,以减少抗菌药物的选择性压力,并预防多重耐药菌的传播。一旦发生感染,抗菌药物治疗必不可少。抗菌药物的使用促进了对抗菌药物耐药菌的选择。多重耐药菌在人群中传播,导致越来越多的多重耐药菌感染。若采取预防感染、有效诊断和治疗感染、审慎地使用抗菌药物以及预防感染传播等一系列措施,就能够阻断这种新出现的抗菌药物耐药性以及多重耐药性的循环,从而防止多重耐药菌的出现和传播。

一、预防感染

成人住院患者预防感染的措施包括接种疫苗和减少侵入性操作使用。接种疫苗可预防流感与肺炎链球菌感染,以及减少抗菌药物使用和耐药问题。医务人员应每年接种流感疫苗,以保障患者安全。导管等侵入性器械使用不仅会增加感染发生率,而且有利于生物膜的形成,造成细菌耐药和形成持续感染病灶。因此,减少器械的使用、正确操作与护理、及时移除导管是预防的关键。必要时可使用抗菌导管来预防感染。

二、有效诊断和治疗感染

抗菌药物是重大医学成就,拯救了无数生命。但滥用抗菌药物会引发耐药性,使人类面临感染威胁,甚至可能重返无药可用的时代。因此,合理使用抗菌药物至关重要,刻不容缓!

适当的抗菌药物治疗包括正确选择药物(单药或联合治疗)以及正确选择给药方案(时间、剂量、途径和疗程)。研究显示,不适当的抗菌药物治疗与死亡率的上升密切相关。接受不适当抗菌药物治疗的患者的相对死亡风险为2.37,即使在调整了潜在混杂因素后,不适当抗菌药物治疗组的病死率仍较高(与适当抗菌药物治疗组相比,差异具有统计学意义)。然而,在临床抗感染治疗过程中,并非所有患者都接受了适当的抗菌药物治疗。

有效诊断和治疗感染可防止病原菌对抗菌药物产生耐药性。对患者疑似感染部位采样时,规范采集、运送合格标本是基础。采集前应避免使用抗菌药物,确保无菌操作,以防止污染标本和环境。

同时，要明确标本来源，并确保标本合格。以血培养为例，应在寒战高热时规范采集血液，24 h内采集2~3套，每套含需氧、厌氧瓶各一瓶，每瓶8~10 mL。未使用抗菌药物且采血量规范时，阴性结果可排除普通感染。若怀疑感染但培养结果阴性或治疗不佳时，应反复送检。

及时准确的病原学诊断可确保抗菌药物的治疗适当。进行经验性治疗时，应依据耐药性监测、病原谱和药敏谱选择药物。获得病原体及药敏试验结果后，应及时调整治疗方案。在治疗过程中，可根据病情改换药物或调整给药方式以降低成本。抗感染治疗需防止耐药菌的产生，同时确保患者得到有效治疗。

三、审慎地使用抗菌药物

审慎地使用抗菌药物应遵循以下原则：参考当地耐药监测结果开展经验性治疗，依据病原学检测结果实施针对性治疗，治疗感染而非污染或定植，感染控制后及时停药，并在必要时开展多学科会诊。

耐药监测资料为临床感染治疗提供参考，耐药监测结果可能因监测时间、地域、医疗保健机构、病区、患者、感染部位等不同而存在差异。当地耐药监测结果是预测本地抗菌药物敏感性的重要依据，根据患者特征对耐药监测数据进行分层分析，有助于经验性治疗药物的选择。

抗菌药物过度使用的主要原因是"治疗"被污染的培养菌和定植菌。血培养标本的采集、运送不规范常致假阳性结果。有研究比较中心静脉导管与外周静脉采集血培养的诊断效能，发现二者的阴性预测价值均佳，但中心静脉导管采集的阳性预测值较低。因此，虽可用于排除血流感染，但阳性结果需结合临床并额外送检进行确认。

血培养对于菌血症的诊断至关重要，并且正确解读结果尤为关键。痤疮丙酸杆菌等阳性结果通常被视为污染；而金黄色葡萄球菌等则可能指示菌血症。凝固酶阴性葡萄球菌易污染，分析时应考虑检验前后的因素。若多瓶培养中出现相同菌株，且抗菌谱相似，则更可能是菌血症。基因型比较虽最佳但耗时、复杂，不常用于指导治疗。

标本污染常导致过度或不必要的抗菌药物使用。因此，正确采集和管理标本至关重要，需采取多项措施防止污染：使用适当的消毒剂，进行无菌操作采集合格标本；怀疑血流感染时，避免皮肤菌群污染和导管采血；遵循规程来采集和处理标本。采集血培养标本时，严格的皮肤消毒是避免标本污染的关键步骤。

患者住院后常发生多重耐药菌定植。当发热或其他感染相关临床表现被错误地归因于这些定植菌时，将会导致不必要的广谱抗菌药物的使用。提高感染诊断标准的特异性可减少不必要的抗菌药物使用。感染性疾病的非特异性诊断可能会导致不恰当的抗菌治疗。一旦开始实施抗菌治疗，即使缺乏持续治疗的指征，也很难停止。不必要的抗菌药物使用不仅不能使患者获益，在某些情况下还可能使患者受损，并增加医疗费用。因此，当感染被治愈时，应及时停止抗菌治疗。

对于具有复杂基础疾病、抗菌治疗效果不佳、存在药物相互作用或不良事件风险较高的患者，多学科会诊有助于改善疗效、合理使用抗菌药物、降低诊疗成本、缩短住院时间。会诊资源涵盖感染病学、微生物学、药学、药理学、外科感染等领域的专家。当需要手术引流或修复时，应尽早咨询外科专家。

四、预防传播

近年来，多重耐药菌（multiple drug resistant organism，MDRO）已经逐渐成为医院感染的重要病原菌。

（一）预防和控制多重耐药菌传播的有效措施

1. 及早发现传染源　多重耐药菌传染源包括感染者和携带者。应依据临床表现和病原学检查及时诊断感染者，并规范采集标本以筛查携带者。根据当地流行病学特征和易感性，采集不同部位的拭子以筛查不同多重耐药菌的携带者。对于使用碳青霉烯类药物的患者，特别是器官捐献者及接受者，应常规采集肛拭子筛查产超广谱 β-内酰胺酶肠杆菌目细菌(ESBL-PE)定植情况。在重点病区或耐碳青霉烯类抗菌药物肠杆菌科细菌(CRE)高发病区,推荐采集直肠拭子主动监测 ESBL-PE 定植情况,以助于早期诊断、预防和治疗。

2. 隔离 对多重耐药菌感染、定植患者实施隔离措施。首选单间隔离,也可将同种病原菌感染或定植的患者安置在同一病房。医务人员接触多重耐药菌感染或定植患者的伤口、溃烂面、黏膜、血液、体液、分泌物、引流液、痰液、粪便时,应佩戴手套,并在必要时穿医用隔离衣。完成操作后,应及时脱下手套和医用隔离衣。

3. 手卫生 在直接接触患者前后、对患者实施诊疗操作前后、接触患者体液或分泌物后、脱下手套后、接触患者使用过的物品后,以及实施操作从患者污染部位转移到清洁部位时,都应严格实施手卫生。当手有明显污染时,应洗手;无明显污染时,可以使用速干手消毒剂进行手卫生。

4. 无菌操作规程 遵循无菌操作规程,尤其是在实施中心静脉置管、气管切开、气管插管、留置导尿管、放置引流管等操作过程中。

5. 环境卫生管理 对多重耐药菌感染、定植患者的病房进行清洁和消毒。每天擦拭消毒常接触的物体和设备表面。医务人员是多重耐药菌传播的关键,因此需规范手卫生和感染控制措施,以避免多重耐药菌传播,并防止自身菌群和病原体传染给患者。

(二)预防和控制多重耐药菌的意义

在医疗保健机构中,医务人员可成为结核病、水痘和流感等经空气传播疾病的传染源。例如,未确诊的百日咳医务人员长时间咳嗽会促进病原菌传播给患者;无症状的 A 组化脓性链球菌定植与外科、产科患者链球菌感染的暴发有关。病毒性上呼吸道感染可能促进局部定植的金黄色葡萄球菌经空气传播,并促进定植于口咽和鼻黏膜的耐甲氧西林金黄色葡萄球菌等多种病原菌的传播。

简单的常规措施可以防止病原菌从医务人员传播给患者。这些措施包括:预防和控制可能传播给患者和同事的感染,如待在家中避免传播;咳嗽或打喷嚏时遮掩口鼻;接触患者前后落实手卫生。

抗菌药物耐药性的加剧导致经验性抗感染治疗和危重感染患者的初始抗菌治疗失败。初始适当的抗菌药物治疗是严重感染患者预后的关键,因此指南强调及时适当治疗以降低病死率。确定哪些患者应接受广谱抗菌药物的治疗至关重要,减少不必要的抗菌药物使用是医生的基本原则。

预防感染、有效诊断和治疗、审慎用药及预防传播是预防多重耐药菌感染和定植的关键。优化抗菌药物决策面临挑战,需要快速准确的诊断,避免过度使用,并防止多重耐药菌的传播。

> **能力检测**

能力检测
答案

1. 患者入院时既不存在也不处于潜伏期,在住院 48 h 后发生的感染是(　　)。
   A. 医院获得性肺炎　　　　B. 小叶性肺炎　　　　C. 社区获得性肺炎
   D. 间质性肺炎　　　　　　E. 大叶性肺炎
2. 患者气管切开后行呼吸机支持,预防呼吸机相关肺炎的护理措施不包括(　　)。
   A. 做好气道护理　　　　　　　　　　B. 呼吸机的湿化器使用无菌水
   C. 防止冷凝水倒流　　　　　　　　　D. 预防性使用广谱抗菌药物
   E. 无禁忌证,床头抬高 30°~45°
3. 血流感染除局部感染症状外还会出现发热(　　)、寒战或低血压等全身感染表现。
   A. <38 ℃　　　　　　　B. >38 ℃　　　　　　C. >37.8 ℃
   D. >38.5 ℃　　　　　　E. >39 ℃
4. 泌尿系统非特异性感染最常见的病原菌是(　　)。
   A. 结核杆菌　　　　　　B. 大肠杆菌　　　　　　C. 金黄色葡萄球菌
   D. 产气杆菌　　　　　　E. 变形杆菌

5. 加强抗菌药物的合理应用,以下哪种说法是错误的?(　　)
A. 不必执行抗菌药物临床应用的基本原则　　B. 确定病原菌,有针对性地使用抗菌药物
C. 正确、合理地实施抗菌药物给药方案　　D. 加强抗菌药物临床合理应用的管理
E. 减少或延缓多重耐药菌的产生

第七章 重点科室的医院感染预防与控制

学习目标

一、知识目标
(1) 掌握重点科室医院感染的特点及感染风险。
(2) 熟悉重点科室医院感染预防与控制的基本原则和策略。
(3) 了解国内外重点科室医院感染管理现状和最新进展。

二、能力目标
具备在重点科室中实施有效医院感染预防与控制措施的能力,制订并执行科学的感染防控方案,降低重点科室医院感染发病率。

三、素质目标
培养重点科室医务人员高度的责任感和使命感,保障患者和医务人员的安全。

案例导入

患者,女,71岁,主诉:左大腿下段肿胀。现病史:左侧踝关节不慎受伤,伤口出血并伴有局部疼痛。于县医院就诊,X线检查发现左侧踝关节骨折,6月23日行骨折部位的清创及外固定支架固定手术,术后患者感足底针刺样疼痛,疼痛剧烈,无发热。6月26日,伤口处流出大量血性渗出物,6月27日转入上级医院骨科进一步就诊。6月28日,伤口渗出较多,伴有大量血性液体渗出,伤口周围皮肤及内部肌肉坏死明显增加,周围出现水疱,患者疼痛剧烈。结合实验室检查与临床表现,临床诊断为左下肢气性坏疽,医生立即为该患者实施了小腿开放性截肢术+负压封闭引流。

请问:
(1) 该患者使用后的手术室应如何进行终末消毒?
(2) 如果你是消毒供应中心的清洗消毒护士,在清洗消毒患者使用的手术器械时,应该注意哪些事项?

案例导入
答案

第一节 重症监护病房的医院感染预防与控制

> **课程导入**
>
> **思政故事：杨崇瑞——中国的赛麦尔维斯**
>
> 杨崇瑞，这位被誉为"中国的赛麦尔维斯"的伟大女性，是中国现代妇产科的奠基人之一。她早年留学海外，深受西方医学影响，学成后怀揣着改善中国妇女健康的理想回到祖国。
>
> 在那个年代，中国的医疗卫生条件落后，妇女在生育过程中常面临巨大风险。杨崇瑞深知，要改变这一现状，就必须普及科学的卫生知识，提高医疗水平。她深入乡村，广泛开展卫生教育，积极推广新法接生，使无数妇女免受产褥感染的痛苦。
>
> 杨崇瑞的奋斗精神和对人民健康的深厚情感，激励着一代又一代的医学工作者。她的事迹告诉我们，作为新时代的青年，我们要继承和发扬她的精神，勇于担当，为人民的健康事业贡献自己的力量。她的故事，是一曲动人的思政乐章，激励着我们在追求理想的道路上不断前行。

一、ICU医院感染的概况

（一）ICU的基本概念

重症监护病房（intensive care unit，ICU）是重症医学科医生和护士等专业医务人员对因各种原因导致一个或多个器官与系统功能障碍、危及生命或具有潜在高危因素的患者，及时应用系统、连续、高质量的医学监护和诊疗技术进行综合救治的场所。

（二）ICU医院感染的现状

在现代医学日新月异的今天，大量新兴介入性诊疗技术不断问世，器官移植发展迅速，各类广谱抗菌药物的使用日益增多，人均寿命显著延长，这些因素客观上造成医院感染易感人群迅速扩大，使医院感染的防控难度不断增加。医院感染的发生，不仅会增加患者的痛苦，还会延长患者住院时间，浪费医疗资源。时至今日，医院感染已成为全世界各级各类医疗机构都无法回避且不容忽视的医疗实践中的一大障碍。

ICU是医务人员高度集中的场所，在提高危重症患者抢救成功率的同时必然存在医院感染风险。4%~10%的住院患者在住院期间会发生一次以上的医院感染，其中20%以上的医院感染发生在ICU。ICU的患者不仅医院感染发病率较高，而且发生医院感染患者的病死率也较高，达到了10%~20%，显著高于无医院感染的患者。

另外，医院感染还造成巨大的经济损失和医疗资源的浪费。国外多项研究结果显示，综合性医院每例医院感染患者增加的医疗费用为2132~15018美元，每例医院内血流感染患者住院费用平均增加2604~22414美元，每例医院内尿路感染造成的直接经济损失为788~18717美元。国内研究也显示，每例医院感染患者住院费用增加26493~110502元。因此，ICU必定是医院感染的重点防控部门。有效的医院感染防控，既可以保障患者和医务人员的安全，还可以避免医疗资源的浪费。

（三）ICU常见的三大感染类型及流行病学特征

1. 导管相关血流感染 ICU内并发导管相关血流感染（CRBSI）患者的病死率为20%~60%，我国导管相关血流感染发生率为5.1‰~10.2‰。导管相关血流感染发病机制主要由两个途径引起：①腔外途径：导管穿刺部位局部的病原微生物经导管与皮肤间隙入侵，并定植于导管尖端，是CRBSI

最常见的感染途径。②腔内途径:微生物污染导管接头和内腔,引起管腔内细菌繁殖。

2.导尿管相关尿路感染 导尿管相关尿路感染(CAUTI)是指患者留置导尿管期间或拔除导尿管后48 h内发生的尿路感染。作为三大感染之一,导尿管相关尿路感染发生率占医院感染的40%,其中有23%来自ICU(其中70%与留置导尿管相关)。根据已有的研究结果,虽然现有的措施不能完全消除导尿管相关尿路感染的风险,但通过集束化策略的实施,25%～75%的尿路感染是可以预防的。国内一项横断面调查研究结果显示,从导尿管与集尿袋的连接处断开留取尿液标本的患者比例为39.0%,其中22.1%的患者进行了膀胱冲洗。临床工作中,20%～50%的留置导尿术是没有必要的,导尿管相关尿路感染发生率与导尿管留置时间呈正相关。导尿管相关尿路感染发病机制主要由两个途径引起:①腔外途径:置管时尿道口和导尿管前端的细菌随着导尿管的插入而定植,从而导致CAUTI的发生。②腔内途径:主要是由于导尿管的密闭引流系统遭到破坏或引流袋被污染,细菌在导尿管腔内上行至膀胱,导致感染的发生。

3.呼吸机相关肺炎 机械通气是ICU患者常用的辅助治疗方式,但机械通气作为侵入性操作会增加患者呼吸机相关肺炎(VAP)发生率。VAP是机械通气患者最常见的感染性疾病,接受机械通气超过48 h的患者发生呼吸机相关肺炎的概率为5%～40%,可导致患者住院时间和ICU留置时间延长,抗菌药物使用增加,严重影响重症患者的预后,是衡量ICU医疗护理质量的重要指标。机械通气期间采取有效措施预防呼吸机相关肺炎的发生对缩短患者入住ICU时间、改善患者预后有重要的意义。

二、ICU医院感染管理的制度与职责

(一)管理组织与职责

1.管理组织 建立医院感染管理小组,包括科主任、护士长、专(兼)职医院感染防控人员等,保证医院感染管理工作的全面开展及相关制度的有效落实与改进。

2.医院感染管理小组职责 医院感染管理小组全面负责科室医院感染管理工作。具体工作如下。

(1)制订制度标准:根据ICU医院感染的特点,制订科室医院感染管理相关制度及标准,不断完善ICU对重大突发公共卫生事件的应急救治工作机制和预案。

(2)定期督查反馈:定期检查ICU医院感染防控措施落实情况,如手卫生、无菌操作、消毒隔离、医疗废物安全管理等,及时反馈并制订改进方案,推动ICU医院感染防控工作的持续质量改进。

(3)组织培训演练:定期进行有关医院感染管理知识的业务学习,开展医院感染职业暴露和医院感染暴发的演练,提高组织指挥、快速响应及有效处置的综合能力,从而保障医疗安全。

(4)开展科学研究:基于科学的研究方法,定期分析ICU医院感染预防与控制工作中存在的问题,分析、判断医院感染流行趋势,采取有效干预措施,同时积极配合医院感染管理部门及相关部门的督查,以降低本科室医院感染发病率。

(二)管理制度建设

1.ICU医院感染防控制度 医院感染防控涉及患者、医务人员、探视人员、相关医疗操作规程、消毒隔离及环境卫生等多个方面,应制订ICU医院感染防控基本制度与重点部位医院感染防控制度。在制度的落实过程中,应以"解决临床实践问题"为出发点,不断完善、改进制度。

(1)ICU医院感染防控基本制度:包括医院感染病例监测与上报制度、消毒隔离制度及环境卫生学监测制度等。

(2)ICU重点部位医院感染防控制度:涉及导管相关血流感染、导尿管相关尿路感染、呼吸机相关肺炎等。

2.医院感染暴发处置及上报制度 基于"边救治、边调查、边控制、妥善处置"的原则,针对发生的情况,及时采取有效的干预措施,积极实施医疗救治,控制传染源,切断传播途径,及时开展或协助相

关部门进行现场流行病学调查、环境卫生学检测、有关标本采集以及病原学检测等工作,并书写调查报告,总结经验教训,进行结果反馈。

3. 培训制度　定期对 ICU 所有人员,包括医生、护士、进修生、实习生、保洁人员等,开展医院感染预防和控制相关知识和技能的培训与考核,组织医院感染职业暴露和医院感染暴发的演练,确保团队能快速有效地应对医院感染突发事件,从而保障医疗安全。

4. 继续教育制度　定期对 ICU 专(兼)职的医务人员开展医院感染防控新业务、新技术、新进展的知识培训,保证医院感染防控知识和技术能够与时俱进。

三、ICU 医院感染预防与控制策略

(一)手卫生要求

(1)应配备足够的非手触式洗手设施,洗手设施与床位数比例应不低于1∶2,单间病房应确保每床配备1套,并使用一次性包装的洗手液。同时,每床还应配备速干手消毒剂。

(2)干手用品宜使用一次性干手纸巾。

(3)探视人员进入 ICU 前后应洗手或用速干手消毒剂消毒双手。

(4)医务人员手卫生应符合《医务人员手卫生规范》(WS/T 313—2019)的要求。

(二)侵入性操作相关感染的防控要求

1. 导管相关血流感染的预防与控制措施

(1)置管前准备:评估患者是否具备血管内导管置入的指征,尽量减少不必要的中心静脉置管。对负责导管置入和维护的医务人员进行教育、培训和考核。

(2)手卫生和无菌操作:置管或更换导管时,严格执行手卫生和无菌操作,采取最大的无菌屏障措施。

(3)导管选择:在满足治疗需求的情况下,建议使用端口和管腔数量最少的导管。

(4)穿刺部位的选择:成人非隧道式中心静脉置管首选锁骨下静脉,但血液透析患者应避免选择锁骨下静脉,以防静脉狭窄。相对于锁骨下静脉,股静脉导管存在更高的细菌定植率和深静脉血栓风险,因此成人应避免选择股静脉置管。在超声引导下进行静脉置管可提高置管成功率,从而降低因血管损伤造成的感染风险。

(5)穿刺部位皮肤消毒:首选2%葡萄糖酸氯己定溶液进行皮肤消毒,如有使用禁忌,也可选用0.5%碘伏或75%酒精溶液和2%碘酊,消毒后应充分待干。

(6)穿刺部位敷料选择与更换:可使用无菌纱布或透明敷料覆盖穿刺部位。纱布敷料每48 h更换1次;透明敷料更有利于对穿刺处的直接观察,每7天至少更换1次。当敷料潮湿、松弛、污染时应及时更换。

(7)输液器的管理:输液器应每24 h更换1次,如怀疑被污染或完整性受到破坏时应立即更换。用于输注全血、成分血和生物制剂的输液器应每4 h更换1次,输注丙泊酚时每12 h更换1次输液器及药液。输液附加装置应和输液装置一并更换。

(8)无针输液接头的管理:选择表面光滑的无针输液接头,每次连接输液装置前使用2%葡萄糖酸氯己定溶液、75%酒精溶液或碘伏棉片全方位强力擦拭接头5~60 s,输液接头每5~7天更换1次,发现接头内有血液残留、残留物或接头被取下并怀疑污染时,应立即更换。

(9)给药、冲洗及封管:静脉药物应在洁净的环境中配制和使用,肠外营养液应在超净台进行配制,药液配制过程应严格遵守无菌操作。给药前后应用0.9%氯化钠溶液按正压式、脉冲式技术冲洗导管。冲洗液首选单剂量药液或预充式冲洗装置,避免从整袋药液中抽吸部分药液进行冲管、封管。对于多次发生 CRBSI 感染、有高 CRBSI 感染风险以及采取基本措施后 CRBSI 感染率仍无法下降的患者,可使用抗菌药物溶液进行冲管或封管。

(10)导管的固定:导管固定不牢引起的导管移动也是导致 CRBSI 的原因之一,不能依赖敷料、弹性或非弹性绷带作为固定导管的唯一方法,推荐使用无缝线固定装置,避免使用胶布和缝合线固定中

心静脉导管。更换敷料时,需评估导管固定装置的完整性,并根据使用说明来更换导管固定装置。

(11)导管的日常评估:每班次评估穿刺点周围皮肤,并记录导管体外部分的长度;每日评估静脉通路装置的通畅性。充分评估留置导管的必要性,及时移除任何不必要留置的中心静脉导管。

(12)2%葡萄糖酸氯己定溶液擦浴:擦浴后可在皮肤表面形成一层保护膜,减少皮肤表面的定植菌,从而有效预防CRBSI。

(13)无感染征象时,不宜常规更换导管或定期对穿刺点涂抹进行微生物检测。当怀疑导管相关血流感染时,如无禁忌证,应立即拔管,并将导管尖端送微生物检测,同时采集静脉血进行微生物检测。

2. 导尿管相关尿路感染的预防与控制措施

(1)评估:留置导尿管前应评估其必要性,避免不必要的置管。

(2)选择适宜的导尿管:根据患者的年龄、性别、尿道情况等选择合适型号、材质的导尿管,需要长期留置导尿管的患者应尽量使用对尿道刺激小的硅胶导尿管,并选用型号尽可能小的导尿管以最大限度减少尿道损伤。不推荐常规使用抗菌导尿管。

(3)手卫生与无菌技术:洗手、戴无菌手套、严格执行手卫生可以显著降低CAUTI发病率。导尿管置入前,建议使用含有效碘1000~2000 mg/L的碘伏棉球充分消毒尿道口及其周围皮肤黏膜。置管过程中应严格执行无菌操作以保持最大的无菌屏障。

(4)保持引流装置的密闭性:维持留置导尿管引流装置的密闭性是预防CAUTI的重要环节。应使用密闭式引流装置,且不建议频繁更换集尿袋。当引流装置阻塞、污染、接头(连接)处断开或尿液漏出时,应及时更换引流装置。

(5)及时清空集尿袋:当集尿袋内的尿量达到其容量的3/4时,应及时排放。转运患者前应排空集尿袋中的尿液。

(6)导尿管及引流装置的固定:应妥善固定导尿管及引流装置,以减少导尿管脱出、皮肤压痕、尿道损伤、非计划性拔管等的发生。同时,保持尿液引流通畅,避免导尿管及引流管扭曲,并始终保持集尿袋液体平面低于膀胱水平,避免接触地面或直接置于地上。活动或搬运时应夹闭导尿管,避免尿液逆流。

(7)尿道口护理:保持患者尿道口清洁,留置导尿管期间应每天使用清水、0.9%NaCl溶液或皂液清洗尿道口周围区域和导尿管表面2次。不建议常规使用消毒剂消毒尿道口或使用抗菌溶液、乳霜或软膏涂抹导尿口。

(8)导尿管的更换:长期留置导尿管应按说明书要求定期更换。更换导尿管时,应同时更换集尿袋。

(9)导尿管的日常评估:每班次对导尿管进行观察,观察内容包括导尿管的固定情况,导尿管及其引流装置的完整性、密闭性及通畅性,引流液的性质,以及尿道口及其周围皮肤黏膜的情况。每日评估留置导尿管的必要性,并及时拔除不必要的导尿管。不推荐在拔除导尿管前夹闭导尿管进行膀胱功能训练。

(10)微生物检测:采集尿液标本时,应在导尿管侧面以无菌操作方法针刺抽取尿液。若基于其他目的采集尿液标本时,应从集尿袋开口采集。

3. VAP的预防与控制措施

(1)评估:应每日评估呼吸机及气管插管的必要性,并尽早脱机或拔管。

(2)手卫生:提高医务人员手卫生依从性,严格执行手卫生可降低VAP发病率。

(3)床头抬高:若无禁忌证,应将机械通气患者的床头抬高30°~45°,并协助患者翻身、拍背及振动排痰。

(4)气囊压力监测:气管导管气囊压力应保持在25~30 cmH$_2$O,并采用测压表等每隔6~8 h测量充气压力。气囊放气或拔出气管插管前应清除气囊上方分泌物。

(5)声门下分泌物引流:对预期机械通气时间超过48 h的患者,应使用具有声门下分泌物吸引管的气管导管。

(6)有效清除气道内分泌物:有效清除气道内分泌物,可预防VAP的发生。如使用密闭式吸痰装置,则无须每日更换,但在出现破损或污染时应及时更换。口腔吸引可降低 VAP 发病率,推荐每 2~4 h 给予口腔吸引一次,且在翻身前、口腔护理后及时进行口腔吸引。

(7)口腔护理:建议使用氯己定溶液冲洗或刷洗患者牙齿和舌面,每 6~8 h 进行 1 次,直至拔管后 24 h。

(8)肠内营养:与经鼻胃管营养相比,经鼻肠管营养可降低 VAP 发病率。间断喂养和小残留量喂养可减少胃食管反流,从而降低 VAP 发病率。肠内营养中和肠内营养后 30~60 min,应让患者保持半坐卧位。

(9)呼吸机管路管理:呼吸机管路的有效管理可以避免 VAP 的发生。①管路更换:呼吸机外部管道及配件应一人一用一消毒,无须定期更换呼吸机管路,但有肉眼可见的污渍或破损时应立即更换。②管路清洗与消毒:清洗呼吸机管路时,应先检查呼吸机管路并去除管路的痰痂、血痂及其他污物,采用热力机械清洗消毒法进行清洗消毒。③湿化:使用灭菌注射用水进行湿化,每 24 h 更换 1 次,建议采用恒温湿化器或含加热导丝的加温湿化器以减少冷凝水的产生。④清除冷凝水:冷凝水收集瓶应始终处于管道最低位置并保持直立,当冷凝水的量超过集水杯的 1/2 容积时应及时清理。

4. 手术部位感染的预防与控制措施

(1)应严格掌握患者出入 ICU 的指征,缩短 ICU 住院日。

(2)应符合国家关于外科手术部位医院感染预防与控制的相关要求。

(3)合理使用抗菌药物:ICU 是抗菌药物使用较多的科室之一,同时也是耐药菌感染与定植的高危区域。因此,ICU 抗菌药物的使用和管理,必须严格遵循国家相关法规、文件及指导原则的要求。

(4)正确处置医疗废物:ICU 医疗废物的处置应严格遵循《医疗废物管理条例》《医疗卫生机构医疗废物管理办法》《医疗废物分类目录》等的有关规定。医疗废物如果处理不当,不仅会造成医务人员锐器伤,而且这些锐器一旦流失,将造成严重的社会危害。

(5)做好患者家属及探视人员的宣教:定期向患者家属及探视人员宣讲医院感染预防与控制的相关规定,取得患者家属与探视人员的认同与配合,共同做好医院感染防控。

四、ICU 建筑布局及必要的环境设施管理

ICU 的整体布局应考虑到收治传染性疾病重症患者的需求,能够实现"平战结合"。位置应与其主要服务的医疗区域邻近,方便重症患者的转运、检查和治疗。

(一)建筑布局

1. 整体布局 整体布局应洁污分开,医疗区域、医疗辅助区域、污物处理区域、医务人员生活区域等应相对独立,以减少干扰并有利于感染控制。功能用房面积与病房面积之比一般应达到 1.5∶1 以上。

2. 床单元 ICU 每个床单元均应按"生命岛"模式设置,每个床单元的电、气通路应有独立的控制开关,且医疗用电与生活照明用电线路应分开。为减少交叉感染的风险,ICU 应尽量多设单间或分隔式病房。床单元使用面积应不少于 9.5 m²,建议面积为 15~18 m²;床间距应大于 1 m;单间病房使用面积应不少于 18 m²,建议面积为 18~25 m²。

3. 手卫生设施 应配备足够的非手触式洗手设施和速干手消毒剂。洗手设施与床位数比例应不低于 1∶2,单间病房应每床配备 1 套,开放式病床则至少每 2 个床单元配备 1 套。每套非手触式洗手设施至少包括非手接触式洗手池、洗手液和擦手纸。每个床单元床旁应至少放置 1 套速干手消毒剂。

4. 视频、音频设备 可配备能变换角度和焦距的高清视频和音频系统,尽量满足日常查看、远程查房、家属探视等功能需要。

5. 其他 有条件的医疗机构可根据情况设置重症过渡病房(high dependency unit,HDU),用于收治病情相对稳定的重症患者。重症过渡病房配备医生人数与床位数之比应不低于 0.5∶1,护士人数与床位数之比应不低于 2∶1。重症过渡病房病区的空间设置可参照 ICU 标准,并在人员和设备配齐后可升级为标准的 ICU,以应对重大突发公共卫生事件中对于重症患者救治的需求。

(二)环境管理

1.自然环境 病区应具备良好的通风、采光条件。温度应维持在24 ℃±1.5 ℃,相对湿度应维持在55%~65%。

2.空气 开窗通风、机械通风是保持ICU室内空气流通、降低空气微生物密度的最好方法。我国的《医院消毒卫生标准》(GB 15982—2012)中明确规定,非洁净ICU空气中的细菌菌落总数应不超过4 CFU/(15 min·直径90 mm皿),洁净ICU空气细菌菌落总数应遵循洁净区域的相关要求,物体表面细菌菌落总数应不超过5 CFU/cm^2,医务人员手细菌菌落总数应不超过10 CFU/cm^2。

3.装饰 不应在室内摆放干花、鲜花、盆栽等植物,装饰应遵循不产尘、不积尘、容易清洁和消毒等原则。

4.墙面和门窗 应保持无尘、清洁。通常用清水擦洗即可,应每日擦洗1~2次。

5.地面 应每日清洁消毒1~2次。每日用清水或清洁剂湿式擦拭所有地面。对于有多重耐药菌感染或有医院感染暴发的ICU,推荐采用0.2%过氧乙酸或1000 mg/L含氯消毒剂消毒地面。地面被呕吐物、分泌物等污染时,应先去污并清洁后,再用1000 mg/L含氯消毒剂擦拭消毒。

(三)物品管理

1.床单元周围物体表面 物体表面应保持清洁,如被血液、体液、排泄物等污染时,应随时去污、清洁并消毒。

(1)患者交叉使用的医疗设备,如心电图机、除颤仪、超声诊断仪等,直接接触患者的部分应在每次使用后立即进行清洁消毒,不直接接触患者的部分应每周清洁消毒1~2次。

(2)医疗区域内的物体表面,如计算机键盘(宜用键盘保护膜覆盖)、普通患者持续使用的医疗设备(监护仪、输液泵、氧气流量表)等,应每日清洁消毒1~2次,达到中水平消毒标准。

(3)一般性诊疗器械,如听诊器、听诊锤、手电筒、软尺等,宜专床专用,若交叉使用,则应一用一消毒。对于多重耐药菌感染或定植的患者所使用的医疗器械、设备,应专人专用或一用一消毒。

2.呼吸机 呼吸机外壳及面板应每日清洁消毒1~2次;呼吸机外部管路及配件应一人一用一消毒或灭菌。无须定期更换呼吸机管路,内部管路的消毒应按照厂家说明书进行。

3.床单元 床栏、床旁桌、床头柜等应每日清洁消毒1~2次,达到中水平消毒标准;床单、被套、枕套、床间隔帘、枕芯、被褥等应保持清洁,防止体液浸湿污染,并定期更换,如有血液、体液或排泄物等污染时,应立即更换。

4.便器 便盆及尿壶应专人专用,并每日进行清洗、消毒;腹泻患者的便盆应一用一消毒;有条件者可使用便盆专用清洗消毒机进行处理,实现一用一消毒。

(四)医疗废物及排泄物管理

(1)处理医疗废物及排泄物时,医务人员应做好自我防护,防止职业暴露。

(2)医院若有完善的污水处理系统,患者的感染性液体可直接倾倒入下水道,否则在倾倒之前应对污染物进行消毒等无害化处理。

(3)ICU盛装医疗废物的容器应保持清洁。

(4)患者的尿液、粪便、分泌物等应倒入患者专用的厕所或专门的洗涤池内。

(5)ICU的医疗废物应遵循《医疗废物分类目录》《医疗废物管理条例》《医疗卫生机构医疗废物管理办法》的有关规定,按要求分类收集、密闭运送至医疗机构的医疗废物暂时储存地点,并由指定机构进行集中无害化处理。

五、ICU的人员管理

(一)医务人员管理

(1)ICU应配备足够数量、受过专门训练、具备独立工作能力的专业医务人员。ICU专业医务人员应掌握重症医学的基本理论、基础知识和基本操作技术,以及医院感染预防与控制知识和技能。护士人数与实际床位数之比应为(2.5~3):1。

(2)在护理多重耐药菌感染或定植患者时,宜分组进行,且人员相对固定。

(3)患有呼吸道感染、腹泻等感染性疾病的医务人员,应避免直接接触患者。

(4)医务人员应采取标准预防措施,且防护措施应符合《医院隔离技术标准》(WS/T 311—2023)的要求。

(5)ICU应配备足量、方便取用的个人防护用品,如医用口罩、帽子、手套、护目镜、防护面罩、医用隔离衣等。

(6)医务人员应掌握防护用品的正确使用方法。

(7)工作服应保持清洁。

(8)进入ICU可不换鞋,必要时可穿防护鞋套或更换专用鞋。

(9)乙肝表面抗体阴性者,上岗前宜注射乙型肝炎疫苗。

(二)患者管理

(1)应将感染、疑似感染与非感染患者分区安置。

(2)在标准预防的基础上,应根据疾病的传播途径(如接触传播、飞沫传播、空气传播)对患者采取相应的隔离与预防措施。

(3)对于多重耐药菌、泛耐药菌感染或定植患者,以及疑似具有传染性的特殊感染患者,应进行单间隔离。若隔离病房不足,可将同类耐药菌感染或定植患者集中安置,并设置醒目的隔离标识。

(4)重视患者的口腔护理,如无其他禁忌证,对于存在医院感染高危因素的患者,建议每6~8 h使用氯己定溶液进行漱口或口腔冲洗。

(三)探视人员管理

(1)尽量减少不必要的探视。

(2)建立探视管理制度,明示探视时间,限制探视人员的人数。

(3)建立标准化的探视流程。在进入病室探视前和结束探视离开病室时,应洗手或用速干手消毒剂进行手卫生;在探视期间应避免触摸患者周围物体表面。

(4)探视着装规范。配置专用的探视服,一床一件一用一消毒;进入ICU可不换鞋,但若探视人员鞋较脏或病室外有明显尘埃时,可穿防护鞋套或更换专用鞋。

(5)探视呼吸道感染患者时,探视人员应遵循《医院隔离技术标准》(WS/T 311—2023)的要求进行防护。

(6)谢绝疑似或患有呼吸道感染性疾病的探视人员进入病房。

(7)可采用宣传手册、微信公众号等多种形式,向探视人员介绍医院感染预防与控制的相关知识。

六、ICU医院感染监测管理

ICU要加强医院感染管理,严格执行手卫生及其他相关的医院感染防控措施,长期、系统、连续地收集、分析医院感染的发生、分布及其影响因素,为医院感染的预防、控制和管理提供科学依据。

(一)ICU医院感染的监测原则

坚持医院感染"零容忍"原则,筑牢"人人都是感控实践者"的理念,将感控理念和要求融入诊疗、护理活动的全过程、全环节、全要素之中。

(二)ICU医院感染的监测目标

(1)及时发现医院感染的高危因素,并迅速采取有效的干预措施,以降低医院感染发病率,杜绝医院感染的暴发。

(2)确保各项医院感染预防与控制制度、措施落到实处,实施感控分级管理,发挥其实效,以保障医疗质量与医疗安全。

(三)ICU 医院感染的监测细则

(1)宜采用信息系统进行监测。

(2)开展目标性监测。针对感染高危人群、高发部位、高危因素等开展医院感染监测,如 ICU 医院感染监测、血液净化相关感染监测、手术部位感染监测、抗菌药物临床应用与细菌耐药性监测等。监测内容与方法应遵循《医院感染监测标准》(WS/T 312—2023)的要求。

(3)开展医务人员侵入性操作相关感染防控措施依从性监测。ICU 医院感染防控措施主要包括中央导管相关血流感染、导尿管相关尿路感染、呼吸机相关肺炎的预防与控制。

(4)对于医院感染暴发的有效识别和干预"应早尽早",具体措施如下。

①及时上报:出现医院感染暴发或疑似医院感染暴发时,应根据医院感染暴发报告制度立即上报相关部门,并配合调查。

②控制传染源。

③切断传播途径:迅速收集病例资料,开展流行病学调查及微生物检测,分析可能的传播途径,并采取相应的控制措施。

(5)每季度应对 ICU 物体表面、医务人员的手和空气进行环境卫生学消毒效果监测。当怀疑医院感染暴发、ICU 新建或改建以及病室环境的消毒方法改变时,应随时进行监测,采样方法应依照《医院消毒卫生标准》(GB 15982—2012)执行。

(6)做好数据的整理与分析工作。定期对监测资料进行汇总,并及时采取有效的预防与控制措施。

第二节 手术室的医院感染预防与控制

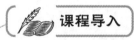

思政故事:裘法祖——中国外科之父

裘法祖,著名医学家,中国现代普通外科的主要开拓者、肝胆外科和器官移植外科的主要创始人和奠基人之一,同时也是晚期血吸虫病外科治疗的开创者、中国科学院资深院士,被誉为"中国外科之父"。

20 世纪 50 年代,他开创了中国晚期血吸虫病的外科治疗,为上百万患者开辟了生命之路;70 年代,他主持门静脉高压外科治疗,使手术时间缩短了 3 h,治愈率提高到 80% 以上,这一成果获首届全国科学大会奖;80 年代,他主持创建了中国第一个器官移植机构,率先开展器官移植研究。他主持的肝移植至今保持"手术例数最多"和"存活时间最长"两项全国纪录。

他不骄不躁,平淡自然,用一生的时间诠释了爱的含义。他的科学态度、技术特色、道德情操和人格风范影响了几代人。

一、手术室的概况和基本概念

1.洁净手术室规范标准 医院洁净手术室的建设和管理应符合《医院洁净手术部建筑技术规范》(GB 50333—2013)和《医院空气净化管理规范》(WS/T 368—2012)的相关规定。

洁净手术室根据管理规范分为三区两通道(手术区、辅助区、其他用房区、洁净走道和准洁净走道),洁污分流明确,地面标识清晰,确保医务人员、手术患者、清洁物品、污染物品各行其道(图 7-1)。

思维导图

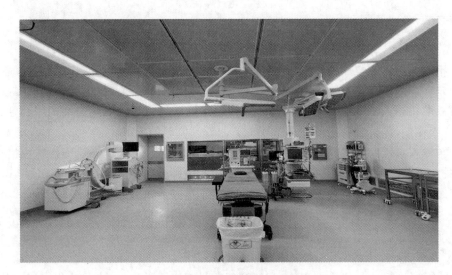

图 7-1 洁净手术室基本布局图

2. 洁净手术室维护规范与实施 设立专门的维护管理人员,遵循设备的使用说明进行保养与维护,并制订运行手册,详细记录检查与维护情况。

3. 洁净手术室异常处理方法

(1)洁净手术室监测指标出现异常时,手术室护士应排查原因。如有第三方维保单位,应及时通知第三方维保人员进行处理。对于无法在短时间内处理或影响较大的问题,应报备医院有关的管理部门,便于后期追踪改进。

(2)温、湿度异常时,应对手术室的无菌物品进行检查,必要时需重新进行消毒灭菌。

(3)对于无法在短时间内处理或影响较大的问题,正在进行中的手术可使用移动消毒设备应急,连台手术应更换至其他手术室。手术后应对患者伤口情况进行追踪记录。

(4)对于异常处理完毕后的手术室,必要时应进行环境卫生学监测,合格后方可投入使用。

二、手术室医院感染管理的制度与职责

(一)手术室医务人员行为管理

1. 医务人员衣着规范

(1)衣着管理制度。

①手术人员进入手术室,均应更换手术室专用刷手服、鞋、帽子、医用外科口罩等,刷手服上衣应扎入裤装内,帽子应遮盖全部头发及发际,口罩应完全包住口鼻(图 7-2)。

②参与手术的人员在更衣前应摘除耳环、戒指、手镯等饰物,且不得化妆。

③离开手术室时应将手术衣、刷手服、鞋、帽子、口罩脱下并置于指定位置。

④观摩人员需穿专用衣到指定的手术室观摩学习。

⑤临时外出时应更换专用外出衣和鞋,刷手服、手术衣不得在非手术室使用。

(2)手术衣物的处置:帽子和医用外科口罩均为一次性产品,应丢弃于医疗废物桶内;手术衣裤为医院内可重复使用的织物,使用后应分类回收,统一进行清洗、消毒和灭菌;可重复使用的手术鞋应用清洗消毒机进行清洁、消毒、烘干。

2. 各类人员在手术室的行为规范

(1)在满足手术工作基本需求的情况下,应控制手术室的人数,Ⅰ级 12~14 人,Ⅱ级 10~12 人,Ⅲ、Ⅳ级 6~10 人(图 7-3)。

(2)所有人员在进入手术室前,应进行手卫生;进入手术室后,应按照人员流动路线要求,在限制范围内活动。

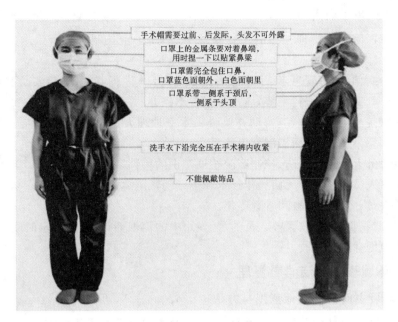

图 7-2 医务人员规范穿衣图示

(3)观摩人员应在获得手术室管理者批准后,由接待人员引导进入,不得互串手术室;每个手术室不得超过 3 名观摩人员;器官移植及关节置换术禁止参观;观摩人员与术者距离应在 30 cm 以上,脚凳高度不得超过 50 cm。

(4)参加手术的人员在实施手术前应做好个人的清洁卫生,实际参与手术的人员必须按照标准流程执行外科手消毒,麻醉人员在操作前后均应进行手卫生。

(5)手术过程中应限制人员频繁走动和随意出入手术室;手术人员需严格执行无菌操作规范,手术过程中不得跨越无菌区。

洁净等级Ⅱ级(千级)
手术室工作人员数量10~12人
(术中手术室门保持关闭)

术间自净时间20 min
《医院洁净手术部建筑技术规范》(GB 50333—2013)

图 7-3 手术室负荷人数图示

(6)患有急性上呼吸道感染、感染性腹泻、皮肤疖病等感染性疾病的医务人员不得参与手术。

(7)患者术前应进行沐浴或擦浴,并更换清洁服;对于急诊或有开放伤口的患者,应先简单清除污渍、血迹、渗出物,并在遮盖伤口后再进入手术室限制区。

(8)应限制外来医疗器械厂商人员上台,并限制其随意出入手术室;确因手术需要进入手术室指导器械使用的人员,应按照医院的相关流程进行审核批准。

(9)医疗器械供应商在进入手术室前,手术室工作人员应对其进行相关培训,并监督其在手术室内的活动。

(二)手术室医院感染管理小组职责

(1)科主任作为手术室感染管理的第一负责人,应负责手术室医院感染管理的各项工作,根据手术室医院感染的特点,制定管理制度,并组织实施。

(2)对医院感染病例及感染环节进行监测,并采取相应措施,以降低手术室医院感染发病率;发现有医院感染流行趋势时,应及时报告感控办,并积极协助调查。

(3)组织手术室工作人员学习预防、控制医院感染的相关知识。

(4)督促手术室人员严格执行无菌操作技术、消毒隔离制度、医疗废物管理等制度。

(5)指导工勤人员正确执行消毒隔离措施。

(6)负责手术室的综合性监测和目标性监测工作。

(三)手术室感控护士职责

(1)负责手术室医院感染管理工作的检查和落实,协助护士长制订符合手术室特点的感染管理计划。

(2)对医院感染病例(如置管患者、手术患者)及感染环节进行监测,并落实防控措施以降低手术室的医院感染发病率。若发现流行趋势,应及时报告感控办,并协助调查。

(3)发现可疑医院感染病例时,应协助并监督手术室护理人员正确留取标本,并及时送病原学检查,以寻找感染原和感染途径,从而控制感染蔓延。

(4)对手术室医务人员进行预防、控制医院感染知识的培训。

(5)督促手术室人员严格执行无菌操作技术和遵守消毒隔离制度。

(6)做好保洁人员、患者的宣教和管理工作。

(7)对手术室空气、物体表面、医务人员的手、使用中的消毒剂等,应按规定时间进行监测,若发现问题,应及时查找原因并进行整改。

三、手术室环境表面清洁消毒管理

(一)手术室环境表面清洁消毒范围与方法

1. 环境表面范围　　内外走廊,手术室地面、墙面以及仪器设备表面等。

2. 手术室环境表面清洁消毒方法

(1)应遵循先清洁再消毒的原则,采取湿式擦拭法。

(2)清洁消毒用品应选择不易掉纤维的织物,不同区域的清洁工具应分开使用,实行颜色标记。

(3)每天应对内外走廊、手术室地面、手术室所有物体表面和设备表面进行清洁,包括无影灯、麻醉机、输液架、器械车、仪器车、手术床各部位、手术凳等,至少于手术开始前 30 min 完成。

(4)对于电脑键盘等难以清洁的物体或设备表面,应覆盖保护膜。

(5)手术时应尽量避免血液、体液污染手术台周边物体表面、地面及设备,发生可见污染或疑似污染时应及时进行污点清洁与消毒。

(6)每台手术后应对手术台及周边至少 1 m 范围内的物体表面进行清洁消毒。

(7)全天手术结束后,应对手术室地面和物体表面进行清洁消毒,如无影灯、麻醉机、输液架、器械车、手术凳等,先用清水擦拭,然后采用有效的消毒剂进行消毒。

(8)每周应对手术室进行全面的清洁与消毒,除按照每天工作结束后的清洁消毒要求执行外,还应对回风口及过滤网、门窗、壁柜内部、墙壁、天花板、无影灯臂、输液滑轨等用清水擦拭,然后采用有效的消毒剂进行消毒,同时还应对辅助用房进行清洁消毒,包括更衣室、仪器室、麻醉准备间等。

(二)环境卫生检验方法

遵循《医疗机构环境表面清洁与消毒管理规范》(WS/T 512—2016)的要求,定期采用目测法、化学法、微生物法等对手术环境进行检验,化学法又包括荧光标记法、荧光粉剂法和 ATP 生物荧光检测法。

(三)清洁消毒工具复用处理

清洁工具复用处理方式包括手工清洗和机械清洗,手术室首选机械清洗、热力消毒、机械干燥、装箱备用的处理流程。

四、手术室无菌物品的管理

(1)无菌物品应存放于手术部(室)限制区内,且与其他物品分开放置,并按照消毒灭菌有效期的先后顺序依次摆放和使用(图 7-4)。一次性物品应在限制区外去除外层包装。

(2)应由专人负责检查无菌物品的有效期。对于可重复使用的无菌物品,如超过灭菌有效期,可按规定重新进行处理;而对于一次性无菌物品,如超过灭菌有效期,则应丢弃。

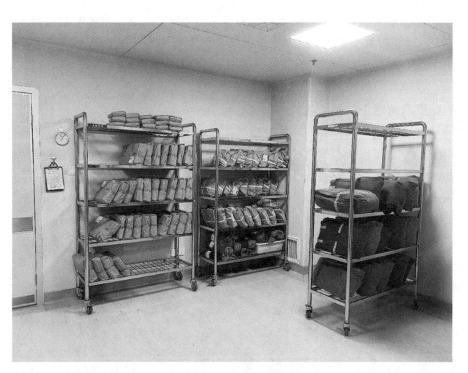

图 7-4 无菌物品摆放图示

（3）一次性无菌医疗物品（含植入物）应确保一次性使用。

（4）无菌物品应一人一用。手术开始后，摆放到各手术台上的无菌物品不得与其他手术交叉使用。

五、特殊手术的感染防控管理

（一）气性坏疽手术的感染防控管理

（1）应急路径：患者必须通过感染患者电梯进入负压手术室或感染手术室，禁止从普通患者电梯进入，防止交叉感染。

（2）手术室门上应有醒目标识"气性坏疽"，并拒绝参观。

（3）手术需要配备2名巡回护士，分别安排在手术室内、外以供应物品。

（4）凡参与手术的人员在进入手术室后不得随意出入，手术室内人员须戴橡胶手套、口罩、帽子，穿医用隔离衣、防护鞋套，并在规定范围内活动。配合手术的人员必须确保皮肤无破损。

（5）物品准备：手术室的物品应尽量准备齐全，以简洁够用为原则，手术临时所需物品由手术室外的巡回护士通过专用通道进行传递。

（6）患者宜使用一次性诊疗器械、器具和物品。除准备常规手术耗材外，所需的敷料也全应使用一次性的。

（7）手术完毕后，参加手术的人员应脱掉医用隔离衣、手套、口罩、帽子，更换消毒拖鞋，并进行手卫生后离开手术室。

（8）消毒方法如下：

①物体表面和环境表面的消毒：物体表面消毒采用0.5%过氧乙酸或500 mg/L含氯消毒剂进行擦拭；如环境表面有明显污染，应随时消毒，可采用0.5%过氧乙酸或1000 mg/L含氯消毒剂擦拭。

②诊疗器械的消毒：应先消毒，后清洗，再灭菌。消毒可采用1000~2000 mg/L含氯消毒剂浸泡30~45 min；有明显污染物时应采用5000~10000 mg/L含氯消毒剂浸泡60 min以上。然后按规定进行清洗、灭菌处理。

③终末消毒：手术结束时应进行终末消毒。可采用3%过氧化氢气溶胶喷雾或过氧乙酸熏蒸,密闭2 h;也可使用双模式过氧化氢机器人消毒机消毒1 h,然后密闭2 h。

(9)接触患者创口分泌物的纱布、纱垫等一次性医疗用品应双层封袋,并遵循《医疗废物管理条例》的要求按医疗废物进行处理。

(二)朊病毒手术的感染防控管理

同"气性坏疽手术的感染防控管理",其他注意事项如下：

(1)当患者确诊感染了朊病毒时,应告知医院感染管理部门及诊疗涉及的相关临床科室,并对相关人员进行朊病毒相关医院感染防控、消毒处理等知识的培训。

(2)器械处理方法：遵循《医疗机构消毒技术规范》(WS/T 367—2012)的相关规定。

(3)感染朊病毒的患者或疑似感染朊病毒的患者污染的物品应立即处理,防止干燥;不应使用快速灭菌程序;没有按正确方法消毒灭菌处理的物品应召回并重新按规定处理;不能清洗和只能低温灭菌的物品,宜按感染性医疗废物进行处理。

六、手术室医疗废物管理

(1)手术室内应放置医疗废物桶、锐器盒。

(2)医疗废物分类放置：按照《医疗废物分类目录(2021年版)》执行。

(3)注意事项如下：

①手术室内医疗废物暂存地应远离手术区域、无菌物品储存区域及生活区域,并设有醒目标识和医疗废物分类收集方法的示意图或文字说明,且定期进行环境清洁消毒。

②暂存的医疗废物应及时运出,避免污染环境。

③从患者体内取出的植入物应按医疗废物进行处理。

④放入包装袋或容器内的医疗废物不得取出。

⑤当盛装的医疗废物达到包装物或者容器的3/4时,应采用有效的封口方式。

⑥若包装物或容器的外表面被感染性废物污染时,应对被污染处进行消毒处理或增加一层包装。

⑦在进行医疗废物的收集、运送、储存、处置等工作中,若出现渗漏、遗撒等情况,应立即对被污染范围进行清洁、消毒。

⑧若怀疑污染范围大或存在无法控制的情况时,除做好清洁、消毒工作外,还需立即通知上级有关部门进行评估,并给予有效处理,避免污染周围环境。

第三节　新生儿病房的医院感染预防与控制

一、概述

新生儿病房(neonatal ward)根据医疗水平及设备条件分为三级,分别收治不同需求的新生儿。Ⅰ级新生儿病房(level Ⅰ nursery)即普通新生儿室,适合健康新生儿的观察和护理。Ⅱ级新生儿病房(level Ⅱ nursery)即普通新生儿病房,收治胎龄＞32周、体重＞1500 g、病情相对稳定且无须重症监护的新生儿。Ⅲ级新生儿病房(level Ⅲ nursery)即新生儿ICU,适用于危重症新生儿的抢救和治疗。新生儿病房感染原广,易感因素多,加之新生儿免疫功能低下,导致新生儿病房医院感染发病率高,且容易暴发流行,死亡率高,对社会影响大。因此,我们必须高度重视新生儿病房感染的预防和控制工作,保障新生儿的生命安全。

二、新生儿病房医院感染的特点

新生儿免疫系统尚未发育成熟,抵抗力较差,是医院感染的高危人群。国内外文献报道,约1/3

的新生儿死亡由感染所致,其中败血症是造成新生儿死亡的重要因素。

(一)新生儿病房医院感染的现状

我国卫生部2001年颁布的《医院感染诊断标准(试行)》规定,新生儿在分娩过程中和产后获得的感染都属于医院感染。有国内外文献报道,新生儿病房的医院感染发病率为4.5%～11.4%,新生儿ICU医院感染发病率高达22.13%。

新生儿医院感染部位以呼吸道为主。引起新生儿病房感染的病原体包括细菌、病毒、真菌,其中以细菌感染最为常见,约占95%。发达国家主要以革兰氏阳性菌(gram positive,G^+)为主,而发展中国家以革兰氏阴性菌(gram negative,G^-)为主,传播途径主要包括母婴垂直传播、空气传播、医务人员接触传播等。过去以金黄色葡萄球菌最为常见,近年来呈现多元化趋势,同时真菌感染也逐渐增加,开始引起人们的关注。随着抗菌药物的广泛使用,新生儿病房出现的各种耐药菌的定植和感染流行日趋增加,是引发新生儿病房医院感染暴发的主要因素。

(二)新生儿病房医院感染的高危因素

新生儿娩出后,从宫腔内环境来到复杂多变的外环境,其呼吸、循环、消化、免疫等系统的生理功能都会发生很大的改变。特别是新生儿免疫功能不成熟,对细菌、病毒和真菌具有普遍易感性。因此,新生儿病房存在很多导致新生儿感染的危险因素。

1. 新生儿易感因素

(1)早产和低出生体重:许多资料表明,早产和低出生体重是医院感染的高危因素。这可能与此类新生儿各组织器官发育不成熟、免疫功能低下以及自母体汲取的营养不足等因素有关。有调查发现,胎龄与医院感染发病率呈线性关系,胎龄越小,医院感染发病率越高。也有研究发现,出生体重≤1500 g和体重为1500～2500 g的新生儿的医院感染风险是出生体重≥2500 g新生儿的3.8倍。

(2)先天性疾病:患有先天性疾病的新生儿,由于病情复杂,治疗周期相对较长,接受各种治疗、操作的机会就越多。同时,新生儿自身对外界致病菌抵抗能力较差,因此更容易发生医院感染。例如,室间隔缺损、房间隔缺损、动脉导管未闭等左向右分流型先天性心脏病新生儿由于肺循环压力增高,肺部血管充血,因而容易发生肺部感染。

2. 医务人员因素

(1)手卫生:为防止病房内医源性交叉感染,目前所有针对医院感染防控的研究均强烈推荐实施规范的手卫生措施。因此,医务人员应严格执行手卫生规范和无菌操作技术。在接触新生儿前后均应认真实施手卫生;在进行接触血液、体液、分泌物等的操作时应戴手套;操作结束后应立即脱掉手套并洗手。

(2)自身健康:新生儿由于抵抗力低,免疫系统不完善,容易感染外界病原菌。因此,患有腹泻、呼吸道感染性疾病等的医务人员,应避免直接接触新生儿。

3. 侵入性操作 随着医学技术的发展和危重新生儿救治水平的提高,各种侵入性诊断和治疗操作逐渐增多,如气管插管、机械通气、吸痰等。侵入性操作过多可能导致黏膜与皮肤损伤,使新生儿的自然防御机制受损,从而引起病原菌的侵袭而致感染概率增高。在所有侵入性操作中,机械通气相关医院感染发病率最高。因为气管插管时有可能将口腔、咽喉内的致病菌带入气管;而机械通气时,呼吸机管道污染无疑是引起呼吸机相关肺炎的一个重要原因。

4. 不合理使用抗菌药物 相关研究表明,很多新生儿病房医院感染与不合理使用抗菌药物有关。近年来随着抗菌药物的广泛使用,全球范围内的新生儿病房均出现了各种耐药菌的定植和感染暴发,甚至流行。因此,临床应规范和严格控制新生儿抗菌药物的使用,强调药敏试验的合理性,并根据需求合理选择抗菌药物,从而减少新生儿的耐药性。

5. 医院感染预防与控制制度欠缺 医院应制定相关的医院感染管理制度和流程,并采取有效措施来预防和控制医院感染。对于新生儿病房,医院应建立职责明确的感染管理小组(人员包括主任、护士长、医生和护士),根据院级医院感染管理工作,明确小组及其成员的职责,并不断完善和落实科室感控相关的规章制度。感染管理小组成员应定期对新生儿病房感染管理工作的开展进行监督、检查与指导,落实医院感染管理相关的改进措施;配合医院感染管理部门对新生儿病房的感染监测,并定期对落实情况进行自查、分析。医院应建立人员岗位培训和继续教育制度,新生儿病房内所有工作人员应定期接受医院感染管理知识和技能的培训,将其落实于医疗和护理工作中,并持续监督。

三、新生儿病房医院感染的管理

新生儿是医院中的特殊群体。部分早产儿和低体重新生儿的发育相对比较滞后,免疫功能较低,天然屏障无法有效抵御外界病原菌的侵袭,故而很容易发生医院感染。因此,我们必须要预防与控制医院感染,以降低新生儿死亡率,减少并发症,从而保障新生儿安全。

(一)新生儿病房的建筑布局

(1)新生儿病房布局流程合理,环境安静、舒适。设计应注意通风、采光和向阳,保证空气清新和新生儿有足够的日光照射,空气中的细菌菌落总数不超过 4 CFU/(15 min·直径 90 mm 皿)。室内装饰应遵循不产尘、容易清洁和消毒的原则。

(2)新生儿病房总体布局应符合医院感染预防与控制的有关规定,做到洁污区域分开,功能流程合理;可分为医疗区、医疗辅助区及办公生活区。医疗区包括普通病区、ICU、护理站、观察室、隔离室、治疗室等;医疗辅助区包括家长接待室和谈话室、配奶室(有条件可设置母乳库及哺乳区)、沐浴间、仪器室、污物室等;办公生活区包括工作人员更衣室、办公室、会议室、值班室等。各区之间应各自独立且联系便利。

(3)新生儿病房床位空间应满足新生儿医疗救治和医院感染防控的需要。对于无陪护病房,每床净使用面积应不少于 3 m^2,床间距不小于 1 m;对于有陪护的病房或家庭参与式病房,每床净使用面积应不低于 12 m^2。

(4)新生儿病房的每个房间内至少设置 1 套洗手设施,包括洗手池、非接触式水龙头、干手设施和洗手流程图等。确保洗手池不溅水、不积水,水龙头旁不得有通风设备;洗手池与治疗台、清洁物品储存柜等应保持一定距离。同时,治疗车、生活车及新生儿床旁必须配备速干手消毒剂,不便洗手的地方也应配备速干手消毒剂。

(二)新生儿病房医院感染的防控要求

1. 制度要求 新生儿病房应加强医院感染管理,建立并落实医院感染预防与控制相关规章制度和工作规范,建立新生儿病房感染监控和报告制度,以降低医院感染风险。

2. 人员管理

(1)新生儿科医生人数与床位数之比应达到 0.3∶1 以上,重症单元应为 0.5∶1 以上;护士人数与床位数之比应达到 0.6∶1 以上,重症单元为 1.5∶1 以上。

(2)医务人员管理:工作人员进入工作区域应更换工作服;工作服应保持清洁,发生污染后应及时更换,新生儿病房工作人员外出时应更换外出鞋、服;工作人员若患有皮肤感染性疾病、腹泻、呼吸道感染性疾病时,应暂时离岗,待隔离期结束后再返岗;多重耐药菌感染暴发时,可考虑开展医务人员相关病原菌携带的筛查工作;在流行性感冒、麻疹、流行性腮腺炎等疾病流行期,或新生儿病房出现类似感染病新生儿时,医务人员可考虑接种相关疫苗。

(3)外来人员管理:若非必要,应限制新生儿病房内探视。必须探视时,探视人员进入新生儿病房前应进行手卫生,并穿医用隔离衣或清洁探视服。探视服应专床专用,并在探视结束后进行清洁消毒。医务人员应对探视人员进行手卫生、标准预防知识的宣教。在社区疾病流行或高发时,应对探视人员进行筛查,限制探视或提升探视防护级别。非新生儿病房的工作人员未经许可不得入内,如确需进入,应做好手卫生,并避免不必要的室内环境表面接触。

3. 预防环境污染

(1)新生儿病房应根据相关规定建立清洁消毒制度,并按照制度对地面和物体表面进行清洁或消毒。

(2)新生儿病房每日通风不少于2次,每次15～30 min。有条件的可使用空气净化设施,对新生儿病房空气进行消毒,保持空气的清新与流通。

(3)新生儿病房的清洁消毒应遵循先清洁再消毒的原则,采取湿式清洁方式清洁室内地面、物体表面,每日清洁2次,遇有污染时应及时清洁消毒。各区域、各房间拖把应醒目标识并不可混用。

(4)新生儿病房应制定并执行配奶制度及流程。配奶间的工作人员应接受消毒相关知识的培训。配奶时工作人员应严格执行手卫生、戴口罩,并遵循无菌操作原则。配奶间的环境设施应符合国家规定。

(5)新生儿病房医疗废物和生活垃圾应分类放置于相应颜色的垃圾桶内,不可混放,由专人回收并定点存放,严格按照医疗垃圾管理办法进行管理。

(6)每季度应对新生儿病房环境、物体表面、手、无菌物品、奶具、暖箱以及消毒剂进行1次微生物监测,对不合格的指标或接近标准的指标必须进行分析、整改并再次监测,直至合格。新生儿病房环境空气、物体表面及医务人员手的细菌菌落总数卫生标准:空气≤200 CFU/m³,物体表面≤5 CFU/cm²,医护人员手≤5 CFU/cm²,且以上不得检出乙型溶血性链球菌、金黄色葡萄球菌及其他致病性微生物。母婴同室、早产儿室、婴儿室、新生儿病房及儿科病房的物体表面和医务人员手上不得检出沙门菌。

4. 加强对医疗器械和设备的管理

(1)新生儿使用中的暖箱应每天进行清洁消毒,暖箱内壁用清水擦拭,外表面用500 mg/L含氯消毒剂或消毒湿巾进行擦拭消毒,如有大小便或血迹污染时应随时进行清洁消毒。若同一新生儿长期使用暖箱时,应每周更换1次暖箱,并在出院后进行终末消毒。暖箱水槽应每天更换湿化水,且湿化水应为灭菌水。对于多重耐药菌感染新生儿,暖箱每日清洁消毒的频次可增加为2～3次。

(2)配奶间应保持环境清洁。配奶容器、奶嘴、奶瓶等哺乳用品应一用一清洗消毒,可采用热力消毒方法。储存奶制品的冰箱要定期清洁消毒。奶具存放柜应保持清洁干燥,并定期清洁消毒。盛放奶具的容器应每日清洁消毒。搅拌勺每次使用后应进行清洁消毒,并置于干燥容器中备用。

(3)雾化吸入器、防护面罩、复苏囊、氧气管、浴巾、浴垫、体温计、听诊器等接触新生儿皮肤、黏膜的器械、器具及物品应一人一用一消毒或一次性使用。呼吸机管路应7天更换1次,当呼吸道分泌物量多时可增加更换频次。对于特殊感染新生儿,建议使用一次性呼吸机管路。

(4)新生儿使用中的垫单、衣服等应保持清洁干燥,并每日更换1次,且随脏随换。新生儿出院后,床单元应进行终末消毒。

(5)一次性诊疗器械、器具应符合国家有关规定,并严禁重复使用。

5. 新生儿皮肤的管理

(1)新生儿皮肤娇嫩,容易发生破损。日常护理中应确保动作轻柔,床垫清洁柔软,并在皮肤清洁后涂抹润肤油以保持湿润。为防止医用粘胶相关皮肤损伤,在粘贴管道或电极片时可以采用皮肤保护剂;祛除时可以使用黏胶祛除剂,以防止皮肤破损。同时,应定时更换体位,以防止压力性损伤的发生。

(2)新生儿应保持皮肤清洁。对于病情稳定的新生儿,应每天进行沐浴。沐浴用物应遵循一婴一用的原则,并确保感染与非感染新生儿分开清洗。沐浴顺序应按照从头到脚,从清洁部位到污染部位的顺序依次进行。更换的浴巾、衣物等必须装入专用洗衣袋送洗衣房进行机洗,并经消毒柜消毒后方可重新使用。每日沐浴结束后,应对沐浴间、沐浴池等进行清洁消毒。

6. 合理使用抗菌药物

(1)新生儿肝、肾均未发育成熟,因此新生儿应避免应用毒性较大的抗菌药物,包括万古霉素、氯霉素等。确有应用指征时,必须进行血药浓度监测,并据此调整给药方案,实现个体化给药,以确保治疗安全有效。不能进行血药浓度监测的新生儿则不可选用上述药物。

(2)对于有感染的新生儿,应进行微生物培养和药敏试验,并根据药敏试验结果选择用药。应避免滥用抗菌药物,并慎用广谱抗菌药物。严禁滥用及频繁换药,应掌握给药的方法和用药的时间,并在感染控制后尽快停药,以避免细菌耐药、菌群失调的发生以及增加内源性感染的风险。

(3)对于新生儿感染,在得到药敏试验结果之前可经验性使用抗菌药物,但原则上应避免使用氨基糖苷类及喹诺酮类抗菌药物。同时,新生儿抗菌药物的使用应按日龄调整给药方案。

7. 隔离制度

(1)保护性隔离:在条件允许的情况下,应设立早产儿房间。早产儿、极低出生体重儿或免疫缺陷新生儿应集中放置,并采取保护性隔离措施,以防止感染的发生。

(2)传染病新生儿或感染新生儿:按照传染病管理有关规定应立即进行隔离并作醒目标识。有条件的医院应实施单间隔离;条件不允许时,可以将同类病原体感染新生儿放置在一个房间并由固定人员专班护理。所有物品应优先选择一次性物品;非一次性物品必须专人专用专消毒,不得交叉使用。

(3)特殊感染新生儿:应在标准预防的基础上根据病原体的传播途径采取相应的预防措施,并设好隔离标识。

第四节 产房的医院感染预防与控制

思维导图

产房是保障孕产妇和新生儿安全健康的重要场所,为此制订了相关规定和措施来预防感染的发生。产房医院感染的预防与控制尤为重要,因为产妇和新生儿免疫力较弱,易受感染,一旦发生感染,后果将不堪设想。因此,建立和完善产房医院感染防护标准,对于提高产房医院感染防护水平,保障患者安全至关重要。

一、产房的概况

(一)产房的基本概念

产房是孕产妇经阴道分娩时进行医疗观察和处理的区域,从感染预防控制上分为限制区、半限制区和非限制区,从功能上分为工作区域和辅助区域。产房内设有待产室、分娩室、家庭式产房。

待产室:孕产妇待产过程中进行医疗观察和处理的房间。

分娩室:孕产妇完成阴道分娩和接产的房间。

家庭式产房:位于产房内,为孕产妇提供阴道分娩医疗观察和处理,并实施以家庭为中心的分娩服务的相对独立房间或区域。

(二)产房与医院感染的关系

产房作为医院感染的高危科室,也是控制医院感染的重点部门。有效的预防和控制医院感染是产房管理的重要组成部分。产房感染涉及孕产妇、新生儿、医务人员和其他工作人员。通过加强组织管理、合理布局产房结构、严格落实产房的清洁、消毒灭菌、无菌操作、污物管理等措施,可有效预防和控制医院感染,从而保障产妇、新生儿和医务人员的健康,使其免受病原微生物的侵害,确保医疗安全。

二、产房医院感染管理的制度与职责

(1)加强组织管理,明确管理责任。在医院感染管理委员会的领导下,建立由科主任、护士长与兼职感控人员等组成的产房医院感染管理小组。科主任为第一负责人,全面负责产房医院感染管理工作。产房护士长和产房兼职感控人员为二级管理人员,负责及时发现问题并随时汇报。

(2)落实各项规章制度。制定并不断完善产房医院感染管理相关规章制度,学习《产房医院感染预防与控制标准》(WS/T 823—2023)、《医院感染管理办法》和《消毒技术规范》等法律法规及技术规范,并将其落实于诊疗、护理工作实践中。

(3)严格隔离孕产妇管理。针对疑似传染病(尤其是呼吸道传染病)或确诊患者,制订接诊应急预案和处置流程,储备相应的防护用品、隔离标识等,留相应的腾挪空间,并确保相关人员知晓并能定期演练和不断完善流程。

(4)规范处理产房污物。产房产生的污物属于医疗废物,必须进行分类管理与处置。对于传染病、疑似传染病及突发原因不明的传染病产妇的胎盘、胎龄在 16 周以下或胎重不足 500 g 的死产胎儿,应按病理性废物进行处理,密闭运送并做无害化处理。

(5)严格落实产房的消毒灭菌措施。产房的医疗器械必须彻底清洁、消毒灭菌。灭菌后应标识明显,并专柜存放。产包等无菌物品打开后如未及时使用,即视为已被污染,应重新进行消毒灭菌。产房除保证清洁外,还应做好空气消毒工作。

(6)产房医院感染管理小组监督科室人员应执行无菌操作规程及消毒隔离制度;组织本科室进行预防、控制医院感染知识的培训,至少每季度开展 1 次培训;做好对陪护人员和其他工作人员的行为管理。

(7)制定并完善医院感染和传染病的报告与监测制度,配合医院感染管理部门和新生儿科,开展孕产妇及新生儿医院感染监测与流行病学调查工作。

(8)家庭式产房的医院感染预防与控制规范除符合产房的基本要求外,产房内分区应相对独立,宜划分为临床诊疗区、临床辅助区和家庭区。内设独立的卫生间,新生儿沐浴用品应个人专用。孕产妇离开后,应对家庭式产房进行终末消毒。

(9)产房内设的手术室的医院感染管理要求应符合国家相关规定。

(10)医务管理部门、护理管理部门及医院感染管理部门应对产房医院感染防控措施落实情况进行指导和督查,至少每季度进行 1 次,并做好相关记录。对督查结果应及时总结、分析与反馈,以实现持续质量改进。

三、产房的医院感染预防与控制策略

产房是胎儿脱离母体后开始单独存在的第一个外环境,在紧张的接生甚至抢救母婴过程中,为了有效防止感染,产房应布局合理,设备先进、完善,制度严格,并配备具有良好素质的医务人员。

(一)产房建筑布局要求

产房的布局应以便于工作、安全并符合消毒隔离与无菌操作为原则,以利于满足母婴各种诊疗护理需求为前提。

(1)产房应与手术室、新生儿病房相近。

(2)产房内应宽敞、光线充足、空气流通、陈设简单实用,便于消毒。墙壁及屋顶无裂隙,不易落尘土。地面应光滑,物品家具摆放无死角,不影响洁净区。

(3)产房从功能上分为工作区域和辅助区域。工作区域包括孕产妇接收区、待产室(图 7-5)、分娩室、办公室、治疗室、无菌物品存放室等。辅助区域包括更衣室、值班室等。

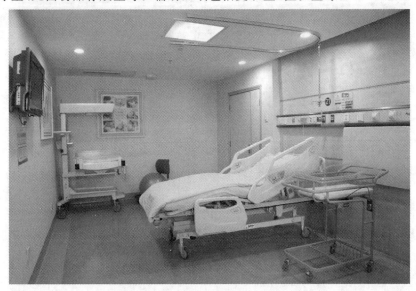

图 7-5 待产室

(4)每间分娩室宜放置单张产床(图7-6);单间分娩室面积至少为25 m²,分娩室放置多张产床时,每张产床使用面积至少为20 m²;两张产床之间应至少相距1 m,并设置可擦拭隔挡,隔挡高度≥1.8 m;待产室和分娩室宜采用自动门。

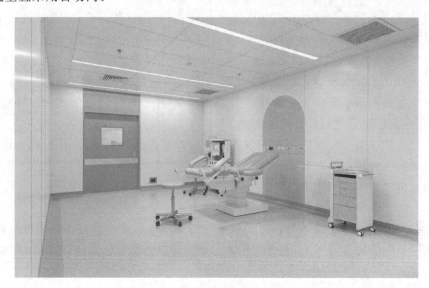

图7-6　产床

(5)分娩室温度宜保持在24~26 ℃,相对湿度为30%~60%;无菌物品存放室温、湿度应符合《医院消毒供应中心第2部分:清洗消毒及灭菌技术操作规范》(WS 310.2—2016)要求。

(6)产房及相关辅助用房等处均须安装流动水洗手设施及防止交叉污染的干手设施,如干手纸,并配备速干手消毒剂。

(7)手卫生设施应符合《医务人员手卫生规范》(WS/T 313—2019)要求,产房应安装外科洗手设施(图7-7)。外科手消毒设施邻近分娩室,配置非手触式水龙头开关、流动水洗手装置及悬挂钟表,监督洗手时间。

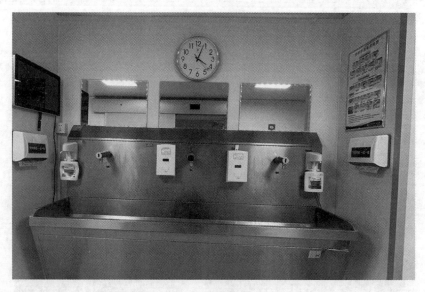

图7-7　外科洗手台

(8)用于隔离的房间应配备独立的卫生间及空气消毒机,用于空气隔离的待产室、分娩室应洁污分明,并在污染区和清洁区之间设置缓冲区。

(二)设备、设施及用物符合医疗机构感染防控要求

(1)空气净化应符合《医院空气净化管理规范》(WS/T 368—2012)要求。

(2)环境物体表面应保持清洁、干燥,若遇污染,应及时进行清洁与消毒。清洁与消毒方法应遵循《医疗机构环境表面清洁与消毒管理规范》(WS/T 512—2016)和《医疗机构消毒技术规范》(WS/T 367—2012)要求执行,并定期监测。

(3)医疗设备的配置应满足基本医疗需求,如胎心监护仪、治疗车、婴幼儿电子秤、婴儿复苏设备、婴儿辐射保暖台等助产设施,一人一用一清洁,并在消毒后备用。

(4)孕产妇的隔离及医务人员的防护措施应符合《医院隔离技术标准》(WS/T 311—2023)和(或)《经空气传播疾病医院感染预防与控制规范》(WS/T 511—2016)的要求。隔离分娩间应配置医用外科口罩、医用防护口罩、无菌手套、医用隔离衣、一次性防水围裙、护目镜/防护面罩、防护鞋套、医用防护服等用品并专用(图7-8)。宜使用防渗透无菌手术衣,若无菌手术衣不防渗透,宜在外科手消毒前穿防渗透围裙。无菌手术衣和防渗透围裙应一人一用一换。

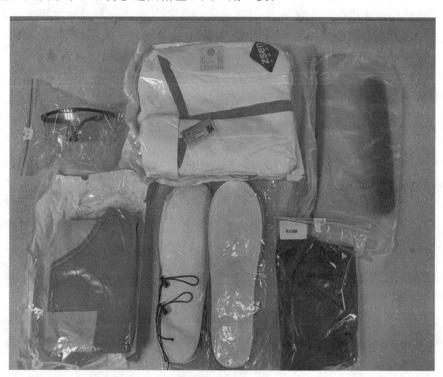

图 7-8 防护用品

(三)环境卫生消毒灭菌要求

严格履行消毒隔离和卫生制度,防止交叉感染。除日常清洁卫生外,每周应固定清洁,确保环境整齐、无污染源、无卫生死角、空气新鲜。保洁人员应专职,经培训后上岗,工具专用,并在用后清洁、消毒、晾干备用。

(1)每日用消毒湿巾擦拭桌子、仪器和手术灯的表面2次。

(2)各种治疗车、患者推车等轮子应保持干净,去除缠绕的污物,出入产房的平车应消毒。

(3)地面上若有血迹或污物,必须先使用可吸附的材料将其清除,再用500 mg/L含氯消毒剂擦拭、拖地。

(4)洗手池应每日进行清洗、消毒,保持清洁。

(5)待产床、产床、平车每次使用后必须更换所有物品。污染衣物应送洗衣房进行清洗、消毒,并用含氯消毒剂擦拭床单元。

(6)产房须保持清洁卫生,使用后应立即用空气消毒机消毒 1 h,早、晚清洁整理各 1 次。

(7)产房专用鞋应能遮盖足面,孕产妇拖鞋在用后应刷洗消毒,建议孕产妇自备拖鞋。工作人员的拖鞋应每日洗刷,并且每周对所有拖鞋集中进行 1 次彻底洗刷、消毒。

(8)工作人员洗手衣应集中进行清洗消毒,一人一天一换,遇污染时需及时更换。

(9)对于环境卫生情况,科室应定期进行监测,对异常情况立即分析、整改,找到感染隐患,提出改进措施,并持续改进。

(四)产房人员管理要求

1. 产房工作人员管理要求

(1)产房工作人员应掌握与自己岗位相适应的感染防控知识和技能,根据操作风险正确选择并使用个人防护用品。

(2)严格落实参观、实习和陪产制度,最大限度地减少人员流动,并认真执行出入管理要求。

(3)凡是进入产房的人员必须先洗手、穿洗手衣,戴帽子、口罩及穿产房专用鞋或防护鞋套。离开产房时,应脱去产房专用着装或换外出衣、外出鞋。

(4)助产士等医务人员参与分娩接生时,应严格遵守无菌操作原则,严格落实手卫生,穿无菌手术衣并戴无菌手套。

(5)定期做好医务人员的健康监测,患有呼吸道感染性疾病或皮肤有伤口者应暂停临床工作,避免直接接触孕产妇和新生儿,待症状缓解并排除传染性疾病或传染病治愈后方可恢复临床工作。

2. 陪产人员管理要求

(1)患有呼吸道感染、腹泻等感染性疾病的人员不得陪产;患有甲类传染病或按甲类管理传染病的孕产妇不得安排陪产人员。

(2)原则上只能由 1 名家属进入产房陪产。

(3)进入产房的陪产人员必须更换医用隔离衣和拖鞋,戴帽子、口罩,穿产房专用鞋,并在医务人员的指导下进行手卫生。

(4)进入产房后应听从工作人员的安排,并积极配合医务人员的工作。

(五)无菌操作管理要求

(1)阴道内诊前应洗手或执行卫生手消毒,戴无菌手套;摘手套后应进行手卫生。

(2)人工破膜、宫腔填塞、接产、手取胎盘、产后刮宫等宫腔操作前应严格执行外科手消毒,穿无菌手术衣,戴无菌手套;摘手套后应进行手卫生。有洗手禁忌者严禁上台。

(3)只有穿着无菌手术衣者才能接触手术台面的无菌区域,其他人员必须保持 30 cm 以上的距离。不可跨越无菌区传递器物,台上的物品不可越出无菌区域。

(4)助产用的器械视为相对污染,必须与处理脐带的器械分开使用,严禁用侧切剪刀断脐。台上剪刀、针头等锐器应放置在弯盘内,并远离新生儿,以防误伤。

(5)脐静脉插管等血管导管相关操作应符合《血管导管相关感染预防与控制指南(2021 版)》要求。

(六)物品管理要求

(1)消毒物品的选择和使用应遵循产品使用说明书,并符合国家相关规定。

(2)应配置专门的储物柜或储物架,以放置清洗消毒或灭菌后的诊疗器械、器具和物品(图 7-9)。清洁的物品、消毒后的物品与灭菌后的物品应分柜、分架或分层放置;用后处理应按照《医疗卫生机构医疗废物管理办法》中的有关规定执行。

(3)重复使用的诊疗器械、器具和物品应遵循《医院消毒供应中心第 2 部分:清洗消毒及灭菌技术操作规范》(WS 310.2—2016)进行清洗、消毒或灭菌。

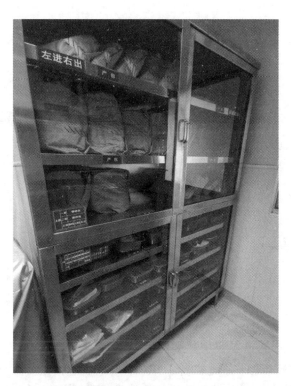

图 7-9 无菌物品存放间

(4)无菌物品需存放于无菌物品柜内,按灭菌时间的先后顺序放置,严格执行"左进右出、先灭菌先使用"的原则,并在有效期内使用。

(5)无菌包在使用前必须检查核对包装原样、有效日期和灭菌指示胶带。

(6)保持无菌布单及手术衣干燥,潮湿视为污染,应及时更换;严防操作过程中的污染,如遇污染应随时更换。

(7)重复使用的无菌布单一经打开,无论是否使用,必须重新进行灭菌。一次性物品一旦开启,若未用完也视为已污染。

(8)吸引器、吸引瓶及吸引管等用完后应尽快消毒、灭菌。

(9)每次使用前,氧气湿化瓶内应加入灭菌蒸馏水;使用后应进行终末消毒,并干燥保存备用。

(10)灭菌后的物品必须在有效期内使用,产包打开超过 4 h 则视为污染。

(11)接触新生儿皮肤、黏膜的器械、器具或物品应一人一用一清洁消毒或灭菌。对于婴儿辐射保暖台、吸引器、吸引瓶及吸引管等可重复使用的设备,每次使用后均应进行清洁后消毒或灭菌。

(七)隔离孕产妇的感染控制要求

(1)凡是患有或疑似有传染性疾病(如乙型肝炎表面抗原(HBsAg)阳性及肝功能异常等)产妇,均应收入隔离待产室待产、隔离分娩室分娩,并按隔离技术规程进行护理和接生。

(2)床单、被罩、枕套应放入双层黄色塑料袋内并交由洗衣房按感染性织物进行处理。床单元的消毒应遵循《医疗机构消毒技术规范》(WS/T 367—2012)要求。

(3)操作台、器械台、婴儿处置台、婴儿磅秤、产床、地面及墙壁用 1000~2000 mg/L 含氯消毒剂擦拭消毒。

(4)被血液、体液污染的物体表面,应先去污再进行清洁消毒。

(5)使用后的拖把用 1000~2000 mg/L 含氯消毒剂浸泡 30 min 后再清洗并晾干备用。

(6)执行终末消毒处理时,医务人员应戴手套、穿医用防护服或医用隔离衣。

(7)产妇离开隔离分娩室后,必须用含氯消毒剂擦拭室内所有物体表面和地面,进行空气消毒及通风,并做好记录。

(8)使用后的一次性物品,应按感染性废物进行处理。胎盘做好感染标记和数量登记后,应按病理性废物进行处理。

(9)被强致病性微生物感染的孕产妇使用过的隔离室,应严格进行终末消毒,并做消毒效果监测。

(10)对于可能出现的特殊情况,科室应根据实际情况形成应急预案,并定期演练,不断完善,确保医疗安全和医院感染能得到有效控制。

(八)医疗废物的管理与处置

(1)医疗废物的管理应遵循《医疗废物管理条例》和相关配套文件的要求。

(2)隔离管理的孕产妇产生的医疗废物应使用双层包装袋,并采用鹅颈结式封口,确保分层封扎并及时密封。患有甲类传染病或按甲类管理传染病的孕产妇产生的所有废物均属于医疗废物。包装袋外应明确标识并做好交接登记工作。

(3)16周胎龄以下或重量不足500克的胚胎组织等按病理性医疗废物进行管理。

(4)产妇分娩后的胎盘应归产妇所有。确诊、疑似传染病产妇或携带传染病病原体产妇的胎盘应按照病理性医疗废物进行管理,使用双层包装袋盛装并做好记录。

(九)产房医院感染防控质量监测指标和措施

产房医院感染管理的重点之一是对易感环节进行质量监测,其主要内容如下。

(1)严格执行手卫生制度,定期进行手卫生后的效果监测,外科手消毒后,医务人员手表面的细菌菌落总数应不超过 5 CFU/cm^2。

(2)定期对使用中的消毒剂进行浓度测定和细菌学监测。在使用过程中,灭菌用消毒剂应确保无菌生长;使用过程中,皮肤黏膜消毒剂染菌量不应超过 10 CFU/mL,其他消毒剂染菌量不应超过 100 CFU/mL。

(3)敷料包和器械包尺寸需合格。包布应完整、清洁且无湿包现象,包装外应有灭菌日期及指示胶带。大、中型包中央的化学指示物监测合格(变色均匀一致)后方可使用。

(4)产房分娩室内的空气应至少每季度进行1次细菌培养。空气中的细菌菌落总数不应超过 4 $CFU/(15\ min \cdot 直径\ 90\ mm\ 皿)$。

(5)分娩室内物体表面细菌菌落总数不应超过 5 CFU/cm^2,并且至少每季度监测1次。

(6)医院感染控制职能部门应定期对产房相关环境卫生学指标进行抽查,对异常情况进行分析整改,找到感染隐患,提出整改措施,并持续改进。

第五节 内镜中心的医院感染预防与控制

一、内镜中心的概况

(一)内镜中心的基本概念

内镜中心通常是医院的专科门诊,集中管理和使用内镜对消化系统、呼吸系统、泌尿系统等疾病进行呼吸道、消化道、尿道等的诊断和治疗,主要负责内镜检查、治疗、协助疾病观察和诊断。内镜是一种无痛微创的体内诊查方法,可以准确发现许多内科病变,并为后续治疗提供指导。内镜中心提供胃镜、肠镜、直肠镜、支气管镜、膀胱镜等检查,同时也承担一些内脏疾病的治疗工作,如内镜下黏膜切除术、内镜黏膜下肿瘤切除术等。这些治疗方法通常采用内镜的微创手术技术,能够减轻患者疼痛、缩短恢复时间和住院时间,有利于患者的康复。

思维导图

(二)内镜中心医院感染现状

近几年我国及欧美国家陆续报道了因内镜清洗消毒质量问题导致的医院感染案例。研究显示，2020年中国疾控中心对北京地区5家大型医院的十二指肠镜微生物污染现况进行了专项调查，共检测了70条消毒后内镜，发现总合格率仅为41%～41.9%。而中国疾控中心另一项调查显示，我国十二指肠镜消毒后的微生物检测合格率仅为37%。近期《美国感染控制杂志》也发表了一篇引起美国食品药品监督管理局(FDA)关注的文章，报道了对3家隶属于大型医疗系统的顶级医院的100条内镜进行检查的结果，发现71%的内镜没洗干净。受检内镜包括胃镜、肠镜、十二指肠镜、膀胱镜、支气管镜等，其管腔内均残留水渍，消毒后内镜细菌检出阳性率高达71%。在医疗器械交叉感染风险排行榜上，内镜排名第一。这些报道只是冰山一角，内镜相关感染传播的风险远被低估。软式内镜的消毒水平无法满足诊疗要求是目前亟待解决的问题。

二、内镜中心的管理要求

(1)建立健全岗位职责、清洗消毒操作规程、质量管理、监测、设备管理、器械管理、职业安全防护、继续教育和培训等管理制度和突发事件的应急预案。

(2)有相对固定的专人从事内镜清洗消毒工作，其数量应与本单位的工作量相匹配，同时指定专人负责质量监测工作。

(3)工作人员进行内镜诊疗或清洗消毒时，应遵循标准预防原则，做好个人防护，穿戴必要的防护用品。内镜中心不同区域人员防护着装要求见表7-1。

表7-1 内镜中心不同区域人员防护着装要求

区域	工作服	帽子	口罩	手套	护目镜或防护面罩	防水围裙或医用隔离衣	专用鞋
诊疗室	□	□	□	□	△	—	—
清洗消毒室	□	□	□	□	□	□	□

注：□应使用，△宜使用。

(4)内镜中心的工作人员应接受与其岗位职责相应的岗位培训和继续教育，正确掌握医院感染防控的相关知识与内镜清洗消毒的相关技能。

三、内镜中心的布局及设施、设备要求

(一)基本要求

现代化的内镜中心一般应具备"五区""三通道""三流线"。

1."五区" 指五大功能区域，包括办公室(区)、患者候诊室(区)、内镜诊疗室、麻醉复苏室(区)、清洗消毒室、内镜与附件储存库(柜)，其面积应与工作需要相匹配。根据开展的内镜诊疗项目设置相应的诊疗室，用于不同系统(如呼吸系统、消化系统、泌尿系统)的软式内镜诊疗工作应分室进行。

2."三通道" 指医护通道、患者通道、物品通道。

3."三流线" 指患者流线、医疗流线、内镜流线。内镜中心的人员流线建议采用医患分流的模式，内镜流线是内镜感染控制的重要环节，要求"从污到洁""污洁无交叉"。

(二)内镜诊疗室

(1)诊疗室内的每个诊疗单位应包括诊查床(1张)、主机(含显示器)、吸引器、治疗车等。

(2)软式内镜及附件数量应与诊疗工作量相匹配。

(3)灭菌内镜的诊疗环境应至少达到非洁净手术室的要求。

(4)应配备手卫生装置，可采用非手触式水龙头。

(5)注水瓶内的用水应为无菌水，并每日更换。

(三)清洗消毒室

(1)用于不同系统(如呼吸系统、消化系统)的软式内镜的清洗槽、内镜自动清洗消毒机应分开设置和使用。

(2)应独立设置并保持良好的通风。如采用机械通风,宜采取"上送下排"的方式,换气次数宜达到每小时10次以上,最小新风量宜达到每小时2次。

(3)清洗消毒流程应遵循由污到洁的原则,且应将操作规程以文字或图片的形式张贴在清洗消毒室的适当位置。

(4)清洗消毒室应配有以下设施、设备。

①进行手工清洗消毒操作时,应配备清洗槽、漂洗槽、消毒槽和终末漂洗槽。

②清洗工具包括全管道灌流器、各种内镜清洗专用刷、压力水枪、压力气枪、测漏仪器、计时器、低纤维棉絮且质地柔软的擦拭布、干燥用垫巾、内镜、内镜转运车及内镜附件运送容器等。

③安装手卫生装置,可采用非手触式水龙头。

(5)配备与全管道灌流器配合使用的动力泵、超声波清洗器、内镜自动清洗消毒机。

(6)内镜自动清洗消毒机应具备清洗、消毒、漂洗和自身消毒的功能,如有条件可选择具备测漏、水过滤、干燥、数据打印等附加功能的清洗消毒机。

(7)清洗消毒室的耗材应满足以下要求。

①水:应提供自来水、纯化水、无菌水。

a.自来水水质应符合《生活饮用水卫生标准》(GB 5749—2022)的规定。

b.纯化水同样应符合《生活饮用水卫生标准》(GB 5749—2022)的规定,并保证细菌菌落总数≤10 CFU/100 mL。生产纯化水所使用的滤膜孔径不得大于 0.2 μm,并定期更换。

c.无菌水为经过灭菌工艺处理的水。

必要时应对纯化水或无菌水进行微生物检测。

②压缩空气:应为清洁压缩空气。

③医用清洗剂:应选择适用于软式内镜的低泡医用清洗剂或具有去除生物膜作用的医用清洗剂。

④医用润滑剂:应为水溶性,与人体组织有较好的相容性,且不影响灭菌介质的穿透性和器械的机械性能。

⑤消毒剂、灭菌剂:应适用于内镜且符合国家相关规定,并对内镜的腐蚀性较低;消毒剂或灭菌剂的使用条件、使用方式及注意事项等应遵循产品使用说明书;应使用符合国家相关规定的消毒剂浓度测试纸进行测试。

⑥干燥剂:应配备75%~95%酒精或异丙醇。

(四)内镜与附件储存库(柜)

内镜内表面应光滑、无缝隙,便于进行清洁和消毒工作。内镜与附件储存库(柜)应通风良好,并保持干燥状态。

四、清洗消毒操作规程

(一)基本原则

1.消毒灭菌 所有软式内镜在每次使用后,均应进行彻底清洗和高水平消毒或灭菌。

2.分类处理 对于软式内镜应遵循以下原则进行分类处理。

(1)进入人体无菌组织、器官,或接触破损皮肤、破损黏膜的软式内镜及附件应进行灭菌。

(2)与完整黏膜相接触,而不进入人体无菌组织、器官,也不接触破损皮肤、破损黏膜的软式内镜及附件应进行高水平消毒。

(3)与完整皮肤接触而不与黏膜接触的软式内镜及附件宜进行低水平消毒或清洁。

3.清洗消毒流程 内镜清洗消毒流程应遵循图7-10。

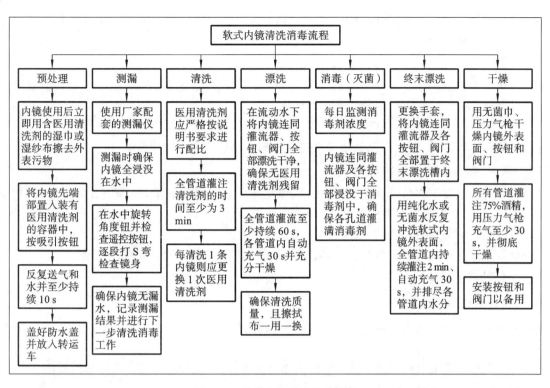

图 7-10 软式内镜清洗消毒流程

4. 注意事项

(1) 内镜使用后宜在每次清洗前测漏。条件不允许时,至少应每日测漏 1 次。

(2) 内镜在消毒或灭菌前应进行彻底清洗。

(3) 医用清洗剂和消毒剂的作用时间应遵循产品说明书。

(4) 消毒后的内镜应采用纯化水或无菌水进行终末漂洗,使用浸泡灭菌的内镜应采用无菌水进行终末漂洗。

(5) 内镜应储存于清洁、干燥的环境中。

(6) 每日诊疗工作开始前,应对当日拟使用的消毒类内镜进行再次消毒、终末漂洗和干燥处理,方可用于患者诊疗。

(7) 急诊患者使用内镜时,应从干燥柜内取用已消毒并干燥好的内镜。条件不允许时,可手工进行再次消毒、终末漂洗和干燥处理,然后用于患者诊疗。

(二) 内镜清洗消毒机操作流程

使用内镜清洗消毒机前,应先对内镜进行预处理、测漏、清洗和漂洗。无干燥功能的内镜清洗消毒机应遵循规定进行干燥。

(三) 复用附件的清洗消毒与灭菌

(1) 复用附件在使用后应及时浸泡在医用清洗剂里或使用保湿剂进行保湿。如为管腔类附件,应向管腔内注入医用清洗剂。

(2) 复用附件的内外表面及连接处应仔细刷洗,直至无肉眼可见的污染物。

(3) 采用超声波清洗的复用附件,应遵循产品说明书来使用医用清洗剂进行超声波清洗。清洗后用流动水漂洗干净并干燥备用。

(4) 参照软式内镜分类处理原则选择消毒或灭菌方法。

① 耐湿、耐热附件的消毒:可选用热力消毒,也可采用消毒剂进行消毒;使用消毒剂消毒后,应采用纯化水或无菌水漂洗干净并干燥备用。

②耐湿、耐热附件的灭菌：首选压力蒸汽灭菌；不耐热的附件应采用低温灭菌设备或化学灭菌剂浸泡灭菌；采用化学灭菌剂浸泡灭菌后应使用无菌水漂洗干净并干燥备用。

(四) 储存

(1) 内镜干燥后应储存于内镜与附件储存库（柜）内。镜体应悬挂放置，弯角固定钮应置于自由位，并将取下的各类按钮和阀门单独储存。

(2) 内镜与附件储存库（柜）应每周清洁消毒 1 次，遇污染时应随时进行清洁消毒。

(3) 灭菌后的内镜、附件及相关物品应遵循无菌物品储存要求进行储存。

(五) 设施、设备及环境的清洁消毒

(1) 每日清洗消毒工作结束后，应对清洗槽、漂洗槽等进行彻底刷洗，并采用含氯消毒剂、过氧乙酸或其他符合国家相关规定的消毒剂进行消毒。

(2) 每次更换消毒剂时，应彻底刷洗消毒槽。

(3) 每日诊疗及清洗消毒工作结束后，应对内镜中心的环境进行清洁和消毒处理。

五、监测与记录

(一) 内镜清洗质量监测

(1) 采用目测法对每条内镜及其附件进行检查，确保其表面清洁、无污渍。若清洗质量不合格，则需重新处理。

(2) 可采用蛋白质残留测定法、ATP 生物荧光检测法，对内镜的清洗效果进行定期监测。

(二) 使用中的消毒剂或灭菌剂监测

1. 浓度监测

(1) 应遵循产品使用说明书进行浓度监测。

(2) 若产品说明书未写明浓度监测频率，则一次性消毒剂或灭菌剂应每批次进行浓度监测；重复使用的消毒剂或灭菌剂在配制后应测定 1 次浓度，并在每次使用前进行监测；消毒内镜数量达到规定数量的一半后，应在每条内镜消毒前进行浓度测定。

(3) 酸性氧化电位水在每次使用前，应在使用现场酸性氧化电位水出水口处，分别测定其 pH 值和有效氯浓度。

2. 染菌量监测　每季度监测 1 次，监测方法应遵循《医疗机构消毒技术规范》(WS/T 367—2012) 的规定。

(三) 内镜消毒质量监测

(1) 消毒内镜应每季度进行生物监测。监测采用轮换抽检的方式，每次按 25% 的比例进行抽检。若内镜数量≤5，应每次全部进行监测；若内镜数量＞5，每次监测数量应不低于 5。

(2) 消毒合格标准：细菌菌落总数≤20 CFU/件。

(3) 当怀疑医院感染与内镜诊疗操作相关时，应进行致病性微生物检测。

(四) 内镜清洗消毒机的监测

内镜清洗消毒机在新安装或维修后，应对其清洗消毒后的内镜进行生物监测，监测合格后方可使用。

(五) 手卫生和环境消毒质量监测

(1) 每季度应对医务人员手卫生消毒效果进行监测，监测方法需遵循《医务人员手卫生规范》(WS/T 313—2019) 的规定。

(2) 每季度应对诊疗室、清洗消毒室的环境消毒效果进行监测，监测方法需遵循《医疗机构消毒技术规范》(WS/T 367—2012) 的规定。

(六) 质量控制过程的记录与可追溯要求

(1) 应记录每件内镜的使用及清洗消毒情况，包括诊疗日期、患者标识（需具有唯一性）、内镜编号

(需具有唯一性)、清洗消毒的起止时间以及操作人员姓名等。使用内镜清洗消毒机者应留存运行参数的打印资料。

(2)记录应具有可追溯性。消毒剂浓度监测记录的保存期应不少于6个月;内镜消毒质量监测、环境卫生学监测等资料的保存期应不少于3年。

六、内镜中心医院感染突发事件应急管理

(一)应急报告流程

(1)若在内镜诊疗时发现疑似医院感染事件,科室负责人应及时报告医院感染管理部门和医务管理部门。

(2)若经调查证实发生了医院感染暴发事件,应及时报告院领导与相关部门,并按要求向上级卫生行政部门报告。

(二)应急处理流程

(1)协助医院感染管理部门进行现场调查处理,并采取有效的隔离措施。

(2)根据病情需要,隔离相关患者、病原携带者、疑似患者及密切接触者,以防止感染原的传播和感染范围的扩大。

(三)各部门协同处理

(1)医务处负责组织专家进行会诊,并根据病情采取必要的治疗和控制传播措施。

(2)护理部负责协调护理人员,协助做好各项消毒、隔离及患者安置工作。

(3)总务处负责应急物资的采购与准备工作。

(4)药剂科负责治疗、抢救药品的准备和发放工作。

(四)应急处理后流程

(1)追溯患者内镜诊疗流程及内镜清洗消毒信息,查找原因,并及时进行分析和整改。

(2)整改后,及时进行内镜采样监测,以确保整改措施有效,保障内镜清洗消毒质量合格。

(3)对事件发生的原因进行深入分析,找出各环节的根本原因,并组织内镜中心全体人员进行讨论和学习。

七、内镜中心职业安全防护管理

(一)内镜中心着装要求

(1)诊疗室操作者需穿戴工作服、帽子、口罩、手套,宜佩戴护目镜或防护面罩。

(2)清洗消毒室操作者需穿戴工作服、帽子、口罩、手套、护目镜或防护面罩、防水围裙或医用隔离衣、专用鞋等。

(3)若遇特殊传染病,应在标准预防的基础上,根据传播途径做好相应的防护,必要时穿戴医用隔离衣、医用防护服、医用防护口罩等。

(二)内镜中心职业防护要求

(1)内镜操作完毕后应立即洗手,必要时进行手卫生。

(2)内镜中心医务人员手部皮肤若发生破损,在进行有可能接触患者血液、体液的诊疗及内镜操作配合时,必须戴双层手套。

(3)内镜中心医务人员在进行内镜操作配合、护理操作过程中,应确保光线充足,并特别注意防止在取出和处理附件时被锐器刺伤或划伤。

(4)内镜诊疗使用后的锐利附件应妥善处置,禁止用手直接接触使用后的注射针、圈套器、穿刺针、切开刀等锐器。

(5)内镜清洗消毒室操作人员应按要求规范穿戴防护用品,特别注意防止在处理可重复使用附件

时被锐器损伤。清洗消毒室内应定点放置职业暴露处置物品,以方便及时取用。

第六节 消毒供应中心的医院感染预防与控制

思维导图

一、消毒供应中心的概况

(一)消毒供应中心的基本概念

消毒供应中心是指医院内负责各科室重复使用的诊疗器械、器具和物品的清洗、消毒、灭菌工作,以及供应无菌物品的部门。无论其规模大小,消毒供应中心的工作会直接影响医疗质量、患者和医务人员的安全。消毒供应中心与医院感染有着密切的关系,也在医院感染控制中发挥着重要的作用。

(二)消毒供应中心与医院感染的关系

1. 消毒供应中心的发展 我国对医院消毒供应工作比较重视,1988 年,国家卫生部医政司护理部从行政管理角度颁布了《医院消毒供应室验收标准(试行)》,在解决当时医院输液热原反应和注射部位感染频发的问题上发挥了积极作用。自该文件颁布的 30 多年以来,社会经济发展快速,大量一次性无菌医疗用品被应用于临床,以缩短平均住院日和降低医疗支出。同时,医院改革逐步深化,手术台次显著增加,使得医院消毒供应中心承担的任务发生了巨大变化,从处理玻璃输液瓶、玻璃注射器转变为处理手术器械及各种需要消毒和灭菌的诊疗器械,包括但不限于精密手术器械、腔镜类器械、外来器械及植入物、达芬奇手术机器人以及各种新兴的材料和器械,从而成为医院感染控制的重要部门之一。为进一步规范消毒供应中心的管理,国家于 2009 年发布并实施了《医院消毒供应中心第 1 部分:管理规范》等三项强制性卫生行业标准(卫通〔2009〕10 号),并于 2016 年进行了更新,对医院消毒供应中心的工作要求不断提高。

2. 消毒供应中心的管理 消毒供应中心规范化的管理模式是将重复使用的诊疗器械、器具和物品回收至消毒供应中心进行集中清洗、消毒或灭菌。对于医院院区分散、消毒供应中心分别设置或因现有面积受限而已经在手术室设置清洗、消毒区域的情况,其清洗、消毒或灭菌工作集中由消毒供应中心统一管理。

二、消毒供应中心医院感染管理的制度与职责

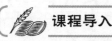
课程导入

消毒供应中心的思政故事

在医院的深处,有一个鲜为人知但至关重要的地方——消毒供应中心。这里虽无手术台上的生死时速,也无病房里的温馨慰藉,但这里的工作却须确保每一把手术刀、每一支注射器、每一片敷料都洁净无菌,为患者的生命安全筑起一道坚实的屏障。

故事的主人公是一位名叫李明的消毒供应中心的技术员。有一次,一批即将送往手术室的手术器械在最后的检查中被发现存在微小的污染。面对这突如其来的问题,李明没有慌张,他立即启动了应急程序,重新对这批器械进行彻底消毒,确保每一件都达到无菌标准。他的冷静和果断赢得了同事们的敬佩和尊重。在李明的带领下,消毒供应中心的团队也逐渐形成了一种积极向上的工作氛围。他们不仅在技术上相互学习、相互进步,更在思想上相互启发、相互激励。他们深知自己的工作虽然看似平凡,但却是医疗事业中不可或缺的一环。

李明的故事在消毒供应中心传为佳话。他用自己的实际行动践行了医疗工作者的初心和使命,他用责任和担当书写了一个消毒供应中心的思政故事,成为了医院里一道亮丽的风景线。

(一)消毒供应中心的工作制度

工作人员应熟练掌握各类器械、物品的清洗消毒、灭菌、保养、保管等方法和程序,以及各类诊疗器械的名称、规格、用途、性能和保养要求。严格遵守消毒隔离制度,认真执行下收下送的各项操作规程。对于每次回收的各类诊疗器械、物品,应认真查对并做好登记,按分类区摆放。回收的器械物品经初步清洗后,再根据不同的器械物品进行保养、维修、包装、灭菌。

灭菌包应按日期顺序摆放在无菌物品存放柜内,并设有明显标记,确保无过期物品。发放无菌物品时,应遵循先灭菌先发放的原则。工作人员应坚守工作岗位,热情待人,及时满足各科室的临床需求,定期下科室征求意见,以不断改进工作。已灭菌物品和未灭菌物品应严格分开放置,以免混淆。各类物品应设有明显的消毒灭菌标识,并注明消毒日期和失效日期。严格执行检查制度,发现问题时应及时解决或向上级报告。

(二)消毒供应中心的查对制度

准备器械包时,应查对品名、数量、质量、清洁度;发器械包时,应查对名称、消毒日期;收器械包时,应查对数量、质量、清洁处理情况。

(三)消毒供应中心的消毒隔离制度

消毒供应中心布局应严格按照去污区、检查包装及灭菌区、无菌物品存放区、办公生活区进行划分;采用强制性的通行路线,严禁逆行,并且各区人员不得随意穿梭。工作人员必须着装整洁,戴口罩、帽子以及换专用鞋,必要时戴手套和穿医用隔离衣。在各工作区域操作时,均应严格遵守无菌技术操作规程。供应的器械物品必须经灭菌或高水平消毒。消毒供应中心工作人员接触污染物品后,必须更换手套后方可进行其他操作。去污区应每日进行一次空气消毒,每周进行一次大扫除,包括各室的墙面、地面、物体表面及使用后的橡胶手套、布手套、拖布、抹布等物品的消毒处理。各工作区域的拖布及抹布应分开使用,并在用后进行消毒处理。各种包装材料应保持干燥、清洁、完整、无破损、无污渍。无菌物品应专柜存放,并按日期顺序排列;在灭菌有效期内,无菌物品应以无菌方式取出;过期物品应重新进行灭菌。已灭菌与未灭菌的物品应严格分开放置,以免混淆;下收下送车辆应洁污分开,每日清洗消毒并分区存放。一次性无菌医疗用品在拆除外包装后,方可移入无菌物品存放间,其使用与管理应按《一次性使用无菌医疗器械监督管理办法》执行。

(四)消毒供应中心的安全管理制度

消毒供应中心全体工作人员必须树立"安全第一"的意识,确保物资、仪器及建筑安全,同时保障工作人员自身和他人的人身安全,杜绝事故的发生。严格遵守防火安全制度,各工作间内严禁吸烟,禁止私用电炉,并远离易燃、易爆物品及气体。各工作间应配备充分的消防设备和器材,并放在固定位置,全体工作人员需掌握各种消防设备的使用方法。定期检查各种电器设备,如高压灭菌器、电源插座、酒精灯、紫外线灯等,保证其性能良好,如有故障,应及时报告设备科或总务科进行修理。下收下送车辆应保持良好的性能,定期进行维修、保养,以确保安全行驶,防止发生交通事故。使用高压灭菌器时,应严格遵守安全操作规程以保证安全。对于易燃、易爆、易腐蚀等危险品,应严格按照规定进行存放,并设专人保管,且不可混放。对于各种气体钢瓶,应直立放置并远离明火;经常检查减压阀和开关的性能,若发现问题应及时更换。工作人员应坚守岗位,认真负责,严格遵守安全制度,严禁擅离职守、脱岗。定期对各工作区域及库房进行安全检查,若发现问题,应及时解决或向上级报告。

(五)消毒供应中心的工作职责

认真执行《一次性使用无菌医疗器械监督管理办法》《医院感染管理办法》《消毒管理办法》及《消毒技术规范》的相关规定。根据全院医疗工作的需要制订工作计划,并负责全院各科室无菌器械、物品、敷料的消毒供应工作。

三、消毒供应中心的质量管理

(一)质量管理制度

(1)消毒供应中心应建立健全质量管理体系,制定并落实各项质量管理制度,确保所供应的物品安全、有效。

(2)定期对各类设备进行维护和校准,确保其准确性和可靠性。

(3)定期对消毒供应过程进行质量监测,包括清洗质量、消毒质量、灭菌质量等,并记录监测结果。

(4)对消毒供应过程中出现的问题进行原因分析,制订改进措施,并跟踪验证其效果。

(5)建立质量追溯系统,对供应的物品进行全程追踪,确保质量安全。

(二)质量监测制度

(1)定期对清洗、消毒、灭菌等环节进行抽样监测,确保各环节的质量符合标准要求。

(2)对灭菌后的物品进行生物监测,确保其灭菌效果。

(3)对消毒供应中心的环境进行定期监测,包括空气、物体表面、工作人员手等,确保环境卫生符合要求。

四、消毒供应中心的培训与科研

(一)培训制度

(1)定期对消毒供应中心的工作人员进行专业技能培训,提高其业务水平。

(2)对新入职的工作人员进行岗前培训,确保其掌握基本的消毒供应知识和技能。

(3)定期组织学习交流会议,分享最新的消毒供应技术和经验。

(二)科研与发展

(1)鼓励工作人员积极参与科研活动,开展与消毒供应相关的研究工作。

(2)与其他医疗机构、科研机构等建立合作关系,共同推动消毒供应领域的发展。

(3)关注国内外消毒供应的最新动态和技术进展,及时引进和推广先进的消毒供应技术和设备。

五、消毒供应中心的沟通与协作

(一)内部沟通

(1)定期召开消毒供应中心内部会议,讨论工作中遇到的问题和解决方案。

(2)建立有效的沟通机制,确保各部门之间信息传递的及时性、准确性。

(二)外部协作

(1)与临床科室保持密切联系,了解其需求和反馈,不断改进服务质量。

(2)与设备科、总务科等部门协调合作,确保消毒供应中心的正常运行。

(3)与上级卫生行政部门保持沟通,及时汇报工作进展和存在的问题。

六、消毒供应中心的档案管理

(1)建立完善的档案管理制度,确保档案的完整性和可追溯性。

(2)对消毒供应过程中的各类记录进行妥善保管,包括清洗记录、消毒记录、灭菌记录等。

(3)定期对档案进行整理和归档,确保档案的规范化和便于查询。

总之,消毒供应中心是医院重要的后勤保障部门之一,其管理制度与职责的完善与否直接关系到医疗质量和患者安全。因此,我们必须高度重视消毒供应中心的管理工作,不断完善各项制度和职责,确保其高效、安全、规范地运行。

七、消毒供应中心医院感染预防与控制策略

(一)诊疗器械、器具和物品处理的基本原则

(1)应遵循标准预防的原则进行清洗、消毒、灭菌,消毒供应中心不同区域人员的防护着装应符合相关规定。

(2)通常情况下应遵循先清洗后消毒的处理程序。被朊病毒、气性坏疽病原体及突发原因不明的传染病病原体污染的诊疗器械、器具和物品应按照特殊方法进行处理。

(3)应根据物品的危险等级,选择适宜的清洗、消毒或灭菌处理方法。

(4)清洗、消毒、灭菌效果的监测应符合《医院消毒供应中心》(WS 310—2016)的规定。

(5)对于耐湿、耐热的器械、器具和物品,应首选压力蒸汽灭菌。

(6)对于不耐热、不耐湿的物品,宜采用低温灭菌方法,如环氧乙烷灭菌、过氧化氢低温等离子体灭菌或低温蒸汽甲醛灭菌等。

(二)诊疗器械、器具和物品处理的操作流程

1. 回收 回收是将污染的可重复使用的诊疗器械、器具和物品安全、及时地转运至消毒供应中心,以满足临床对器械使用的需求,提高周转效率。

(1)使用密闭式方式对可重复使用的诊疗器械、器具和物品集中进行回收处理。

(2)使用者应在使用后及时去除锐器并进行预处理,根据需要进行保湿处理。

(3)回收精密器械时应做好保护措施。

(4)对于被朊病毒、气性坏疽病原体及突发原因不明的传染病病原体污染的诊疗器械、器具和物品,使用者应双层封闭包装并标明感染性疾病名称,由消毒供应中心单独回收处理。

(5)使用后,回收车及回收容器需经终末消毒处理并妥善存放。

2. 分类 应根据器械与物品的材质、结构、精密程度、污染类型及污染程度等进行分类处理。分类处理的原则如下。

(1)根据材质和结构精密程度分类。

①金属器械:如手术刀、剪、针等。这些器械通常需要高精度的清洗和消毒,因为它们可能会被血液、体液或其他污染物污染。

②塑料和橡胶制品:如导管、手套等。这些物品也可能被污染物污染,处理时需要考虑其柔韧性和易损性。

③玻璃器皿:如试管、注射器等。玻璃器皿在清洗和消毒时需特别小心,以避免破碎。

④纺织品:如手术服、床单等。这些物品通常需要单独处理,以防止灰尘和纤维在消毒过程中污染其他物品。

(2)根据污染类型和程度分类。

①一般性污染:如尘埃、污垢等。这些物品可以通过常规的清洗和消毒程序进行处理。

②感染性污染:如血液、体液、分泌物等。这些物品可能含有病毒、细菌或其他微生物,因此需要采用更加严格的消毒程序进行处理。

③化学污染:如药品、消毒剂等。这些物品在处理时需特别小心,以防止化学物质的残留或交叉污染。

在处理这些器械和物品时,消毒供应中心需要遵循一系列的标准和指南,以确保所有的物品都能得到适当处理。此外,工作人员还需要接受专门的培训,以掌握正确的处理方法和程序。通过遵循这些分类处理的原则,消毒供应中心可以保障医疗器械和物品的安全性和有效性,从而为患者提供更好的医疗服务。

3. 清洗

(1)清洗方法:包括机械清洗和手工清洗。机械清洗适用于大部分常规器械,手工清洗则适用于精密、复杂器械和有机物污染较重的器械的初步处理。

(2)清洗步骤:包括冲洗、洗涤、漂洗、终末漂洗。清洗操作及注意事项应符合《医院消毒供应中心》(WS 310—2016)以及生产厂家提供的使用说明或指导手册的要求。

4. 消毒 清洗后的诊疗器械、器具和物品应进行消毒处理。首选热力消毒,也可采用含氯消毒剂、75%酒精、酸性氧化电位水或其他消毒剂进行消毒。

5. 干燥

(1)首选干燥设备进行干燥处理,避免使用自然干燥法。根据器械材质选择适宜的干燥温度。

(2)对于不耐热诊疗器械、器具和物品,可使用已消毒的低纤维絮擦布、压力气枪、浓度达到或高于95%的酒精进行干燥处理。对于管腔器械内的残留水迹,可用压力气枪等进行干燥处理。

6. 器械检查与保养

(1)应采用目测法或使用带光源的放大镜对干燥后的每件器械、器具和物品进行检查。器械表面及其关节、齿牙处应光洁,无血渍、污渍、水垢等残留物质和锈斑,并且功能完好无损。

(2)清洗质量不合格的应重新进行处理;有锈斑的应除锈;器械功能损毁或锈蚀严重的应及时进行维修或报废。

(3)带电源的器械应进行绝缘性能等安全性检查。

(4)应使用医用润滑剂进行器械保养,避免使用液体石蜡等非水溶性的产品作为润滑剂。

7. 包装

(1)器械与敷料应分室包装,包括装配、包装、封包、注明标识等步骤。

(2)包装前应依据器械装配的技术规程或图示核对器械的种类、规格和数量,拆卸的器械应进行组装。

(3)医用包装材料应符合《最终灭菌医疗器械包装》(GB/T 19633—2024)的要求。

(4)灭菌物品包装的体积和重量应符合国家相关标准和要求,标识应注明物品名称、包装者等内容。灭菌前应注明灭菌器编号、灭菌批次、灭菌日期和失效日期。并且,标识应具有可追溯性。

8. 灭菌

灭菌是指杀灭或消除传播媒介上的一切微生物,包括致病性微生物和非致病性微生物,以及细菌芽胞和真菌孢子。进入人体组织、无菌器官的诊疗器械、器具和物品必须达到灭菌水平。清洗、消毒、干燥等措施都可以看作灭菌前的准备。常见的灭菌方式与原理详见表7-2。

表7-2 常见灭菌方式与原理

灭菌方式	灭菌原理
物理灭菌	常见的物理灭菌法包括压力蒸汽灭菌、干热灭菌、辐射灭菌等,主要利用物理法杀灭一切微生物,包括芽胞,以达到无菌水平
压力蒸汽灭菌	属于湿热灭菌,主要利用水由气态变为液态时释放的大量热能,迅速提高被灭菌物体的温度,导致细菌及细菌芽胞的蛋白质凝固变性。饱和蒸汽必须干燥和纯净。压力蒸汽灭菌的三大基本要素是作用时间、作用温度及饱和蒸汽状态,主要特点是杀菌谱广、杀菌作用强、效果可靠、作用快速、无任何残余毒性,适用于各种耐热、耐湿的诊疗器械、器具和物品的灭菌。压力蒸汽灭菌设备根据其冷空气排出方式的不同分为下排气式压力蒸汽灭菌器及预真空压力蒸汽灭菌器等不同类型;预真空压力蒸汽灭菌器包括普通型和快速型两种
辐射灭菌	利用射线的辐照来杀灭一切微生物和芽胞的技术,主要包括X射线灭菌和γ射线灭菌。灭菌的机制是直接作用于生物的核酸、蛋白质、酶等,干扰DNA的合成,破坏细胞膜,使微生物生长分裂停止,从而导致死亡;间接作用引起生物体内水分子电离和激发,生成自由基,导致微生物死亡。其特点是穿透力强,且不升高温度
干热灭菌	干热灭菌通过脱水、干燥使大分子变性,适用于耐热、不耐湿、蒸汽或气体不能透过的物品的灭菌,如玻璃、油脂、粉剂等

灭菌方式	灭菌原理
化学灭菌	利用化学消毒剂使菌体蛋白质变性和凝固,干扰细菌的酶系统和代谢,破坏细胞膜,从而影响细菌的化学组成、物理结构和生理活动,达到灭菌效果
过氧化氢低温等离子体灭菌	在一定条件下(60 ℃以下),利用过氧化氢气体进行灭菌,同时用等离子体分解残留物。该方法不适用于布类、纸类、水、油类、粉剂等物品的灭菌;过氧化氢低温等离子体灭菌方法适用于不耐热、不耐湿的诊疗器械、器具和物品的灭菌,如电子仪器等
环氧乙烷灭菌	通过环氧乙烷与蛋白质分子上的氨基、羟基、硫基、羧基以及核酸分子上的亚氨发生反应,导致微生物死亡。同时,环氧乙烷还能使蛋白质分子发生烷基化反应,造成蛋白质失去反应基团,阻碍蛋白质的正常新陈代谢和生化反应,从而达到灭菌效果。该方法适用于不耐湿、不耐热的诊疗器械、器具和物品的灭菌,如电子仪器、光学仪器、纸质制品、塑料制品、化纤制品、陶瓷及金属制品等;不适用于食品、液体、油脂类、粉剂等物品的灭菌
低温蒸汽甲醛灭菌	甲醛具有还原作用,能够与菌体蛋白(包括酶)的氨基酸结合,使蛋白质变性凝固,从而达到灭菌效果。低温蒸汽甲醛灭菌方式适用于不耐热、不耐湿的诊疗器械、器具和物品的灭菌,如光学仪器、管腔器械、电子仪器、金属器械、玻璃器皿、合成材料和物品等

9. 储存

(1)无菌物品存放区的环境应符合国家标准的要求。

(2)无菌物品和消毒物品应分类、分架存放,且标识清楚。灭菌后物品应分类、分架存放在无菌物品存放区,同时进行温、湿度监测,确保符合标准要求。

(3)存放架或存放柜的放置应符合要求:距地面20~25 cm,距墙5~10 cm,距天花板50 cm。

(4)一次性无菌物品应去除外包装后移入无菌物品存放区。

(5)无菌物品有效期:使用普通棉布材料包装的无菌物品的有效期为14日;医用一次性纸袋包装的无菌物品的有效期为30日;使用一次性医用皱纹纸、医用无纺布包装的无菌物品的有效期为180日;使用一次性纸塑袋包装的无菌物品的有效期为180日;使用硬质容器包装的无菌物品的有效期为180日。未达到环境标准时,有效期均不应超过7日(表7-3)。

表 7-3 无菌物品有效期

包 装 材 料	达到环境标准时的有效期	未达到环境标准时的有效期
普通棉布材料	14 日	≤7 日
医用一次性纸袋	30 日	≤7 日
一次性医用皱纹纸、医用无纺布	180 日	≤7 日
一次性纸塑袋	180 日	≤7 日
硬质容器	180 日	≤7 日

(6)消毒后直接使用的物品应保持干燥,包装后专架存放。

10. 无菌物品发放

(1)发放无菌物品时,应确认其有效期,并遵循先进先出的原则。

(2)植入物应每批次进行生物监测,合格后方可发放;在紧急情况下进行植入物灭菌时,应使用含第5类化学指示物的生物 PCD 进行监测,化学指示物合格后可提前发放。生物监测的结果应及时通报给使用部门。

(3)使用完运送无菌物品的器具后,应及时进行清洁消毒处理,并干燥存放。

(三)清洗消毒及灭菌监测要求

(1)质量监测原则。

①应对清洗、消毒、灭菌质量的日常监测和定期监测进行记录,且记录应具有可追溯性。清洗、消毒监测资料和记录的保存期应达到6个月,灭菌质量监测资料和记录的保留期应达到3年。

②应建立质量持续改进的制度及措施,若发现问题应及时处理,并建立灭菌物品召回制度。

(2)清洗质量的监测。

①器械、器具和物品清洗质量的监测:包括日常监测和定期抽查。日常监测应在检查包装时进行,定期抽查应每月随机进行。

②清洗消毒器及其质量的监测:包括日常监测和定期监测。日常监测应每次运行时监测清洗消毒器的物理参数及运转情况,并记录。定期监测应每年进行,监测方法需遵循生产厂家的使用说明或指导手册。

(3)消毒质量的监测。

①消毒质量的监测分为湿热消毒(A0值)质量监测和化学消毒质量监测,监测方法应遵循生产厂家的使用说明或指导手册。

②消毒效果监测:消毒后直接使用的物品应定期进行监测,每次检测3~5件有代表性的物品。监测方法及监测结果应符合医院感染控制的标准要求。

(4)灭菌质量的监测。

①采用物理监测、化学监测和生物监测,监测结果应符合《医院消毒供应中心第3部分:清洗消毒及灭菌效果监测标准》(WS 310.3—2016)的要求。

②物理监测是指监测每批次灭菌器运行的参数,如灭菌时间、温度等,反映灭菌器性能状况。物理监测不合格的灭菌物品不得发放,并应立即分析原因,再由消毒供应中心按照相关设备监测标准进行监测,结果符合要求后方能正常使用。

③化学监测是指对每个无菌包进行批量化学监测、包外化学监测、包内化学监测。化学监测不合格的灭菌物品不得发放和使用,并应分析原因进行改进,直至监测结果符合要求。

④生物监测是指按照国家规范要求,定期采用生物指示物进行灭菌质量监测。当生物监测不合格时,应停用监测不合格的灭菌器,并尽快召回此灭菌器自上次生物监测合格以来所有尚未使用的灭菌物品,进行重新处理。同时应分析不合格的原因,对灭菌器进行及时维修或维护。改进后,连续进行3次生物监测且均合格后方可使用。

(四)消毒供应中心不同区域人员防护着装要求

具体内容见表7-4。

表7-4 不同区域人员防护着装要求

区域	操作	防护着装					
		帽子	口罩	医用隔离衣或防水围裙	专用鞋	手套	护目镜或防护面罩
病房	污染物品回收	√	△	—	—	√	—
去污区	污染器械分类、核对、机械清洗、装载	√	√	√	√	√	△
	手工清洗器械和用具	√	√	√	√	√	√

续表

区域	操作	防护着装					
		帽子	口罩	医用隔离衣或防水围裙	专用鞋	手套	护目镜或防护面罩
检查、包装及灭菌区	器械检查、包装	√	△	—	√	△	—
	灭菌物品装载	√	—	—	√	—	—
	无菌物品装载	√	—	—	√	△♯	—
无菌物品存放区	无菌物品发放	√	—	—	√	—	—

注：√，应使用；△，可使用；♯，具有防烫功能的手套。

（五）被朊病毒、气性坏疽病原体及突发原因不明的传染病病原体污染的诊疗器械、器具和物品的处理流程

1. 朊病毒污染的诊疗器械、器具和物品的处理流程

（1）疑似或确诊朊病毒感染的患者宜选用一次性诊疗器械、器具和物品，使用后应进行双层密闭封装，并按感染性医疗废物进行处理。

（2）对于可重复使用的污染诊疗器械、器具和物品，应先浸泡于 1 mol/L 氢氧化钠溶液中，作用时间为 60 min。之后，按照标准处理程序进行处理，再使用压力蒸汽灭菌器进行灭菌，可选择 134～138 ℃作用 18 min，或 132 ℃作用 30 min，或 121 ℃作用 60 min。

（3）注意事项：

①使用的清洁剂、消毒剂应每次更换。

②每次处理工作结束后，应立即消毒清洗器具，更换个人防护用品，并进行洗手和手消毒。

2. 气性坏疽病原体污染的诊疗器械、器具和物品的处理流程 应符合《医疗机构消毒技术规范》的规定和要求。先采用1000～2000 mg/L 含氯或含溴消毒剂浸泡 30～45 min，若有明显污染物，则应采用 5000～10000 mg/L 含氯消毒剂浸泡至少 60 min，再按照常规处理流程进行处理。

3. 突发原因不明的传染病病原体污染的诊疗器械、器具和物品的处理流程 应符合国家当时发布的规定和要求。

第七节　口腔科门诊的医院感染预防与控制

一、口腔科门诊的概述

（一）口腔诊疗感染控制发展历史

我国口腔医学有一百多年的发展历史。自 20 世纪 60 年代提出医院感染的概念以来，个人防护用品如手套、口罩、护目镜和医用防护服开始在口腔科门诊逐步得到推广，每个患者使用过的口腔器械都要进行消毒的感染控制理念也开始普及。在 20 世纪 70 年代末期，美国、德国、英国等发达国家已经认识到口腔感染控制的必要性，并逐步开展了相关研究，这些研究在 20 世纪 90 年代以后趋于成熟。

2003 年，美国 CDC 出台了《牙科医疗单位感染控制指南》。该指南已成为全球口腔诊疗感染控制领域内比较权威的指南，内容全面且具有实践性和可操作性，很多国家和地区都参照其制定了各自的

思维导图

口腔诊疗操作和器械处置规范。

2005年,我国卫生部首次颁布了针对口腔行业的感染控制文件——《医疗机构口腔诊疗器械消毒技术操作规范》,极大地推动了口腔诊疗机构的感染控制和管理水平。2016年,国家卫生标准委员会医院感染控制专业委员会针对口腔行业又制定并颁布了《口腔器械消毒灭菌技术操作规范》,标志着我国口腔行业的医院感染管理逐步规范化、标准化、精准化。

(二)口腔科门诊的感染控制简介

1. 口腔诊疗类型及特点 口腔科主要设置的专科有牙体牙髓科、牙周科、口腔颌面外科、口腔修复科、口腔正畸科、儿童口腔科、放射科等。根据国家卫生部门的要求,二级、三级以上口腔专科医院还需具备口腔黏膜科、口腔预防科、口腔颌面外科住院病房及相关手术科室。

2. 口腔诊疗的易感染特点 患者的血液和唾液除了携带大量细菌外,还可能携带病毒和其他致病因子。由于口腔诊疗操作基本上在患者的口腔内进行,并且是近距离操作,会增加患者和医务人员被感染的机会。在使用高低速手机、三用气枪、超声洁牙机等动力系统时,会产生大量含有致病性微生物的气溶胶和粉尘,造成环境污染。患者或医务人员可通过吸入、接触、吞咽、注射等方式感染病原微生物。另外,口腔器械工作端尖锐、锋利,医务人员在操作和处置器械时容易发生锐器伤,从而增加职业暴露和感染的风险。口腔复用器械如果清洗、消毒不彻底,也极易引发医院感染。

3. 口腔器械的易感染特点 口腔器械种类繁多,结构复杂、腔隙多、齿牙纹路多且体积小,使用后会黏附患者的血液、唾液、龈沟液、牙组织粉末等,导致清洗、消毒困难。特别是牙科手机内部有精密复杂的机械结构,高速运转的涡轮机在停转时存在回吸现象,可将污染的血液、唾液回吸到牙科水路中,从而在患者间产生交叉感染。口腔诊疗使用的许多器械均属于锐利器械,消毒后容易变钝;有的器械不耐高温,这也增加了消毒灭菌的难度。

4. 口腔诊疗过程中感染的传播途径

(1)接触传播:分为直接接触和间接接触两种类型。直接接触是指患者及医务人员暴露或反复接触唾液、血液等污染物,导致感染性疾病的传播;间接接触是指患者及医务人员通过接触被污染的环境、物体表面、医疗设备而导致感染性疾病的传播。

常见的经接触传播的疾病有病毒性肝炎、疱疹、流感、手足口病、艾滋病、淋病、梅毒、铜绿假单胞菌引发的化脓性皮肤感染、破伤风、真菌性皮肤感染等。

(2)飞沫传播:含有病原微生物的飞沫(飞沫核直径>5 μm)在1 m范围内移植到易感者的上呼吸道,从而引发感染性疾病的传播。

常见的经飞沫传播的疾病有细菌性和病毒性肺炎、普通感冒、流感、手足口病、风疹等。

(3)空气传播:含有病原微生物的气溶胶(微粒核直径<5 μm)在空气中悬浮较长时间,并可随气流漂浮到较远处,导致感染性疾病的传播。

常见的经空气传播的疾病有麻疹、水痘、流行性腮腺炎、结核病、化脓性链球菌感染、病毒性肺炎等。

二、口腔科门诊患者及医务人员的防护

(一)患者的防护

(1)口腔诊疗过程中的喷溅操作较多,进行常规诊疗操作时应给患者佩戴一次性或清洁复用吸水性较强的治疗巾,以避免患者颈部和胸部受到污染。

(2)为防止飞沫、液体、材料等异物喷溅到患者眼中,同时避免如光固化灯、口腔灯等各种光线刺激眼部,在不影响口腔诊疗操作的情况下,尽可能给患者佩戴茶褐色或棕红色的防护眼罩,并在使用完后对复用眼罩进行清洁消毒。

(3)针对在门诊进行手术治疗的患者,应使用无菌孔巾覆盖其面部,仅露出术区的口腔部位,可起到保护患者头颈部的作用,以保证无菌操作的顺利实施。

(4)一些口腔治疗技术,如牙体制备、根管治疗等,推荐使用橡皮障进行隔湿,既能防止治疗过程中患者误吞小器械、棉球、冲洗药液、材料等异物,又能预防牙科手机车针等锐器误伤患者口腔内其他组织。从医院感染防控的角度分析,使用橡皮障有以下优点:一是能将患牙单独隔离,以减少血液、唾液、分泌物等对患牙的污染,从而提高治疗的成功率;二是能在很大程度上减少口腔诊疗中气溶胶和飞沫的微生物污染;三是结合强力吸引器使用,能极大地降低医务人员暴露的风险。

(5)口腔手术及免疫缺陷患者的诊疗用水应为无菌水。

(二)医务人员的防护

根据口腔科的感染传播途径和诊疗特点,医务人员的防护重点如下。

1.标准预防 口腔科医务人员应遵循标准预防的原则,严格遵守有关规章制度。

(1)手卫生:医务人员频繁接触污染物,且长时间佩戴手套,因此手卫生的重要性更为突出。应避免佩戴手部装饰物,不留长指甲,每次操作前及操作后应严格洗手或进行卫生手消毒。在门诊手术时,应进行外科手消毒。

(2)防护用品的选择:常规必备防护用品有手套、口罩、帽子、护目镜、防护面罩和工作服等,医务人员应根据操作时面临的感染风险高低进行选择。

①手套:为了保护手不被唾液、血液和分泌物污染,避免化学制剂以及锐器刺伤,口腔科医务人员在接触患者和操作时必须佩戴合适的手套。每治疗一个患者应更换手套,并在佩戴前和摘除后进行手卫生,从抽屉取物或接触清洁区的物品时必须摘除手套。常规诊疗需戴清洁手套,手术治疗时则使用无菌外科手套。口腔科常用两种材质的手套,分别是乳胶手套和丁腈手套,二者都具有较好的伸展性、抗撕裂性、耐腐蚀性,但在应用上有所不同。乳胶手套中含有促进剂(二乙基二硫代氨基甲酸锌),会妨碍弹性印模材料的固化反应,因此在使用硅橡胶印模材料时应使用丁腈手套。手部皮肤对乳胶手套过敏者应在选择手套时考虑材质是否合适。手套应摆放在方便取用且避免被喷溅污染的位置,即避开患者头部1m以内的范围。

②口罩:医务人员在诊疗全程应正确佩戴口罩。在没有呼吸道传染病流行时期,进行不产生气溶胶的操作时,如简单的正畸调整、摘除义齿修复体等,可根据情况选择佩戴普通医用口罩;有喷溅操作时,常规佩戴医用外科口罩;面对明确的呼吸道传染病患者且操作具有高度感染风险时,应佩戴医用防护口罩。

③帽子:在口腔科、手术室等诊疗场所及进行无菌操作时,应佩戴医用帽子,以防止医务人员有创操作时头发或头屑落入操作视野或无菌范围内。同时,在发生气溶胶和飞沫喷溅时,也能避免头发和头皮受到污染。

④护目镜和防护面罩:在口腔诊疗操作过程中,为了防止眼部被含有病原微生物的气溶胶、飞沫以及飞溅的材料污染和损伤,应当佩戴护目镜或防护面罩。护目镜应具有防起雾功能、视野清晰、无屈光度,且形状贴合眼部,眼周边有屏障保护结构。戴有眼镜或放大镜的操作者可佩戴防护面罩,更为方便和舒适,同时还能保护面部及颈部。护目镜和防护面罩分为复用和一次性使用两种类型。复用型防护物品使用后应根据产品说明书进行有效清洗消毒后才能再次使用。

⑤工作服(包含医用隔离衣/手术衣及洗手衣):医用隔离衣/手术衣用于保护医务人员(避免其受到血液、体液和其他感染性物质的污染),或用于保护患者(避免其受到感染)。一些国家的口腔防控指南强调医务人员可将洗手衣、裤作为基本穿着,工作时另加一层一次性使用或复用手术衣或工作制服。无论穿哪种类型的工作服,离开工作场所时必须脱除。工作服应定期清洗更换,如果长时间暴露在气溶胶环境中或被可见污染物污染,应及时更换。

⑥鞋类:口腔科医务人员应穿具有防滑功能、便于清洗且脚部全包的工作鞋,防止脚部在操作时被落下的锐器刺伤或被各类化学制剂飞溅污染。

(3)锐器处置:口腔科医务人员因频繁使用锋利器械,加上操作时视野受限,针刺伤的发生风险较高,因此正确处理好锐器尤为重要。医务人员之间不得直接用手相互传递手术刀和刮治器类器械。复用器械使用过后应直接放置在专用盒匣或能固定器械的容器中,一次性锐器放入锐器盒。注射器如需再次使用,应采用单手套针帽,使用后将针头及时投入锐器盒。

(4)诊疗环境的清洁消毒:口腔科门诊环境容易被污染。一方面是医务人员的手频繁接触患者口腔内唾液、血液等污染物又接触到门诊内其他物体表面;另一方面是含有病原微生物的气溶胶、飞沫、粉尘喷溅到物体表面。为了便于管理,门诊环境物体表面可分为如下区域。

①容易被喷溅污染或被频繁接触造成的感染传播风险较高的区域,属于高频接触面(临床接触面),如操作台面、综合治疗台的灯柄、头靠、椅背、吸唾器、痰盂、相邻的管线等,这些区域应在每位患者诊疗结束后进行清洁和消毒。推荐使用一次性消毒湿巾,可同时完成清洁、消毒工作。隔离膜覆盖的区域每次用后需更换清洁隔离膜。

②口腔科门诊内其他一些区域虽然也可能被污染,但造成感染传播的风险较低,如助手工作台、洗手池、地面等,属于中风险区域(内务面)。应每日消毒1~2次,遇可见污染物时需立即进行清洁消毒。

③口腔科门诊内存放清洁无菌物品的抽屉、柜子等属于清洁区,不可与污染物品混放,被污染的手更不可接触这些区域和清洁、无菌物品。同时,也应定期进行清洁和整理。

(5)医用织物:在进行牙体制备、义齿修复、超声洁治等操作时,常使用吸水力较强的复用治疗巾,放置于患者的颈、胸部,以防止喷溅的水和粉尘污染患者。这些在治疗中属于低风险织物,应一人一换,并按相应规范进行回收、清洗,达到中水平消毒效果后方可再次使用。口腔科门诊手术使用的无菌治疗巾、孔巾等,应按规范处置后再进行灭菌处理。

(6)安全注射:口腔诊疗过程有较多药剂冲洗、局部麻醉注射等操作,因此安全注射相关防控也是医院感染管理的一个重点。

2. 四手操作 四手操作是口腔科门诊大力推广的技术,是指一位医生和一位护士共同配合为一位患者进行诊疗的操作方法。护士负责准备器材、调节灯光、传递器械等,医生的手只接触患者的口腔和检查盘里的器械,从而避免污染的手接触周边环境物品,保障无菌操作的实施。同时,护士及时吸取患者口腔内唾液、血液和分泌物,降低了医源性感染的发生风险。此外,护士有序摆放和准确传递器械也减少了针刺伤的发生。

3. 暴露后的预防 口腔科全体工作人员应对职业暴露后的处置进行培训和演练,掌握正确的处置方法与原则,并建立暴露后跟踪监测记录。

4. 免疫接种 由于口腔科医务人员长期暴露于各种传染性疾病病原体中,预先接种特定疾病疫苗(如乙型肝炎、流感、疱疹、风疹、破伤风等疫苗)能极大程度地降低相关感染性疾病的发生率。

三、口腔科门诊的环境卫生学控制及环境卫生学监测

口腔科门诊的空气和物体表面都容易被气溶胶和飞沫污染。

(一)空气净化

采取的措施有以下几种。

1. 控制口腔科门诊空气污染来源

(1)控制患者口腔内微生物含量。

①诊疗开始前使用具有抑菌功能的漱口水让患者含漱2~3 min,以减少口腔中的细菌。

②运用橡皮障技术,将涡轮手机通过屏障与口腔中的唾液及分泌物隔离,以减少涡轮手机喷溅出的气溶胶中唾液及分泌物的含量。

③使用吸唾技术,减少气溶胶喷溅到空气和环境中的气雾量。

(2)将牙科水路系统中的微生物控制在安全范围内:欧美国家对口腔诊疗用水的微生物要求为

100～500 CFU/mL；我国部分省市和专业团体相继出台了相关地方及团体标准，规定诊疗用水细菌菌落总数不得超过 100 CFU/mL。常规采取物理机械冲洗和化学消毒相结合的方式，控制口腔水路系统中的微生物含量。

①所有水路系统及气体输送管路均应安装防回吸阀门。

②牙科水路物理冲洗：每日开诊前，对三用气枪、手机转接口、超声洁牙机转接口冲洗 2～3 min，利用机械力量冲刷管腔内的浮游微生物。在诊疗时，每两位患者之间需空转涡轮手机 20～30 s，将手机内因回吸而进入管腔的微生物随水流排出。

③水质过滤和管道干燥：市政饮用水作为输入水时，应在进入口腔科水路处安置粗过滤器和微过滤器，用于过滤水中的微生物和杂质，并参照装置说明定期清洗或更换滤网、滤膜。独立储水器内的诊疗用水应每日更换，并在当日诊疗结束后排尽剩余用水。无论采用哪种供水方式，每日诊疗结束后都应将综合治疗台水路管道内的余水排空，以减缓管腔内微生物的滋生。

④由于口腔科水路管腔直径细窄、内壁光滑，极易形成生物膜，仅用机械冲洗无法清除已经形成的生物膜，因此有必要结合化学消毒的方式抑制微生物的释放。对于独立水罐供水的设备，可直接在水罐中注入适当浓度的化学消毒剂，利用综合治疗台的动力冲洗消毒水路系统，并在消毒结束后再使用清水或纯水将管道里的消毒剂彻底冲洗干净。对于连接市政供水和纯水设备的综合治疗台，可通过内置或外置式口腔科水路消毒设备对口腔科水路进行清洗消毒。定期进行化学消毒时，可根据口腔诊疗用水微生物的监测结果调整消毒的频次和消毒剂浓度。常用消毒剂有低浓度次氯酸、氧化物、过氧化氢、银离子、碘离子等。

2. 降低口腔科门诊内已产生的气溶胶和粉尘的浓度　根据口腔科门诊空气污染的特点，结合国家相关规范和指南，采取以下方式。

(1)通风换气：自然通风是目前相关规范和标准首选的空气净化方式，尤其适用于口腔科门诊。每天应开窗换气 2～3 次，每次不少于 30 min。

(2)机械通风或中央空调通风系统：在通风不良的口腔科门诊或开启中央空调的季节，通过中央空调新风系统和机械通风产生的气流，将污染的空气和浮尘排出门诊，以达到稀释空气中污染物的目的。同时，门诊内空调系统的送风口不宜安装在患者头部及器械台正上方，排风口宜设置在头部附近且高于地面 10 cm 处。

(3)动态空气消毒设备：可在有人的情况下持续对空气进行消毒，通常安装在通风不良的口腔科门诊、门诊手术室及种植诊室。其作用原理是将污浊的空气吸入设备内部进行消毒杀菌处理成洁净空气后，再重新排出到所在空间内。启用时需常规关闭门窗以达到最佳的空气净化效果。

(4)紫外线消毒：用于在无人情况下对口腔科门诊的空气进行消毒。如果采取悬吊式紫外线灯进行消毒，应定期对灯管表面进行清洁和维护。

(二)口腔科门诊的卫生学设计

为控制医院内交叉感染，口腔科门诊的选址布局必须合理。基本的建筑功能区包括诊疗区(如诊室、放射室等)、器械处理区、医疗辅助区(如负压吸引设备区、压缩空气设备区、医疗废物暂存区和(或)污水处理区)、候诊区、技工室、工作人员办公区及生活区等(图 7-11)。卫生学设计原则如下。

(1)诊室、器械处理区、压缩空气设备区、放射室、候诊区应单独设置。

(2)空气压缩机进气口位置应远离污染源，且进入诊疗区的压缩空气应进行去油处理。

(3)如果独立的口腔科门诊空间有限，可将医疗废物暂存、医疗废水处理、负压吸引系统放置在同一个区域。

(4)负压吸引系统排气口应远离建筑主要出入口、压缩空气设备进气口和人群聚集的场所。

(5)两牙科综合治疗台间宜设物理隔断,隔断高度应≥1.8 m,每台牙科综合治疗台的建筑面积不少于30 m²,净使用面积不少于9 m²。

(6)每两台牙科综合治疗台至少应配备1个洗手设施,宜安放在医务人员操作后侧或右侧。洗手设施包含水池、水龙头(非手触式)、皂液及干手设备。

(7)器械处理区应符合相关规范要求。

(8)放射室的建筑面积及防护要求应符合相关标准。

(9)技工室(含模型灌注)应通风良好。

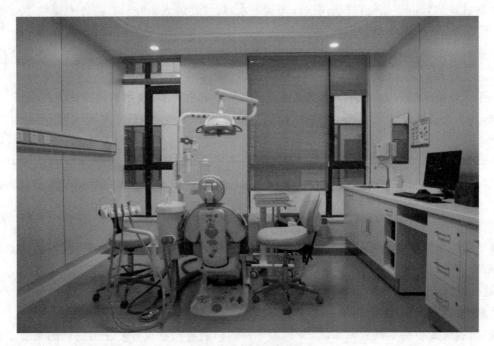

图7-11 口腔科门诊图

(三)环境卫生学监测

口腔科门诊应定期对空气、物体表面和医务人员的手等进行采样检测。依据《医院消毒卫生标准》(GB 15982—2012)及《医务人员手卫生规范》(WS/T 313—2019),空气以Ⅱ类环境细菌菌落总数≤4 CFU/(15 min·直径90 mm皿)、Ⅲ类环境≤4 CFU/(5 min·直径90 mm皿)为合格;物体表面以细菌菌落总数≤5 CFU/cm²(Ⅱ类环境)、≤10 CFU/cm²(Ⅲ类环境)为合格;医护人员手以细菌菌落总数≤10 CFU/cm²(卫生手消毒后)、≤5 CFU/cm²(外科手消毒后)且未检出致病菌为合格。

四、口腔器械和物品的处置及管理

(一)口腔器械的处置及管理

口腔器械的多样性及其结构的复杂性决定了其处置的环节多、难度大。应先按照口腔器械危险的程度进行分类后再分别处置,现将相关规范中口腔器械处置流程的要点介绍如下。

1.回收 复用器械应尽快进行预处理,及时去除可见的污染物,车针类小器械需保湿暂存,牙科手机、超声手柄等需干燥暂存。预处理可以去除口腔器械上的大部分污染物,从而提高口腔器械清洗的质量。所有口腔器械在完成预处理后应置于密闭容器暂存和转运。

2.清洗 小器械应使用超声清洗机进行清洗,而刮治器、钳夹、剪刀、牙科手机等可以使用清洗设备或手工清洗。对于能拆开的牙科手机(如种植手机)、工作手柄(如超声手柄)等,必须拆开进行清洗。无论采用哪种清洗方式,都需要采取降低气溶胶污染的措施,如设备加盖或在液面下刷洗。口腔器械清洗人员需要穿戴帽子、口罩、防护面罩、袖套、防水围裙等防护物品。

3. 消毒和干燥 口腔器械清洗后的消毒是一些口腔科门诊容易忽视的环节,宜配备器械清洗设备和器械干燥柜,通过机械清洗和高温干燥的过程对口腔器械进行消毒。没有清洗干燥设备或消毒不耐高温的口腔器械时可使用中等水平及以上的消毒剂按规范进行浸泡消毒,再用低纤维清洁布拭干口腔器械。

4. 检查保养和包装 相当于质量检查的环节,小器械的黏附物不易清洗,一些扩塑针、车针等在使用后时常发生螺纹变形或尖端折断,因此应在放大镜下检查口腔器械的清洗质量、有无损坏,若发现问题,应及时返洗或丢弃,以避免安全隐患。在牙科手机和特殊的口腔器械中注入适量的专用润滑剂,可延长其使用寿命。对于口腔科高度危险的器械物品,为了便于转运和保存,多采取一次性纸塑袋或医用无纺布进行独立或同类别包装。一些锋利、精密及套装器械可放置于带固定装置的器械盒内,并在灭菌时,器械盒外再用一次性纸塑袋或医用无纺布进行包装。中度危险的口腔器械在消毒完后可置于清洁容器或清洁袋中,并标注好消毒日期及有效期备用。

5. 灭菌 口腔科门诊多使用小型蒸汽灭菌器,应针对口腔器械结构的特点选择最佳灭菌周期。灭菌器内器械物品应单层、间隔、有序地摆放,以避免出现"湿包"现象。每个灭菌周期都应进行物理、化学监测,并每月进行生物监测。监测合格后方可投入使用,并记录相应监测结果且保存三年。

6. 口腔器械的存放和管理 灭菌器械、消毒器械以及一次性清洁物品应分开存放。存放柜应进行划分,上层放置灭菌物品,中层或下层放置清洁物品,以方便取用和管理。经过消毒和灭菌处理的口腔器械,在不同的包装材料中储存的有效期不同,应做好消毒日期和有效期的标注,并按有效期顺序摆放,定期清理。

(二)其他器械、物品的处置及管理

(1)印模托盘、口内定位器、塑料开口器等属于中度危险器械,应进行高水平消毒或灭菌。如果材质不耐高温,可采用浸泡消毒的方式,消毒完毕后用无菌蒸馏水将残留的消毒剂彻底冲洗干净,干燥后清洁保存。从口内取出的印模(阴模)应先在流动水下冲洗,再进行中水平消毒,达到消毒所需时间后再用流动水冲去消毒剂,放入加盖容器或清洁塑料袋内,并尽快送至技工室进行石膏灌注,以保证消毒效果,防止干燥变形。制作完成的修复体、矫治器在患者佩戴前,或从临床返回到技工室修改前,应进行中水平消毒,再装入一次性清洁袋或纸盒中,标注已消毒。

(2)调拌板(碗)、调刀、技工钳、打孔器、卡尺等物品不接触患者皮肤黏膜,属于低度危险品,每位患者使用完复用物品后应更换,并采取中、低水平消毒方式,清洁保存。临床上使用的抛光布轮、抛光砂等应在每两位患者间进行更换,并每日对抛光机进行清洁。

口腔科常用器械危险程度分类,消毒、灭菌水平及储存要求见表7-5。

表 7-5 口腔器械危险程度分类,消毒、灭菌水平及储存要求

危险程度	口腔器械分类	消毒、灭菌水平	储存要求
高度危险	拔牙器械:拔牙钳、牙挺、牙龈分离器、牙根分离器、牙齿分离器、凿等	灭菌	无菌保存
	牙周器械:洁治器、刮治器、牙周探针、超声工作尖等		
	根管器具:根管扩大器、各类根管锉、各类根管扩孔钻、根管充填器等		
	手术器械:包括种植牙、牙周手术、牙槽外科手术用器械,以及种植牙用和拔牙用牙科手机等		
	其他器械:牙科车针、排龈器、刮匙、挖匙、电刀头等		

续表

危险程度	口腔器械分类	消毒、灭菌水平	储存要求
中度危险	检查器械：口镜、镊子、器械盘等	灭菌或高水平消毒	清洁保存
	正畸用器械：正畸钳、带环推子、取带环钳子、金冠剪等		
	修复用器械：去冠器、拆冠钳、印模托盘、垂直距离测量尺等		
	各类充填器；银汞合金输送器		
	其他器械：牙科手机、卡局式注射器、研光器、吸唾器、三用枪头、成形器、开口器、金属反光板、拉钩、挂钩、口内X光片夹持器、橡皮障夹、橡皮障夹钳以及用于舌、唇、颊的牵引器等		
低度危险	调刀：模型雕刻刀、钢调刀、蜡刀等	中、低水平消毒	清洁保存
	其他器械：橡皮调拌碗、橡皮障架、打孔器、牙锤、聚醚枪、卡尺、抛光布轮、技工钳等		

五、口腔诊疗设备

口腔诊疗设备种类繁多、结构精密、材质各异，且构成部件多、价格昂贵，一台设备可涉及几种不同类别的危险器械，特殊设备及其材质对消毒剂和消毒工具有专门要求，因此需要尽可能按产品说明书对设备进行使用，并对配件进行消毒和维护。

（一）动力设备

动力设备即在患者口腔内为操作提供动力的设备。其工作端多属于高度危险器械，与之相连接的工作手柄如果是可拆卸的，则可归为中度危险器械。设备的操作面板和各种电源线因为距离口腔较近，会被医务人员的手或喷溅物污染，因此属于低度危险器械或部件。每个部件应根据器械危险分类采取相应的灭菌或消毒方式。有一些设备工作端因其材质的特殊性，灭菌的方式会有所不同，如激光治疗仪的探头需要低温灭菌；口腔内扫描设备的探头属于中度危险器械，使用时应套上一次性保护套，并在每位患者使用完后更换；复用探头应按说明书要求每次进行清洁，并采用高水平消毒或灭菌处理，其操作面板应在每两位患者间进行一次中水平消毒。

（二）光学设备

光学设备，如显微镜的镜头、放大镜，属于低度危险器械。应在每次使用完后用光学专用纤维布蘸取无水酒精或专用试剂进行清洗和消毒。

六、医疗废物、废水管理

口腔科诊疗产生的医疗废物较多，需要按照国家相应法规进行处置。诊疗时产生的废水应通过废水处理系统进行无害化处理，并根据要求定期对污水进行微生物、理化检测等，符合《医疗机构水污染物排放标准》后方可排放。

口腔科门诊属于医院感染管理的重点部门，医务人员必须学习和掌握感染防控的相关法律、规范和标准。医院感染管理部门应根据这些法律法规制定相关的制度和流程，便于医务人员在医疗实践中遵照执行。同时，要加强监督和指导，定期进行消毒灭菌效果的监测，确保医院感染防控措施得到有效落实，从而保障医疗质量和安全。

第八节　血液透析室(中心)的医院感染预防与控制

血液透析是肾脏代替治疗的一种方式,它可以帮助肾脏功能受损的患者排除体内的毒素和多余水分。血液透析需要将血液引出体外,通过血液透析机,利用物质的弥散、对流等原理,在透析器膜两侧使血液和透析液进行交换,从而清除体内毒素与水分。然而,血液透析室(中心)是各种感染的高发场所,感染是血液透析患者重要的并发症和死亡原因之一。因此,预防和控制血液透析患者的感染性疾病和传染病的播散是至关重要的。

思维导图

一、血液透析室(中心)医院感染控制的基本设施要求

(一)基本设施

(1)血液透析室(中心)的结构和布局:应遵循环境卫生学和感染控制的原则并满足工作需要,确保布局合理、分区明确、标识清楚、功能流程合理。根据接触患者和污染物的风险情况,区域划分为清洁区、潜在污染区、污染区。进入潜在污染区或污染区的物品,未经消毒不得返回清洁区。

(2)血液透析室(中心)手卫生设施:应配备便捷、有效的手卫生设施。每个分隔透析治疗区域均应配置洗手池、非手触式水龙头、洗手液、速干手消毒剂、干手物品或设备。手卫生设施的位置和数量应满足工作和感染控制的需求。

(3)血液透析室(中心)每个透析床(椅)间距应≥1 m。每个透析单元应配备独立壁式电源插座组、反渗水供给接口、透析废液排水接口、供氧装置、中心负压接口或可移动负压抽吸装置。

(4)应配备充足的防护用品,如手套、口罩、工作服、护目镜或防护面罩等。

(5)血液透析治疗室(中心)应达到《医院消毒卫生标准》的Ⅲ类环境标准,具备通风设施和(或)空气消毒装置,确保光线充足、通风良好。

(二) 传染病隔离透析治疗室(区)

(1)设置隔离透析区域。对于乙型肝炎、丙型肝炎、梅毒及艾滋病等血源性传染病患者,应在隔离透析治疗室(区)进行专机血液透析。这些区域应配备专用的设备和物品,并有明确标识,且不得和普通透析治疗室(区)之间交叉使用。条件允许的情况下,患者也可进行居家透析治疗。

①急、慢性丙型肝炎患者,在接受血液透析治疗期间,若HCV-RNA转阴(采用高灵敏度检测方法,HCV-RNA≥15 IU/mL),则自首次报告转阴之日起6个月内,在每个透析日应第1个进行血液透析且相对固定透析机位,继续在隔离透析治疗室(区)透析。期间应每月监测1次HCV-RNA。

②对于监测HCV-RNA持续阴性达到6个月以上的患者,可安置于普通透析治疗室(区)进行血液透析,安排末班透析并相对固定透析机位,并在接下来的1、3、6个月各检测1次HCV-RNA。

③对于乙型肝炎病毒重叠丙型肝炎病毒感染的患者,应在隔离透析治疗室(区)进行专机血液透析。如条件有限,可在乙肝透析治疗区透析,但需相对固定透析机位,并安排末班透析。

(2)同时设置普通透析治疗室(区)和传染病隔离透析治疗室(区)的血液透析室(中心),物品的流动应遵循被污染且未经消毒的物品不得逆向流动的原则。

(3)传染病隔离透析治疗室(区)的护理人员应相对固定。每班次应设置专职护士进行相关操作,实行封闭管理,避免传染给传染病隔离透析治疗室(区)和普通透析治疗室(区)的血液透析患者。护理人员应加强防护。

(4)根据《血液净化标准操作规程(2021版)》的建议,人类免疫缺陷病毒阳性或确诊传染性梅毒的血液透析患者应到指定传染病专科医疗机构或卫生健康行政部门指定的医疗机构接受血液透析治疗,或进行居家血液透析治疗。

(5)在呼吸道传染病流行期间,血液透析前应对患者进行体温检测等预检分诊措施。合并呼吸道

感染/传染病的患者进入血液透析室（中心）时，应佩戴一次性医用外科口罩。

二、血液透析室（中心）医院感染控制的规章制度

血液透析室（中心）应根据《医院感染管理办法》《医疗废物管理条例》《医院感染暴发报告及处置管理规范》《医院隔离技术标准》《医院感染监测标准》《医务人员手卫生规范》《医疗机构环境表面清洁与消毒管理规范》《医院感染暴发控制指南》《丙型肝炎病毒（HCV-RNA）检测结果转阴患者血液透析管理方案》等国家法律、法规及相关文件，结合医疗机构的具体情况，建立血液透析室（中心）医院感染控制制度、流程和预案，并组织相关人员进行学习，确保熟练掌握。每年至少进行1次培训与考核。

三、血液透析患者治疗前的准备

（1）首次开始血液透析、由其他血液透析室（中心）转入或近期接受血液制品治疗的患者需要进行乙型肝炎病毒、丙型肝炎病毒、梅毒螺旋体及人类免疫缺陷病毒标志物（包括抗原和（或）抗体）的检测，并推荐同时检测 HBV-DNA 和 HCV-RNA。登记患者的检查结果，并保留原始记录。

（2）在进行血液透析治疗前，需要告知患者可能带来的血源性或呼吸道传染病感染风险，要求患者遵守相关的传染病控制规定，并签署知情同意书。

（3）对于首次开始血液透析的患者、新转入的患者、既往或现患肺结核的患者，应进行相关影像及结核感染标志物的检查。

（4）需要建立患者病历档案，并在排班表、病历及相关文件上对合并传染病的患者进行明确标识。

四、血液透析治疗过程中的规范化操作

（1）患者进行血液透析治疗时，应严格限制非工作人员进入血液透析治疗室（区）。

（2）对于以中心静脉导管或移植物内瘘作为血管通路的患者，血管通路的连接和断开均应遵守无菌操作原则。

（3）进入患者组织、无菌器官的诊疗器械、器具和物品应达到灭菌水平。

（4）接触患者完整皮肤、黏膜的诊疗器械、器具和物品应达到消毒水平。

（5）各种用于注射、穿刺、采血等有创操作的医疗器具应一人一用一灭菌。

（6）一次性诊疗器械、器具（包括注射器等）不得重复使用。

（7）血液透析室（中心）使用的消毒药械、一次性医疗器械和器具应符合国家有关规定。

（8）治疗药品的配制应按如下方法进行：

①对于治疗过程中所需的肝素溶液、低分子量肝素制剂、红细胞生成刺激剂、铁剂等药品的配制，必须在血液透析治疗准备室内针对每位患者进行配制。

②配制后的药品应直接送至每位患者的透析单元，并清楚标识，确保一人一用。已经进入血液透析治疗室（区）的药品不可返回到血液透析治疗准备室。

（9）对于需要紧急血液透析治疗但血源性传染病标志物检测结果尚未回报的患者，可安排使用急诊血液透析机进行治疗，并在血液透析结束后对血液透析机表面和内部进行严格消毒。

（10）导管相关血流感染的管理要求如下。

①有健全的预防导管相关血流感染的规章制度，并落实预防与控制导管相关血流感染的工作规范和操作规程。

②应由取得资质并经过相应技术培训的医生、护士执行血管导管的留置、维护及使用。

③及时评估患者发生导管相关血流感染的风险因素，实施预防和控制导管相关血流感染的工作措施。

④中心导管置管环境应符合《医院消毒卫生标准》中医疗机构Ⅱ类环境要求。

⑤医疗机构应建立导管相关血流感染的主动监测和报告体系，开展导管相关血流感染的监测，并定期进行分析反馈，持续进行质量改进，以有效降低导管相关血流感染发病率。

（11）导管相关血流感染的预防措施如下：

①严格执行无菌操作规程,并按照《医务人员手卫生规范》执行手卫生。
②保持导管局部清洁干燥,观察穿刺点渗血、渗出情况,若敷料出现潮湿、松动、可见污染物时应及时更换,并告知患者在沐浴或擦身时避免导管淋湿或浸入水中。
③中心静脉置管后,应使用不含防腐剂的生理盐水或肝素盐水进行常规冲管和封管,以预防导管堵塞。

五、血液透析治疗结束时的消毒

(1)每班次血液透析结束时,血液透析治疗室(区)应保持良好的通风;每日血液透析结束后,应进行有效的空气净化或消毒。

(2)血液透析结束时,患者使用的床单、被套、枕套等物品应每班次一人一用一更换。

(3)每次血液透析结束时,应按照专业规范要求对透析单元内所有的物体表面、地面进行清洁消毒。

①血液透析室(中心)环境、物体表面的清洁与消毒:应遵循先清洁再消毒的原则,根据环境、物体表面及其污染程度选择有效的清洁剂或消毒剂。

②采用 500 mg/L 含氯消毒剂或其他有效消毒剂对血液透析机外部等物体表面进行擦拭消毒;如果有血液污染,应立即用一次性布巾(浸有 2000 mg/L 含氯消毒剂)或可吸附的材料清除血迹后,再用 500 mg/L 含氯消毒剂擦拭消毒,并做好记录。

(4)每次血液透析结束后,必须使用符合国家要求的消毒剂对机器内部管路进行消毒。

(5)血液透析过程中如发生透析器破膜或传感器渗漏,应在血液透析结束时立即对血液透析机进行消毒,传感器渗漏至根部时应更换血液透析机内部传感器,经处理后的血液透析机方可再次使用。

(6)按照水处理系统的使用说明书要求,定期对水处理系统进行冲洗消毒。

(7)高频接触的位置和物品,如护士站桌面、电话按键、电脑键盘、鼠标等,应保持清洁,必要时可使用消毒剂进行擦拭消毒。

(8)不同区域使用的清洁工具应明确标识并分区使用,分别清洗、消毒后分开干燥存放。

(9)加强多重耐药菌医院感染的预防与控制,严格执行无菌操作规程并落实手卫生规范。

(10)多重耐药菌感染患者血液透析治疗后的消毒隔离方法:应按《医疗机构消毒技术规范》的要求加强多重耐药菌感染患者诊疗环境的清洁、消毒工作,尤其是高频接触的物体表面,并遵循先消毒再清洁的原则。

六、医疗污物及废物处理

医疗废物应遵循《医疗废物管理条例》及其配套文件的要求进行分类管理,封闭转运;排出的污水应遵循《医疗机构水污染物排放标准》的要求进行处理。

(1)遵循医疗废物与生活垃圾分类处理原则。
(2)使用专用包装袋或容器,包装应防渗漏、遗撒和穿漏。
(3)按规定的时间、线路移送到暂时存放处,并定期进行清洁消毒。
(4)暂时存放时间不得超过 24 h。

七、感染控制监测

(一)血液透析室(中心)物体表面和空气监测

根据《血液净化标准操作规程(2021 版)》要求,血液透析室(中心)空气、物体、机器表面及医务人员的手需每月进行病原微生物的抽样监测,并保留原始记录,建立登记表。

(二)血液透析患者传染病病原微生物监测

(1)首次开始血液透析、新转入或近期接受过血液制品治疗的患者,即使血源性传染病标志物检测阴性,也要在至少 3 个月内重复检测传染病标志物。

(2)维持性血液透析患者血源性传染病标志物应每 6 个月检查 1 次,保留原始记录并登记。

(3)出现不能解释的肝脏转氨酶异常升高的血液透析患者,应进行 HBV-DNA 和 HCV-RNA 定量检测。

(4)如有患者出现乙型肝炎病毒标志物或丙型肝炎病毒标志物转阳,应立即对其密切接触者(使用同一台血液透析机或相邻透析单元的患者)进行乙型肝炎病毒或丙型肝炎病毒标志物检测(包括 HBV-DNA 和 HCV-RNA 检测),结果阴性的患者应在 3 个月内重复检测。

(5)建议乙型肝炎病毒易感(HBsAb 阴性)患者接种乙型肝炎疫苗;丙型肝炎患者进行药物治疗。

(三)软水器出水硬度监测

每天血液透析治疗前进行 1 次树脂罐(软水器)出水硬度的检测,推荐软水器出水硬度<1 GPG(或 17.1 mg/L)。

(四)活性炭罐出水总氯监测

每天血液透析治疗前进行 1 次活性炭罐出水的总氯含量的检测,结果应小于或等于 0.1 mg/L。

(五)透析用水和透析液监测

(1)每年每台机器应至少进行 1 次透析液的细菌和内毒素检测。

(2)每月应进行 1 次透析用水和透析液的细菌检测,保持细菌菌落总数≤100 CFU/mL,若细菌菌落总数>50 CFU/mL,应进行干预。

(3)至少每 3 个月进行 1 次内毒素检测,保持透析用水内毒素≤0.25 EU/mL,透析液内毒素≤0.5 EU/mL。超过最大允许水平的 50%时应进行干预。

(4)透析用水的细菌或内毒素水平达到干预水平时,应对水处理系统进行消毒;若仅透析液的细菌或内毒素水平超标,则应对所有同型号血液透析机进行透析液细菌和内毒素检测,并校验血液透析机消毒程序。

(5)定期对反渗机和供水管路进行消毒和冲洗,冲洗后应检测消毒剂残留量,并保存记录。

(六)透析用水的化学污染物监测

至少每年测定 1 次透析用水的化学污染物,检测结果必须符合国家行业标准的要求。

八、血液透析室(中心)工作人员职业安全防护和手卫生规范

(一)工作人员职业安全防护

(1)血液透析室(中心)工作人员上岗前应掌握和遵循血液透析室(中心)感染控制制度和规范。

(2)建立工作人员健康档案,每年至少进行 1 次健康体检以及乙型肝炎病毒、丙型肝炎病毒、梅毒螺旋体和人类免疫缺陷病毒的标志物检测,并妥善保存体检资料。

(3)在基于标准预防的基础上合理选择个人防护装备。

(4)工作人员遇锐器伤后应遵循《血源性病原体职业接触防护导则》的要求进行处理。

(5)根据《血液净化标准操作规程(2021 版)》,医务人员在执行可能暴露于血液、体液的操作(血管穿刺及血管通路连接与断开等操作)时,应遵循标准预防的个人防护装备使用要求,合理选择所需的个人防护装备。

(二)工作人员手卫生规范

(1)根据中华护理学会血液净化专业委员会(2019 年 8 月)发布的《血液透析操作手卫生时机专家推荐》,在以下时机应进行手卫生。

①上机:详细内容见表 7-6。

表 7-6　上机手卫生规范

操作目的	操作行为	手卫生时机	手卫生次数
进入治疗单元	戴口罩前	时机 1	
物品检查 管路安装 执行预充 设定治疗参数	开机自检		执行第一次
	查对并连接浓缩液		
	机器自检通过		
	查对并安装管路		
	执行管路预充		
	设置治疗参数		
患者评估	患者评估前:BP、P、AVF	时机 1	执行第二次
穿刺部位消毒 戴手套穿刺、连接	戴手套前	时机 2	执行第三次
	穿刺/导管操作 (消毒、穿刺等)、固定、连接		
检查体外循环 治疗参数查对 完成记录	检查体外循环、参数核对、擦机器、脱手套后	时机 3	执行第四次(擦拭机器前手套有肉眼可见血迹时需更换手套,并执行手卫生)
	测血压、记录后	时机 1、时机 4	执行第五次 共 5 次

②巡视:详细内容见表 7-7。

表 7-7　巡视手卫生规范

操作目的	操作行为	手卫生时机	手卫生次数
每小时巡视患者	测血压、心率		执行一次 (4 患者人/5 次)
	记录治疗参数		
	询问患者主诉	时机 1、时机 4	

③下机:详细内容见表 7-8。

表 7-8　下机手卫生规范

操作目的	操作行为	手卫生时机	手卫生次数
结束治疗,准备回血 完成回血 断开连接结束治疗	机器操作界面回血前戴手套、开启回血泵、回血	时机 2	执行第一次(进入透析单元前,准备好消毒湿巾或抹布放置在机器上)
	断开并拔出穿刺针		
体外循环管路 排空执行机器水路及表面消毒	排空、移除管路、擦机器、脱手套后	时机 3	执行第二次(擦拭机器前手套有肉眼可见血迹时需要更换手套,并执行手卫生)
测血压、记录	后(下一个操作前)	时机 1	执行第三次

④手卫生时机及操作行为:详细内容见表 7-9。

表 7-9　手卫生时机及操作行为

手卫生时机	操作行为
时机 1:接触患者前	保护患者不受工作人员手上的细菌侵害

续表

手卫生时机	操 作 行 为
时机2:执行清洁/无菌操作前	保护患者不受有害细菌的侵害,防止包括患者携带的细菌在内的有害菌侵入患者体内
时机3:体液暴露风险后	摘除手套立即洗手,保护自己和环境不受有害细菌的侵害
时机4:接触患者后	保护自己和环境不受有害细菌的侵害
时机5:接触患者周围环境后	接触任何患者周围环境或其中的物品、器皿后应洗手保护自己和环境不受有害细菌的侵害

(2)手套是保护医务人员双手的一道屏障,为尽可能地隔绝患者的血液、体液等污染,在以下时机应戴手套。

①接触透析单元内可能被污染的物体表面时戴清洁手套。
②注射药物、抽血、处理血培养标本、处理插管及通路部位、处理或清洗血液透析机等操作时戴清洁手套。
③进入不同治疗单元、清洗不同机器时应洗手或使用速干手消毒剂进行卫生手消毒,并更换清洁手套。
④进行深静脉插管、拔管和连接血管通路以及移植物内瘘穿刺时戴无菌手套。
⑤处理医疗废物时要戴清洁手套。
⑥复用透析器的工作人员应戴清洁手套。

(3)以下为不戴手套的时机:
①血液透析前准备(检测血液透析机、安装及冲洗管路和透析器)。
②测量患者血压等体检操作。
③离开透析单元时,应脱下手套,并进行手卫生消毒。
④配制各种药品。
⑤接触医疗文件。
⑥接触门把手、电脑、键盘、电话等公用物品。
⑦接触手机等个人用品。

九、医疗机构医院感染和传染病上报

(一)血液透析室(中心)医疗机构内发生医院感染的上报要求

(1)医疗机构经调查证实发生以下情形之一时,应于12 h内向所在地的县级地方人民政府卫生行政部门报告,并同时向所在地疾病预防控制机构报告。
①5例以上的医疗机构相关感染暴发。
②由于医疗机构相关感染暴发直接导致患者死亡。
③由于医疗机构相关感染暴发导致3人以上人身损害后果。

(2)医疗机构若发生以下情形之一时,应按照要求进行报告。
①10例以上的医疗机构相关感染事件。
②发生特殊病原体或新发病原体的医疗机构相关感染。
③可能造成重大公共影响或严重后果的医疗机构相关感染。

(二)血液透析室(中心)新发传染病患者的上报要求

根据《突发公共卫生事件与传染病疫情监测信息报告管理办法》,血液透析室(中心)新发传染病患者的上报要求如下。

(1)甲类传染病和乙类传染病中的肺炭疽、传染性非典型肺炎、脊髓灰质炎、人感染高致病性禽流感的患者或疑似患者,以及其他传染病和不明原因疾病暴发时,应在 2 h 内上报。

(2)其他乙、丙类传染病患者或疑似患者,在诊断后 24 h 内上报。

(3)新发传染病的血液透析患者应填写传染病报告表。

第九节　感染性疾病科的医院感染预防与控制

思维导图

感染性疾病科是综合医院中承担感染性疾病筛查和诊治工作的科室。感染性疾病主要包括传染病和非传染性感染病,收治非传染性感染病患者的区域无特殊要求,而收治传染病患者的区域要考虑保护医务人员、防止医源性感染等多方面的因素,在选址、平面布局和流线设计等方面均有特殊要求,因而从设计阶段开始对建筑合理性的把控显得尤为重要。

根据《中华人民共和国传染病防治法》《卫生部关于二级以上综合医院感染性疾病科建设的通知》要求,各级综合医疗机构应设置感染性疾病科,包括感染性疾病科门诊及感染性疾病科病区。其中,感染性疾病科门诊包括功能相对独立的呼吸道发热门诊、肠道门诊、肝炎门诊、艾滋病门诊等,其设备应相对独立,内部结构合理,分区明确,工作流程清楚,便于患者就诊,并需符合医院感染预防与控制的要求。

一、环境与设置

(一)感染性疾病科门诊

(1)二级以上综合医院应设立感染性疾病科,没有设立感染性疾病科的医疗机构应设立传染病分诊点。

(2)感染性疾病科门诊应与普通门诊分开,并设立独立的挂号收费处,以及呼吸道发热、肝病和肠道疾病患者的各自候诊区和诊室、治疗室、化验室、放射检查室、隔离观察室、独立药房、专用卫生间等。三级综合医院感染性疾病科门诊还应设立处置室和抢救室等,以便和普通门诊患者分开诊疗,做好传染病的隔离预防工作。特别强调,肠道门诊必须设立专用卫生间。

(3)各诊疗区域应配备合格、必要的感染预防与控制工作相关的设施和物品,包括体温计(枪)、手卫生设施与用品、个人防护用品、卫生洁具、清洁和消毒灭菌产品和设施等,以便随时取用,并安装非手触式水龙头。医务人员每诊疗、护理一个患者,每接触一次污染物品,均应严格执行手卫生,并在必要时戴手套。

(4)医疗机构应设置醒目的标识、告示、指引牌等,指引需要隔离的确诊或疑似传染病患者至感染性疾病科门诊或分诊点就诊。若医疗机构不具备传染病救治能力,应及时将患者转诊到具备救治能力的医疗机构进行诊疗。

(5)医疗机构应根据传染病的流行季节、周期、流行趋势和卫生行政部门发布的特定传染病预警信息,或按照当地卫生行政部门的要求,及时加强对特定传染病的预检、分诊工作。必要时,可设立相对独立的针对特定传染病的预检分诊处,引导患者首先到预检分诊处进行检查,初步排除特定传染病后,再到相应的普通科室就诊。

(6)医疗机构各科室的医生在接诊过程中,应注意询问患者有关的流行病学史、职业史、旅居史等,并结合患者的主诉、病史、症状和体征进行传染病的预检。

(7)诊治经空气或飞沫传播疾病的患者时,其诊室宜安装带有空气净化消毒装置的集中空调通风系统,或使用空气净化消毒设备。有条件的医疗机构可使用负压隔离诊室。

(8)经预检确定为需要隔离的传染病患者或疑似传染病患者,应分诊至感染性疾病科门诊或分诊点就诊,同时对接诊处采取必要的消毒措施。

(9)安排专人负责门诊日志、住院登记和传染病疫情登记的管理工作,及时、准确地报告传染病,并规范记录内容。

(10)根据病原体传播途径,采取相应的消毒隔离措施,选用适宜的防护用品,并正确指导患者使用适宜的防护用品。这些防护用品应符合国家相关标准要求。

(11)保持室内清洁卫生,加强诊室通风,常规每日对空气、物体表面等进行2次清洁和消毒,且遇污染时应立即消毒。

(12)各诊室使用的清洁工具(抹布、拖把等)应定点放置,拖把应标识明显,并分别进行清洗和消毒,不得交叉使用。

(二)感染性疾病科病房

(1)感染性疾病科病房应设在远离食堂和水源处的位置。相邻病区楼房间隔一般为30 m,侧面防护距离为10 m,以防止空气对流传播。其位置应相对独立,与普通病房之间设立隔离带,确保患者在指定区域内活动,不得互串病房或随意外出。病区内部应严格执行"三区两通道",不同区域之间须设"缓冲间",且应标识明确。应设有独立的门户出入,确保至少有两个出入口,以便工作人员与患者能够分开进出,同时应配备必要的卫生消毒设备。中小型医院可在建筑物的一端设立感染性疾病科病房。

(2)病房内应设立淋浴间及卫生间。重症抢救室应配有吸氧装置、吸痰装置、心电图机、监控系统及人工呼吸机、除颤仪、起搏器等抢救设备。

(3)应配备消毒设备及防护用品,如空气净化消毒或紫外线消毒装置、口罩(医用外科口罩和医用防护口罩)、医用隔离衣、医用防护服、护目镜、防护面罩、手套、防护鞋套等。

(4)各诊疗区域应配备手卫生设施,安装非手触式水龙头及干手设施。医务人员每诊疗、护理一个患者,每接触一次污染物品,均应严格执行手卫生,并在必要时戴手套。

(5)病房每一患者使用过的医疗器械、体温计、听诊器等用品均应立即进行清洗消毒,并在出院、转科、死亡后进行终末消毒。

(6)严格执行隔离技术规范,不同传染病患者应分开安置。同类患者每间病房不超过4人,床间距不少于1.1 m;对于疑似传染病、具有高度传染性或由毒力强的菌株所致的感染患者,应单独安置。

(7)隔离病房门口应挂隔离标志,入口设缓冲间。病房内应有流动水洗手设施,并设立独立卫生间。同时,应根据病原体传播途径的不同,采取相应的隔离措施。

(8)患者的排泄物、分泌物及病房污水必须经消毒处理后方可排放(若有完善的污水处理系统,可直接排入下水道);病区产生的生活垃圾均视为医疗废物,应置于双层黄色垃圾袋中,进行有效封口后由专人密闭运送。严格执行医疗废物的分类收集、密闭转运、无害化处理和交接、登记等工作。

(9)应保持病房内清洁卫生,加强通风。常规每日对空气、物体表面等进行2次清洁和消毒,且遇污染时应立即清洁、消毒。

(10)治疗室、配餐室、病房、厕所等应分别设置专用抹布,标记明确,分开清洗,悬挂晾干,并定期消毒。

(11)布巾、地巾应分区使用,使用后的布巾、地巾应清洗干净,并在1000 mg/L含氯消毒剂中浸泡30 min,冲净消毒剂后干燥备用。

(12)探视、陪护管理制度:一般情况下不设探视或陪护。需要留陪时,应由管床医生签署书面同意意见。探视、陪护人员应按传染病隔离预防的要求,在医务人员的指导下做好个人防护,穿戴防护用品进行探视、陪护。

(三)负压病房

1.用途 适用于经空气传播疾病患者的隔离预防,确保医务人员和其他患者不受感染。

2. 建筑布局 负压病房主要由通风系统、病室、缓冲间及独立的卫生间组成。患者通道与医务人员通道必须分开设置,通过缓冲间与病区走廊相连。负压病房设计应考虑最佳地理位置和朝向,确保自然通风和采光。负压病房采用负压通风系统,上送风、下排风。送风口应远离排风口,排风口距地面不小于0.1 m,以确保空气流通效率。

(1)负压病房送风和排风管道上宜设置压力开关型的定风量阀,确保负压病房的送风量、排风量不受风管压力波动的影响。

(2)负压病房内应设立独立卫生间,有流动水洗手和卫浴设施,并配备室内对讲设备。

(3)负压病房宜设计为单人间,以最大化减少交叉感染的风险。若因特殊需求设置为多人间,则人数不宜超过3人,并需确保每个床位周围有足够的空间进行隔离和治疗。

3. 隔离要求

(1)送、排风应经过初、中、高效过滤器三级处理。清洁区每小时换气次数达到6次以上,污染区和潜在污染区的换气次数宜为每小时10~15次,以快速排出负压病房内的污染空气。

(2)应设置压差传感器,用于检测负压值或自动调节不设定风量阀的通风系统的送风量和排风量。应定时检查负压病房的负压指数。相邻相通房间的相对压差不小于5 Pa,负压程度由高到低依次为卫生间、病室、缓冲间、内走廊。同时,位于潜在污染区与清洁区之间的缓冲间应保持对室外的正压,与室外相通区域的相对正压差应不小于10 Pa,以防止污染空气外泄。

(3)每间负压病房宜安排一名患者。在无条件时,可安排同种呼吸道感染性疾病患者共处,并严格限制患者到本病室外活动。

(4)医务人员走廊与各负压病房之间应设立双门密闭传递窗,用于为患者传递食物和药物。患者的餐饮经工作通道送至病区内,餐车不能进入负压病房。可在开水配餐间设立传递窗来接收餐饮,再由负压病房内专用餐车分送,并使用一次性餐具。

(5)医务人员应加强工作的计划性,集中治疗护理,减少出入频率。

(6)应保障通风系统正常运转,并做好设备日常保养。

(7)患者污染物及医疗废物应由负压病房内的污染通道收集密封后送至单独污物间(暂存点)集中,再转运至医疗废物集中处置中心进行处理,污物间均为外开门。通过医疗废物传递窗运出的医疗废物,在取出前应启动传递窗内紫外线灯对密闭容器外表面进行消毒。建议在医疗废物离开隔离区时进行第1次消毒,随容器搬上专用运送车后由随车人员进行第2次消毒,专用运送车离开后,对隔离区内运送医疗废物的沿线地面以及可能接触到的墙面进行第3次消毒。

(8)患者出院时,其物品应经消毒处理后带出医院。

二、人员管理

(一)工作人员的管理

(1)严格遵循隔离预防基本原则和技术规范,在实施标准预防的基础上,建立并落实医院及本病区医院感染相关制度、人员职责、工作流程和感染性疾病患者就诊流程。

(2)应建立职责明确的病区、门诊医院感染管理小组,分别负责病区、门诊医院感染管理工作,明确并落实小组及其人员的职责。

(3)医务人员应积极参加医院感染管理相关知识和技能的培训。根据传染病疫情发生情况,在岗人员应及时接受针对性的培训,包括相应的预防与控制知识及技能,并做好考核工作。

(4)提高对传染病的筛查、预警、防范能力和诊疗水平。按照《医疗机构传染病预检分诊管理办法》,制定预检分诊处和感染性疾病科门诊、病房医务人员的工作职责,明确对来诊患者必须进行传染病预检程序的规定。从事传染病预检分诊的医务人员应严格遵守卫生管理法律法规和有关规定,认真执行临床技术操作规范以及有关工作制度。

(5)应了解本病区、本专业相关医院感染特点,包括感染率、感染部位、感染病原体及多重耐药菌感染情况。

(6)应遵守标准预防的原则,落实标准预防的具体措施。手卫生应遵循《医务人员手卫生规范》(WS/T 313—2019)的要求;隔离工作应遵循《医院隔离技术标准》(WS/T 311—2023)的要求;消毒灭菌工作应遵循《医疗机构消毒技术规范》(WS/T 367—2012)的要求。

(7)在从事无菌诊疗操作如注射、治疗、换药时,应遵守无菌操作原则。

(8)应遵循国家关于抗菌药物合理使用的管理原则,确保抗菌药物的合理使用。

(9)保洁人员、配餐人员等应掌握与本职工作相关的清洁、消毒等知识和技能。

(二)患者及陪护人员的管理

(1)患者的安置与隔离应遵循以下原则。

①应将感染、疑似感染与非感染患者分区安置,同类感染患者应相对集中,特殊感染患者单独安置。

②在标准预防的基础上,应根据疾病的传播途径(接触传播、飞沫传播、空气传播)采取相应的隔离与预防措施。

(2)对于重症感染、多重耐药菌感染或定植的患者,宜分组进行护理,并且护士相对固定。

(3)可利用折页、宣传画、宣传海报、宣传视频等多种形式开展宣教。宣教内容包括手卫生、呼吸道卫生、咳嗽礼仪和医疗废物的范围等。

(4)对确诊或疑似经空气或飞沫传播疾病的患者,应进行正确使用口罩的培训;对确诊或疑似经接触传播疾病的患者,应对患者及陪护人员宣教相应的隔离措施。

(5)宜对留置导尿管、PICC等使用侵入性装置的患者及其陪护人员宣教相应的感染预防和控制措施。

(6)一般情况下不设陪护人员,并严格控制探视频率。患者和陪护人员不得擅自离开病房,也不得互串病房。患者及陪护人员的就餐由医院营养室统一配餐,确保他们在病区内就餐。

三、医院感染监测与报告

(1)感染性疾病科医务人员应按照医院要求,配合医院感染管理部门开展医院感染相关监测工作,包括医院感染的病例监测、目标性监测、暴发监测以及多重耐药菌感染的监测等,监测方法应遵循《医院感染监测标准》(WS/T 312—2023)的要求。

(2)感染性疾病科医务人员应按照医院要求报告医院感染病例,对监测发现的感染危险因素进行分析,并及时采取有效的控制措施。

(3)感染性疾病科医务人员应根据本科室医院感染防控的主要特点,开展针对性的风险因素监测。当怀疑医院感染暴发时,应及时报告医院感染管理部门,并配合调查,认真落实感染控制措施。

(4)当发现传染病疫情时,应遵循疫情报告属地管理原则,按照国务院或卫生行政部门规定的内容、程序、方式和时限进行报告。

四、医院感染预防与控制

1. 标准预防　医院内所有区域应采取标准预防措施。标准预防的核心内容包括所有患者均被视为具有潜在感染性疾病患者,即认为患者的血液、体液、分泌物、排泄物均具有传染性,必须进行隔离处理。无论是否有明显的血液接触或是否接触非完整的皮肤与黏膜,接触上述物质者都必须采取防护措施。既要防止经血传播性疾病的传播,又要防止非经血传播性疾病的传播。同时强调双向防护,既要预防疾病从患者传给医务人员,又要防止疾病从医务人员传给患者。

2. 隔离　在标准预防的基础上,隔离措施应遵循《医院隔离技术标准》(WS/T 311—2023)的规定。根据疾病的传播途径选用个人防护用品,如手套、医用外科口罩、医用防护口罩、护目镜或防护面罩、医用隔离衣或医用防护服等。

3. 手卫生 医务人员手卫生指征、方法和注意事项应符合《医务人员手卫生规范》(WS/T 313—2019)的要求。

4. 合理用药 医务人员应掌握治疗和用药指征。

5. 清洁与消毒

(1)医疗机构应按照《消毒管理办法》严格执行对诊疗器械、器具的消毒工作技术规范,并达到以下要求。

①进入人体组织、无菌器官的诊疗器械、器具和物品必须达到灭菌水平。

②接触皮肤、黏膜的诊疗器械、器具和物品必须达到消毒水平。

③各种用于注射、穿刺、采血等有创操作的医疗器具必须一用一灭菌。

④医疗机构使用的消毒药械、一次性医疗器械和器具应符合国家有关规定。

⑤可以重复使用的诊疗器械、器具和物品在使用后,应按照产品说明书、技术规范等要求选择适宜的方法进行清洁、消毒或灭菌,并符合《医疗机构消毒技术规范》(WS/T 367—2012)的要求。

⑥一次性诊疗器械、器具应一次性使用,不得重复使用。

(2)对于床单、被套、枕套等直接接触患者的床上用品,应一人一更换;患者住院时间超过一周时,应每周更换;被污染时应及时更换。更换后的用品应及时进行清洗与消毒。

(3)病床应实行湿式清扫,且一床一套(巾)。

(4)对于被芯、枕芯、褥子、病床隔帘、床垫等间接接触患者的床上用品,应定期清洗与消毒;被污染时应及时更换、清洗与消毒。

(5)环境、物体表面(包括床栏、床沿、床头桌、椅把手、门把手等经常接触的物体表面)应定期进行清洁,被污染时立即消毒。对于可重复使用的餐饮具,应清洗、消毒后再使用。隔离患者应尽可能使用一次性餐饮具。复用的衣服应置于专用袋中运输至指定地点进行清洗、消毒,并防止运输过程中的污染。

(6)病房内应定时进行通风换气,必要时进行空气消毒。消毒方法应遵循《医疗机构消毒技术规范》(WS/T 367—2012)的相关要求。

(7)患者出院、转科、死亡后,应进行终末消毒。

6. 废物处理 为防止医疗废物引起的疾病传播和流行,根据《医疗废物管理条例》和《医疗卫生机构医疗废物管理办法》的要求,废物处理应遵循以下原则。

(1)针对感染性疾病科的实际工作情况,制定本科室医疗废物管理的工作制度和流程。

(2)医疗废物应分类收集,并按照类别放置于防渗、防漏、防锐器的专用包装物或密闭容器内。医疗废物专用包装物、容器应有明显的中英文警示标识。医疗废物收集点应设在病区的污染端,便于废物的收集。

(3)损伤性医疗废物应直接放入耐穿刺、防渗漏的容器中,外运时必须严格密封。其他医疗废物,包括患者的生活垃圾,应直接放入双层黄色医疗废物袋中,分层封扎袋口。不得使用影响密封性能的器具或方法进行封口。

(4)医疗废物收集容器应符合有关部门的要求,所有废物盛装量不应超过容器或包装袋的3/4,严禁使用已破损或已被污染的收集容器。

五、职业防护

(1)应遵循标准预防的原则,并在工作中执行标准预防的具体措施。

(2)医务人员的免疫预防应遵循自愿原则。应开展对感染性疾病科医务人员的乙型肝炎、流行性感冒等疫苗的免疫接种工作,以减少高危人群的感染风险和感染后出现并发症的概率。

(3)存在职业暴露风险者,如无免疫史并有相关疫苗可供使用,宜接种相关疫苗以降低感染风险。

第十节　器官移植病区的医院感染预防与控制

思维导图

器官移植病区是指专门负责器官移植患者的临床医疗区域,该区域分为保护区和普通区。器官移植后感染已成为导致患者死亡的重要因素。根据国内外研究,大部分移植相关的医院感染是可以预防的,控制和预防移植术后医院感染的发生至关重要,是移植术成功的关键,对于减轻患者痛苦、提高患者生存质量和存活率具有重要意义。因此,做好器官移植病区医院感染预防与控制非常重要。

一、相关名词术语与定义

(一)器官移植
将捐献者的器官植入接受者体内以替代其病损器官的过程,称为器官移植。此过程不包括人工合成的高分子材料在体内的应用。

(二)机会性感染
正常菌群在机体免疫功能低下、定植部位改变或菌群失调等特定条件下引起的感染,称为机会性感染。

(三)供体来源性感染
器官捐献后,捐献者体内存在的病原体通过器官移植过程使接受者罹患相同的感染,称为供体来源性感染。

(四)肝脏移植术后耐药菌感染发生率
肝脏移植术后发生耐药菌感染的手术人数占同期肝脏移植术总人数的比例,称为肝脏移植术后耐药菌感染发生率。

(五)肺脏移植术后3个月内感染发生率
肺脏移植术后3个月内发生感染的人数占同期肺脏移植总人数的比例,称为肺脏移植术后3个月内感染发生率。

(六)肾脏移植术后100天内感染发生率
肾脏移植术后100天内发生感染的人数占同期肾脏移植总人数的比例,称为肾脏移植术后100天内感染发生率。

(七)心脏移植术后并发症发生率
单位时间内,心脏移植术后(自手术开始至出院)发生的手术相关并发症人数占同期心脏移植总人数的比例称为心脏移植术后并发症发生率。

二、医院感染管理要求

(一)建立医院感染管理小组
医院感染管理小组应配合医院感染管理部门进行医院感染监测、监督、检查与指导,落实医院感染管理相关改进措施。小组人员职责明确,并落实到位,注意进行持续质量改进。每月开展院科两级督查和自查,针对发现的问题进行记录、反馈、总结、分析、整改和评价。

(二)建立和健全各种规章制度并严格落实
各病区应根据本病区主要的医院感染特点,制订医院感染暴发及出现不明原因传染病或特殊病原体感染病例等事件的预防与控制预案。同时,结合移植受体常见的机会性感染、感染高风险患者的具体情况及当地可以获得的医疗资源,制订详细的机会性感染预防方案,并持续评估及改进。

(三)相关人员管理要求

1. 医务人员管理要求

(1)医务人员应相对固定,并接受医院感染预防与控制相关知识和技能的培训。

(2)医务人员应采取标准预防措施,防护措施应符合《医院隔离技术标准》(WS/T 311—2023)的要求,并认真遵守手卫生规范要求,执行手卫生。

(3)病房应配备符合防护要求、足量且方便取用的个人防护用品,如医用口罩、帽子、手套、医用隔离衣等。

(4)医务人员应掌握防护用品的正确使用方法,并保持工作服的清洁。在接触器官移植术后早期患者时,应穿戴相应的防护用品。

(5)患有呼吸道感染、腹泻等感染性疾病的医务人员,应避免直接接触患者。

(6)医务人员应向患者及其家属宣讲医院感染预防与控制的相关规定。

2. 患者管理要求

(1)应将感染患者、疑似感染患者和非感染患者分室安置。

(2)应将手术前患者和手术后患者分室安置,同批移植患者可安置在同一病房,病床间距应保持0.8~1.0 m,病房门保持常闭;患者病情允许时应佩戴医用外科口罩;手术后感染高风险患者原则上应单间安置,物品专人专用,实施保护性隔离措施。

(3)移植术后患者病情稳定后可转入普通病区,患者应根据隔离目的常规佩戴口罩,并符合《医院隔离技术标准》(WS/T 311—2023)的要求。

3. 探视人员管理要求

(1)应建立探视管理制度,固定探视时间,限制探视人员人数。移植术后早期患者或隔离患者原则上不予探视。

(2)探视人员进入移植病房应根据需要穿探视服(一人一衣一探视),戴口罩、帽子,执行手卫生等。

(3)探视人员如患有感染性疾病,应谢绝探视。

(四)环境管理要求

(1)做好日常、终末清洁与消毒,遵循清洁单元化操作原则,避免交叉污染。根据感染传播风险采用低水平及以上的消毒方法,每天至少进行 2 次清洁与消毒。空气、物体表面细菌菌落总数应符合《医院消毒卫生标准》(GB 15982—2012)Ⅱ类环境要求。

(2)使用中央空调系统时,其通风系统运行管理应符合《医院中央空调系统运行管理》(WS 488—2016)的要求。当空调通风系统中有微生物污染物时,应在空调通风系统停止运行的状态下对其进行消毒处理。

(3)对于采用洁净技术的器官移植病区,新建与改建验收、高效过滤器更换及日常监测等环节应确保空气中的细菌浓度符合《医院洁净手术部建筑技术规范》(GB 50333—2013)的标准。同时,密切关注温度、湿度、新风量、换气次数、压差、空气中微粒数等关键指标,确保环境质量达标。

(4)怀疑医院感染暴发与空气、物体表面、医务人员手、消毒剂等污染相关时,应及时进行监测,并针对目标微生物进行检测。

(5)器官移植病区不应种植及摆放花草等植物。

(五)消毒剂管理要求

(1)使用含氯消毒剂、过氧乙酸等不稳定消毒剂时,应现配现用,并在每次配制后进行浓度检测。使用消毒剂浓度试纸进行测定,符合要求后方可使用。

(2)使用过程中,灭菌剂应无菌生长;皮肤黏膜消毒剂细菌菌落总数应符合相应的标准要求(完整皮肤消毒剂细菌菌落总数≤10 CFU/mL(g),且不得检出致病菌;破损皮肤消毒剂应无菌生长。使用过程中的皮肤黏膜消毒剂要求细菌菌落总数≤50 CFU/mL(g),霉菌及酵母菌总数≤10 CFU/mL(g),且不得检出致病菌,如金黄色葡萄球菌、铜绿假单胞菌、乙型溶血性链球菌;使用过程中的破损皮肤消毒剂应符合出厂要求;其他使用过程中的消毒剂的细菌菌落总数应<100 CFU/mL,且不得检出致病性微生物)。

(六)建筑布局、设施要求

(1)器官移植病区应布局合理、洁污分明、通风采光良好,符合《综合医院建筑设计规范》(GB 51039—2014)的要求。

(2)器官移植病区应相对独立成区,可分为医疗区域、辅助区域、污物处理区域等。医疗区域分为保护区和普通区,各区应有明确的分区标识。为应对突发公共卫生事件,应在保护区和普通区分别设置过渡病房。

(3)保护区应设有适合隔离的房间和符合《医务人员手卫生规范》(WS/T 313—2019)要求的手卫生设施。

(4)器官移植病区的医疗区域地漏应按《地漏》(GB/T 27710—2020)的标准选择,采用密闭式地漏或机械密封式地漏。

三、加强移植受体医院感染监测,及时发现医院感染隐患

(一)医院感染监测频率及要求

开展移植工作的病区应遵循《医院感染监测标准》(WS/T 312—2023)的要求,进行医院感染综合性监测和目标性监测。针对不同类型的移植术,应参照推荐的移植术后监测频率及监测类型进行。了解肝脏移植术后(1周内、1月内、6月内、1年内)耐药菌感染发生率、心脏移植术后并发症(包括细菌、真菌、病毒感染)发生率、肺脏移植术后3个月内感染(细菌、真菌、病毒感染)发生率、肾脏移植术后100天内感染发生率(术后无症状的下尿路感染不在统计之列);了解感染部位构成比、导管相关血流感染、导尿管相关尿路感染、呼吸机相关肺炎、手术部位感染等情况。通过了解感染率可以知晓术后并发症的发生情况,评估移植技术的安全性。通过同级别医疗机构的横向比较,以及不同时间点的纵向比较,能及时发现术后并发症的现状、趋势及危险因素,为预防、控制和制定质量改进目标提供科学依据,进而提升医疗机构的移植技术水平和术后管理质量。

在器官移植病区,若短时间内出现3例以上临床综合征相似、怀疑有共同感染原的感染病例,或3例以上怀疑有共同感染原或共同感染途径的感染病例,应按《医院感染暴发控制指南》(WS/T 524—2016)的要求进行上报和处置。

(二)移植受体感染预防

1.移植受体的免疫接种 应了解移植受体的免疫预防接种史。移植后,待免疫功能恢复后,按国家计划免疫项目接种灭活蛋白等非活菌株或病毒株疫苗。

2.移植受体术后机会性感染预防 器官移植术后受体常见机会性感染主要包括细菌感染、真菌感染及病毒感染。应评估移植受体机会性感染与定植的风险,并据此考虑是否进行预防用药。预防用药方案应根据受体免疫抑制情况和感染风险进行评估。同时,应采取保护性隔离措施,预防移植受体术后发生机会性感染。

3.围手术期导管相关血流感染预防 为防止移植受体发生导管相关血流感染,各类导管留置时间不宜过长,并在病情允许的情况下尽早拔除。每日评估导管状况,包括插管部位、插管长度等,并加强对感染的监测,以便早期发现感染征象。一旦发现局部皮肤红肿、压痛、导管穿刺点有脓性分泌物或出现静脉炎,应立即拔除导管。

4.围手术期手术部位感染预防 拟行移植术的患者在术前应进行营养筛查,营养不良的患者需在术前积极改善营养状态;积极治疗术前已存在的感染;术前使用肥皂或葡萄糖酸氯己定等进行沐

浴,并去除干扰手术的毛发;制订合理的器官保存液去污方案;严格执行无菌操作,精细手术;围手术期应用抗菌药物,应在切开皮肤前 60 min 内给药(万古霉素和氟喹诺酮类药物需在切开皮肤前 120 min 开始使用);尽量减少术中出血及输血;术中严格遵守无菌原则;免疫抑制剂的使用应遵循最小化和个体化原则;保持腹腔引流管通畅,及时评估引流管状况,并在条件允许的情况下尽早拔除;评估手术部位脂肪液化情况并及时处理;严格评估供体状态以预防药物相互作用(DDI),对于感染高危供体,应积极预防并动态监测感染状况,必要时应弃用器官。

(三)出院后感染的预防

由于移植患者存在特殊的易感因素,并且长期需要服用免疫抑制剂,其面临的感染风险不仅存在于医院内,还会延续至医院外。因此,自我监测显得尤为重要,有利于识别移植感染并发症的早期迹象,进而能促进移植感染的早期诊断,使患者更有可能得到及时治疗。移植受体在出院后,为降低感染风险,可采取以下主要预防措施。

(1)针对经直接接触传播的感染,移植受体应特别注重个人卫生。手卫生是预防感染的首要措施,特别是在处理可能污染的物品时应佩戴手套。此外,应避免光脚外出、文身或共用针头,以减少皮肤接触感染的风险。同时,鉴于拥挤区域和病毒感染高发期是呼吸道感染的高危因素,移植受体应尽量避免与呼吸道疾病患者密切接触,并减少前往此类区域。

(2)在食品相关感染方面,最新的研究显示,未经处理的井水、未高温消毒的乳制品和生食都是潜在的感染原。因此,移植受体应严格避免饮用未经过滤或处理的井水,不食用未经高温消毒的食品,特别是生的种子芽、鸡蛋、肉、家禽和海鲜。在准备食物时,应注意避免交叉污染,确保熟食和生食分开处理,并使用清洁的砧板。

(3)在动物接触相关感染方面,免疫抑制期间的移植受体应避免与动物接触,特别是可能携带传染病的动物。如已养有宠物,应定期带宠物去兽医院进行检查,并避免处理动物粪便等可能污染的物品。此外,还要特别注意避免被动物咬伤或抓伤,以减少感染风险。

(4)对于职业相关感染,移植受体应尽量避免从事高风险职业,如动物护理、建筑工地工作、园艺和农业等。这些职业环境中存在多种潜在感染原,可能增加移植受体的感染风险。

四、移植供体和移植受体感染预防措施

(一)感染风险筛查

(1)移植供体应依据流行病学史及临床资料进行血清学筛查,筛查项目包括人类免疫缺陷病毒抗体、乙型肝炎表面抗原、乙型肝炎表面抗体、乙型肝炎核心抗体、丙型肝炎抗体、单纯疱疹病毒抗体、水痘-带状疱疹病毒抗体和巨细胞病毒 IgG、IgM 抗体,以及 EB 病毒 IgG、IgM 抗体等。

(2)对乙型肝炎表面抗原阳性者应检测 HBV-DNA;对丙型肝炎抗体阳性者应检测 HCV-RNA;对巨细胞病毒 IgM 抗体阳性者应检测巨细胞病毒-DNA;对 EB 病毒 IgM 抗体阳性者应检测血 EB 病毒-DNA。

(3)应常规进行血、尿微生物学培养和结核菌素试验,并开展真菌学相关检查。

(4)患有经血传播疾病(如艾滋病、肝炎或梅毒)以及恶性肿瘤供体的器官,不得用于器官移植,以确保受体的安全。

(二)移植受体免疫预防接种方案

(1)主管医生应了解移植受体的免疫预防接种史。

(2)移植受体应在移植前早期补种尚未按国家计划进行免疫接种的疫苗项目,疫苗接种应符合国家相关要求。移植后,待免疫功能恢复后再进行疫苗接种。

(3)移植受体应接种灭活疫苗,避免接种减毒活疫苗。

(三)移植受体机会性感染的预防

(1)开展器官移植的病区应具备预防机会性感染的方案,并持续评估该方案的可行性。预防方案应在本专业有经验的医生指导下进行。

(2)器官移植后,针对受体常见的机会性感染病原体,其预防用药方案应根据具体情况进行制订。

能力检测

1. ICU患者,女,52岁。因"骨盆骨折"行骨盆外固定术,术后收入ICU,予心电监护、机械通气支持。入ICU第3天,胸部X线提示新发肺部浸润,同时患者气道分泌物增多,颜色变黄。痰培养显示耐碳青霉烯类耐药鲍曼不动杆菌(CRAB)阳性。

(1)该患者胸部X线提示新发肺部浸润,最可能提示( )。
A. 肺水肿 B. 肺气肿
C. 支气管扩张 D. 肺栓塞
E. 呼吸机相关肺炎

(2)该患者最适宜的体位治疗是( )。
A. 患侧卧位 B. 健侧卧位
C. 床头抬高30°~45° D. 端坐卧位
E. 俯卧位

(3)对该患者的院感防控措施,以下最合适的是( )。
A. 单间隔离 B. 每日消毒床单元1次
C. 每日更换呼吸机管道 D. 每日进行2次口腔护理
E. 保持气管导管气囊压力为20~25 cmH$_2$O

2. 护生,赵某,在进行戴无菌手套的练习,老师应给予纠正的操作是( )。
A. 戴手套前先洗手、戴口罩和帽子
B. 核对标签上的手套号码和灭菌日期
C. 戴上手套的右手持另一手套的内面戴上左手
D. 戴上手套的双手置腰部水平以上
E. 脱无菌手套后再次洗手

3. 新生儿医院感染的易感因素有哪些?( )
A. 新生儿自身因素 B. 医务人员因素
C. 侵入性操作 D. 不合理使用抗菌药物
E. 以上均正确

4. 消毒内镜应每季度进行1次生物监测,监测采用轮换抽检的方式,每次按( )的比例进行抽检。
A. 5% B. 10% C. 20% D. 25% E. 50%

5. 在消毒供应中心的管理中,以下哪项行为是不符合规范的?( )
A. 定期对消毒设备进行维护和检查,确保其正常运行
B. 在采购消毒剂和设备时,不进行质量评估或试用,直接购买
C. 消毒供应中心的工作人员都经过专业培训,并持有相应的资格证书
D. 对于医院各科室提交的消毒方案,应进行严格的审查和审核
E. 定期对消毒操作进行监测和评估,以确保其符合规定的消毒标准

6. 对于耐高温、耐湿的口腔器械,首选的灭菌方法是(　　)。
   A. 环氧乙烷灭菌　　　　　　　　　B. 过氧乙酸灭菌
   C. 70%酒精浸泡　　　　　　　　　D. 压力蒸汽灭菌
   E. 福尔马林熏蒸

7. 在血液透析过程中,下列哪项操作可能引起患者感染?(　　)
   A. 血液透析前对患者进行全身检查
   B. 血液透析过程中更换透析液
   C. 透析管路连接不紧密,导致血液外渗
   D. 血液透析结束后对患者进行健康教育
   E. 以上均是

8. 感染性疾病科护士在处理一位疑似多重耐药菌感染患者的医疗废物时,以下哪项操作是正确的?(　　)
   A. 将医疗废物与普通垃圾混合放置
   B. 徒手处理医疗废物后未进行手卫生
   C. 将医疗废物放入双层黄色医疗废物袋中并密封
   D. 将医疗废物直接丢弃在黑色垃圾桶内
   E. 用单层黄色医疗废物袋收集

9. 在器官移植病区,下列关于医院感染管理的措施哪项是不正确的?(　　)
   A. 严格执行无菌操作技术
   B. 移植术器械应一次性使用
   C. 器官移植病区应限制人员流动
   D. 移植术后,感染高风险患者无须进行保护性隔离
   E. 移植前应对供体进行全面的感染筛查

(多选)10. 某三甲医院将为新院区产房进行规划建设,根据《产房医院感染预防与控制标准》(WS/T 823—2023)布局与设施要求,下列关于产房的布局与设施说法正确的是(　　)。
   A. 产房宜位于邻近产科病房、新生儿科和产科手术室的区域
   B. 待产室、分娩室和办公室等工作区域宜采用自然通风且采光良好。还可选用安装带有空气净化消毒装置的集中空调通风系统、空气消毒器、紫外线灯等来净化空气
   C. 单间分娩室面积至少为 25 m²;分娩室放置多张产床时,每张产床使用面积至少为 20 m²,两张产床之间应至少相距 1 m,并设置可擦拭隔挡,隔挡高度≥1.8 m
   D. 分娩室温度宜保持在 24~26℃,相对湿度为 30%~60%
   E. 产房及相关辅助用房等处均须安装流动水洗手设施及防止交叉污染的干手设施,如干手纸,还应配备速干手消毒剂

第八章

隔离和职业防护

学习目标

一、知识目标

（1）掌握隔离的概念与基本原则，标准预防、空气隔离、飞沫隔离、接触隔离的执行措施，以及职业暴露的预防与处置。

（2）熟练使用防护用品。

（3）了解隔离预防技术对医院建筑布局的要求。

二、能力目标

工作中要做好职业防护工作，掌握防护用品的正确使用方法及职业暴露后的正确处理方法。

三、素质目标

树立正确的防护思维，平等面对传染病患者。

思维导图

案例导入
答案

案例导入

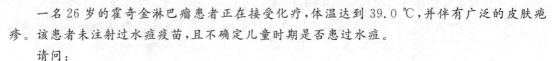

一名26岁的霍奇金淋巴瘤患者正在接受化疗，体温达到39.0 ℃，并伴有广泛的皮肤疱疹。该患者未注射过水痘疫苗，且不确定儿童时期是否患过水痘。

请问：

（1）水痘的传染源、传播途径是什么？

（2）如果你要对该患者进行诊疗操作，应采取哪些防护措施？

第一节 隔离基本概念及隔离技术分类

隔离技术是预防与控制医院感染的关键性措施，与其紧密相连的职业防护则是隔离技术体系中不可或缺的一环。我国拥有深厚的隔离实践历史，可追溯到数千年前。据史书记载，早在秦朝时期，我国便设有专门用于"传染病"患者的隔离场所，体现了古人对疾病传播规律的深刻认识与应对智慧。在新中国成立之初，感染性疾病频发，对民众健康构成严重威胁。在这一背景下，爱国卫生运动的蓬勃开展以及医疗救治中隔离技术的广泛应用，均对感染性疾病的防治起到了举足轻重的作用，为国家的卫生事业奠定了坚实的基础。

一、隔离基本原则

隔离是针对外源性感染的措施，其基本原则包括严格管理感染原、阻断感染传播途径、保护易感人群,旨在切断感染链,降低外源性感染的发生。隔离技术手段有两类:第一类是通过建筑布局形成物理屏障;第二类是通过规定和限制患者及医务人员的活动区域与流线,并配合消毒、个人防护等技术形成的行为屏障。在隔离措施的实施中,物理屏障和行为屏障必须配合使用,相辅相成,缺一不可。

隔离的基本原则包括以下内容:

(1)遵循"标准预防"的原则,对所有就诊患者采取基础的隔离与防控措施,同时按照"基于疾病传播途径的预防"原则,针对特定疾病选择相应的隔离防护措施。

(2)医疗机构在新建、改建与扩建时,其建筑布局应符合医院卫生学要求,并具备隔离预防传染病的功能。区域划分应明确,并设置规范、清晰的标识。

(3)医疗机构应明确诊疗服务流程,确保洁污分开、人流物流分开。同时,新建与改建医疗机构的空调通风系统应按照功能分区,并符合隔离要求。

(4)所有医疗机构的工作人员,包括卫生技术人员和辅助工勤人员,均需同等接受培训并遵循隔离的各项要求。

二、隔离技术分类

隔离技术是为达到隔离预防的目的而采取的一系列操作和措施。在医疗机构中,因诊疗活动的开展,所有医患均面临医院感染的风险,因此隔离技术针对医疗机构内所有医患双方。经过国内外几十年的实践和归纳,现代医院感染的隔离概念已形成了一个完整的分类体系。

根据患者所患疾病,隔离技术可分为标准预防与基于传播途径的隔离预防两个层级。标准预防是针对医疗机构所有患者和医务人员的;基于传播途径的隔离预防是根据患者所患疾病的医院感染传播途径,在标准预防的基础上增加的。需要注意的是,感染性疾病可能同时存在两种或两种以上的医院感染传播途径,因此在选择基于传播途径的隔离预防措施时,可同时采取两种或两种以上类型的隔离预防措施。

(一)标准预防

标准预防(standard precaution)是基于患者的体液(血液、组织液等)、分泌物(不包括汗液)、排泄物、黏膜和非完整皮肤均可能含有病原体的原则,针对医院患者和医务人员采取的一组预防感染措施。这包括手卫生、根据预期可能的暴露选用个人防护用品(如手套、医用隔离衣、口罩、帽子、护目镜或防护面罩等)、安全注射,以及穿戴合适的防护用品处理患者污染的物品与医疗器械等。

(二)基于传播途径的隔离预防

基于传播途径的隔离预防主要有三种与传播途径对应的隔离技术,分别是接触隔离、飞沫隔离和空气隔离。对于通过多种传播途径的感染性疾病,应联合应用多种隔离预防措施。

1. 接触隔离

(1)适用情况:适用于确诊或可疑感染了经接触传播的疾病(如肠道感染、多重耐药菌感染、经血传播感染、皮肤感染等)的患者。在标准预防的基础上,还应采用接触隔离措施。

(2)具体措施:①患者应安置在单人隔离病房;无条件时,同种病原体感染的患者可安置于一室;隔离病房应有隔离标识,并限制人员出入。②限制患者的活动范围,尽量减少转运;如需要转运时,应采取有效措施减少对其他患者、医务人员和环境表面的污染。③医务人员接触隔离患者的血液、体液、分泌物、排泄物等物质时,应戴手套;离开隔离病房前,接触污染物品后应摘除手套,并洗手或进行手消毒;手上有伤口时应戴双层手套。④医务人员进入隔离病房进行可能污染工作服的操作时,应穿医用隔离衣;离开病房前,脱下隔离衣并按要求悬挂,每天更换并进行清洗和消毒;也可使用一次性医用隔离衣,用后按医疗废物管理要求进行处置。

2. 飞沫隔离

(1)适用情况:适用于确诊或可疑感染了经飞沫传播的疾病(如百日咳、白喉、病毒性腮腺炎、流行性脑脊髓膜炎、冠状病毒相关的传染病等)的患者。在标准预防的基础上,还应采用飞沫隔离预防措施。

(2)具体措施:①患者或可疑患者应安置在单人隔离病房;无条件时,同种病原体感染的患者可安置于一室。②应限制患者的活动范围,减少转运;如需要转运时,医务人员应注意防护;患者病情允许时,应戴医用外科口罩,并定期更换。③在可能的情况下,患者之间、患者与探视人员之间的相隔距离应保持在1 m以上,探视人员应戴医用外科口罩。④加强通风,可不对空气进行特殊处理。⑤医务人员应严格执行区域流程,在不同的区域穿戴不同的防护用品;离开时按照要求摘脱,并正确处理使用后的物品。⑥医务人员与患者近距离(1 m以内)接触时,应戴医用防护口罩;进行可能产生喷溅的诊疗操作时,应戴护目镜或防护面罩,穿医用隔离衣;当接触患者及其血液、体液、分泌物、排泄物等物质时,应戴防护手套。

3. 空气隔离

(1)适用情况:适用于已经确诊或可疑感染了经空气传播的疾病(如活动性肺结核、水痘、麻疹等)的患者,新型冠状病毒感染也可在相对密闭的空间经气溶胶传播。应在标准预防的基础上,采取空气隔离措施。

(2)具体措施:①患者应安置在负压隔离病房内,使用特殊的空气处理和通风系统;一间负压隔离病房宜安排一名患者;无条件时,可安排同种呼吸道感染性疾病患者于同一房间;诊疗工作应有计划地进行,集中治疗护理,减少出入频率;限制患者到室外活动;出院时,患者物品应进行消毒处理后,方可带出医院。②没有负压隔离病房时,同种病原体感染的患者可安置于一室,疑似患者应单独安置;也可将患者安置在独立的、通风良好的隔离区域内,达到区域隔离预防的要求;单间隔离时,隔离病房内两病床之间距离不少于1.1 m;不同种病原体感染患者应分室安置,并严格进行空气消毒;各区应配置符合手卫生要求的手卫生设施。③无条件收治时,应尽快将患者转送至有条件收治呼吸道传染病的医疗机构,并注意转运过程中医务人员的防护。④当患者病情允许时,应戴医用外科口罩,并限制其活动范围。⑤医务人员应严格执行区域流程,在不同的区域穿戴不同的防护用品;离开时按要求摘脱,并正确处理使用后物品。

第二节　常见的隔离方法与要求

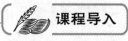

思政故事:伍连德和100年前的东北鼠疫

伍连德,祖籍广东新宁县,被誉为中国公共卫生体系的创始人以及中国现代医学的奠基人。1903年,他通过了剑桥大学博士资格考试。1907年,他回到中国,立志将自己的所学知识和报国热忱奉献给祖国。

1910年,哈尔滨暴发鼠疫,伍连德担任哈尔滨防疫总指挥,采取了将尸体集中火葬、建立现代化医院和隔离点、规定医生必须带着"口鼻罩"诊断患者等措施来控制鼠疫传播。这些在现在看来很普通的措施,在当时却开创了制定中国防疫措施的先河,成为了世界防疫工作的创造性示例。

伍连德先生初步建立起东北防疫体系后,依靠自己的影响与能力,成为了推动全国防疫体系及法规制度建立的开拓者。

一、建筑布局与物理隔离

医院建筑布局所形成的空间隔离,是物理屏障的一种方法。无论是标准预防还是基于传播途径的隔离预防,都要通过建筑布局形成的空间隔离来实现。

(一)建筑分区

医院内的建筑区域根据患者获得感染危险性的高低和污染程度分为三个区域(表8-1)。同一等级分区的科室宜相对集中;高度风险区域的科室宜相对独立;收治感染患者的区域与采取保护性隔离措施的区域应分开设置,并宜与中、低度风险区域分开。空调通风系统应实现区域化,手卫生设施应方便可及。

表8-1 高、中、低度风险区域的定义

区域划分	定 义
低度风险区域	没有患者存在或患者只短暂停留的区域,如行政管理部门、图书馆、会议室、病案室等
中度风险区域	有普通患者的诊疗,并且患者体液(血液、组织液等)、分泌物、排泄物对环境表面存在潜在污染可能性的区域,如普通病区、门诊科室、功能检查室等
高度风险区域	有感染或病原体定植患者诊疗的区域,以及对高度易感患者采取保护性隔离措施的区域,如感染性疾病科、手术室、ICU、器官移植病区、烧伤病房等

(二)不同诊疗区域的建筑布局要求

1. 普通病区 普通病区是医院中所占比例最大的区域,病区内病房、治疗室、换药室等各功能区域内的房间应布局合理、分区明确、洁污分明、标识清晰。新建、改建病房宜设立独立卫生间,多人房间的床间距应大于0.8 m,床单元之间可设置隔断设施,并应方便清洁与消毒。病房内单排病床床位数不应超过3张,通道净宽不应小于1.1 m;双排病床不应超过6张,通道净宽不应小于1.4 m。

病区内设施、设备应符合医院感染控制的要求:①病区内应设置方便医务人员使用的完备的流动水洗手和卫生手消毒设施。②病区内应有良好的通风设施,首选自然通风,自然通风不良时应采取机械通风,在无人情况下还可采取紫外线灯照射或化学法消毒;治疗室、换药室等诊疗区域没有与室外直接通风的条件时,应配置空气净化装置。③病区内应设有适于隔离的病房,感染性疾病患者与非感染性疾病患者应分室安置;同种感染性疾病、同种病原体感染患者宜集中安置。

2. 感染性疾病科病区 感染性疾病科病区适用于主要经接触传播、飞沫传播和空气传播疾病患者的隔离。该病区应设在医院相对独立的区域,并符合传染病防控的建筑布局要求。病区内应做到分区明确、标识清晰,不同种类的感染性疾病患者应分区安置,还应配备适量的非手触式开关的流动水洗手设施。

(1)接触传播疾病患者的隔离病区:其建筑布局与隔离要求应符合上述对感染性疾病科病区的要求。

(2)飞沫传播疾病患者的隔离病区:该病区在符合感染性疾病科病区总体要求的基础上,在患者隔离时应做到以下几点:①疑似患者应单独安置。②确诊患者宜单独安置。③同种疾病患者安置于一室时,两病床之间距离不少于1.2 m。

(3)空气传播疾病患者的隔离病区:该病区在符合感染性疾病科病区总体要求的基础上,要求设置"三区"和"两通道"。

①"三区":指清洁区、潜在污染区和污染区,人流、物流、空气流之间的物理隔断。

a.清洁区指进行呼吸道传染病诊治的病区中,不易受到患者体液(血液、组织液等)和病原体等物质污染,及传染病患者不应进入的区域,包括医务人员的值班室、卫生间、男女更衣室、浴室、储物间以及配餐间等。

　　b.潜在污染区是进行呼吸道传染病诊治的病区中,位于清洁区与污染区之间,有可能被患者体液(血液、组织液等)和病原体等物质污染的区域,包括医务人员的办公室、治疗准备室、护士站、内走廊等。

　　c.污染区是经空气传播疾病患者诊治的隔离收治病区,传染病患者和疑似传染病患者接受诊疗的区域,以及被其体液(血液、组织液等)、分泌物、排泄物污染物品暂存和处理的场所,包括病室、患者用后复用物品和医疗器械等的处置室、污物间以及患者用卫生间和入院、出院处理室等。

　　②"两通道":进行呼吸道传染病诊治的病区中的医务人员通道和患者通道。医务人员通道出入口设在清洁区一端,患者通道出入口设在污染区一端。

　　③另外应在"两通道"和"三区"之间设立缓冲间,即在进行呼吸道传染病诊治的病区中的清洁区与潜在污染区之间、潜在污染区与污染区之间设立两侧均有门的缓冲间,两侧的门不能同时开启,作为医务人员穿脱防护用品的准备间。

　　④经空气传播疾病患者的隔离病区中应建立明确的工作流程并严格执行,各区之间界线清楚、标识明显,严格管理各区域、两通道等。疑似患者应单独安置,确诊患者宜单独安置;当同种疾病患者安置于同一病房时,两病床之间距离应不少于1.2 m。该病区的患者出院所带物品应进行消毒处理。进入该病区隔离区域的人员,在标准预防措施的基础上,还应采用经空气传播疾病的隔离与预防措施,做好个人防护。经空气传播疾病的隔离病区,宜设置负压隔离病房。

　　(4)负压隔离病房:用于隔离通过和可能通过空气传播的传染病患者或疑似患者。通过机械通风方式,使病房的空气由清洁区向污染区流动,使病房内的空气静压低于周边相邻相通区域空气静压,相邻相通不同污染等级房间的压差应不小于5 Pa。负压隔离病房排出的空气应经消毒或过滤处理,确保对环境无害。

　　负压隔离病房在使用过程中,应遵循以下隔离要求:①一间负压隔离病房宜安排一名患者,无条件时可以安排同种疾病患者。②应限制患者到室外活动,如需外出时应戴医用外科口罩。③该病房患者出院所带物品应进行消毒处理。④进入负压隔离病房的人员在标准预防措施的基础上,还应采用经空气传播疾病的隔离与预防措施,做好个人防护。

　　3. 门诊　　普通门诊要求流程明确、标识清晰、路径便捷,不同科室间宜分科候诊。儿科门诊应相对独立成区,设立单独的预检分诊台、隔离观察室等。门诊换药宜分别设立清洁伤口与污染伤口的换药室。感染性疾病科门诊、门诊手术室等应按照感染控制相关规范、手术室设置的有关规定等要求进行设置。

　　在上述建筑布局的基础上,门诊还应符合以下隔离要求:①普通门诊、儿科门诊宜分开候诊,感染性疾病科门诊中应分设发热门诊、肠道门诊等,发热门诊应与其他感染性疾病科门诊完全分隔,不同患者应分开候诊。②诊室应通风良好,配备适量的流动水洗手设施和(或)卫生手消毒设施。③应建立预检分诊隔离制度并落实,通过挂号时询问、咨询台咨询、医生接诊时询问等多种方式对患者开展传染病的预检工作,必要时可建立临时预检点进行预检。④经预检为需要隔离的传染病患者或疑似传染病患者,应及时将患者分诊至感染性疾病科门诊或相应分诊点就诊,同时对接诊处采取必要的消毒措施。

　　4. 急诊　　急诊科应设单独出入口,流程清晰、路径便捷,并设预检分诊、普通诊室和适于隔离的诊室。在急诊科应执行预检分诊制度,及时发现传染病患者和疑似患者,并采取隔离措施。各诊室内应配备非手触式开关的流动水洗手设施和(或)卫生手消毒设施。急诊观察室应按要求进行管理,如设置急诊ICU,其建筑布局与隔离要求可按照ICU的要求进行管理。需要特别注意的是,在接诊不明原因发热及不明原因肺炎患者时,应在标准预防的基础上按照空气传播疾病进行空气隔离预防。

二、隔离技术与行为隔离

医疗机构通过采用隔离技术在正常开展诊疗活动的同时达到隔离的效果。通过对进入诊疗区域的隔离人员实施行为隔离,并与建筑布局形成的物理隔离配合使用,以达到隔离的效果。主要的隔离技术包括标准预防和基于传播途径的隔离预防,以下将重点描述手卫生和个人防护这两项重要技术。

1. 手卫生　手是医院感染接触传播的重要媒介之一,因此手卫生也是隔离技术中重要技术之一,此处对手卫生的技术做简单概述。

手卫生是指医务人员通过流动水洗手或进行卫生、外科手消毒,有效减少手部致病性微生物的数量,从而切断感染链,实现行为隔离。手卫生的有效实施需严格掌握手卫生指征,即在接触患者前、进行清洁或无菌操作前、接触患者后、接触患者周围环境后以及手被可疑血液、体液、分泌物污染后都需要进行手卫生。同时,应选择合适的手卫生方式,当手部无明显污染时可使用速干手消毒剂消毒手来代替流动水洗手。此外,洗手或消毒双手时,应采用正确的七步洗手法进行揉搓。

2. 个人防护　穿戴个人防护用品是隔离技术中实现医务人员职业防护和患者间隔离的重要技术。以下将介绍防护用品的选择原则。

(1)手部防护:在进行有可能接触患者体液(如血液、组织液等)、分泌物、排泄物等的诊疗、护理、清洁等工作时,应戴手套以做好手部防护。

(2)呼吸道防护:医用口罩是预防呼吸道传染病的防护用品。应根据可能接触的疾病种类和社区流行的呼吸道传染病情况,选择一次性医用口罩、医用外科口罩或医用防护口罩。

(3)面部防护:在诊疗、护理操作过程中,若存在体液(如血液、组织液等)、分泌物等喷溅到眼部的风险,应佩戴防护面罩。另外,医用外科口罩、医用防护口罩也有防止面部喷溅的防护作用,特别是在进行吸痰或气管插管等操作时。

(4)躯干与四肢防护:在可能发生体液(如血液、组织液等)、分泌物等大面积喷溅或可能污染身体的情况下,应穿医用隔离衣或医用防护服,有时也可使用防水围裙防喷溅。

(5)脚部防护:对于脚部的防护,一般采用医用清洁与消毒的包裹性好的鞋。对于甲类传染病等烈性传染病,为了实现更好的微生物控制,也可使用一次性靴套进行脚部防护。

第三节　职业防护与职业暴露

一、个人防护用品及其使用方法

医院感染是医院工作人员面临的重要职业风险。针对致病性微生物的职业防护是医院感染控制的重要技术,也是医院工作人员维护职业健康的重要组成部分,主要通过正确选择和佩戴个人防护用品来实现。防护用品的选择应根据标准预防以及基于不同传播途径的隔离预防的要求来确定。个人防护用品的正确使用方法如下所述。

(一) 口罩

1. 根据不同的操作要求选用不同种类的医用口罩

(1)在一般诊疗活动中,可佩戴一次性医用口罩或医用外科口罩。

(2)在手术室工作或诊疗护理免疫功能低下患者、进行有体液喷溅的操作或侵入性操作时,应佩戴医用外科口罩。

(3)在接触经空气传播传染病患者、近距离(≤1 m)接触经飞沫传播传染病患者或进行产生气溶胶的操作时,应佩戴医用防护口罩。

2. 口罩的佩戴与摘脱方法

(1)医用外科口罩。

①佩戴方法：a.检查医用外科口罩，区分上、下、反、正，有鼻夹的一侧朝上，鼻夹明显的一侧朝外；b.用医用外科口罩罩住鼻、口及下颌，医用外科口罩下方带系于颈后，上方带系于头顶中部；c.将双手指尖放在鼻夹上，从中间位置开始，用手指向内按压，并逐步向两侧按压移动，根据鼻梁形状塑造鼻夹；d.调整系带松紧度。

②摘脱方法：不接触医用外科口罩前面的污染面，先解开下面的系带，再解开上面的系带。用手仅捏住医用外科口罩的系带放入医疗废物容器内。

(2)医用防护口罩。

①佩戴方法：a.一手托住医用防护口罩，有鼻夹的一面向外；b.用医用防护口罩罩住鼻、口及下颌，鼻夹部位向上紧贴面部；c.用另一只手将下方系带拉过头顶，放在颈后双耳下；d.将上方系带拉至头顶中部；e.将双手指尖放在金属鼻夹上，从中间位置开始，用手指向内按压，并逐步向两侧按压移动，根据鼻梁的形状塑造鼻夹；f.每次佩戴医用防护口罩进入工作区域之前，应做佩戴气密性检查。

②气密性检查方法：将双手完全盖住医用防护口罩，快速地呼气，若鼻夹附近有漏气应及时调整鼻夹；若四周有漏气，应调整到不漏气为止。

③摘脱方法：a.用手慢慢将下方系带从脑后拉过头顶；b.拉上方系带摘除医用防护口罩；c.不应用手触及医用防护口罩的前面，仅捏住医用防护口罩系带放入医疗废物容器内。

(二)护目镜、防护面罩

(1)在实施可能发生患者体液(如血液、组织液等)、分泌物、排泄物等喷溅的诊疗、护理操作时，应使用护目镜或防护面罩以保护眼部和面部。

(2)护目镜、防护面罩的佩戴与摘脱方法。

①佩戴方法：戴上护目镜或防护面罩，调节舒适度。

②摘脱方法：捏住靠近头部或耳朵的一边摘掉，放入回收容器或医疗废物容器内。

(三)防护手套

1.根据不同操作的需要，选择合适种类和规格的手套

(1)接触患者的体液(如血液、组织液等)、分泌物、排泄物、呕吐物及污染物品时，应戴一次性检查手套。

(2)进行手术、换药等无菌操作以及接触患者破损皮肤、黏膜时，应戴一次性无菌外科手套。

2.手套的佩戴与摘脱方法

(1)一次性无菌外科手套佩戴方法：①完成外科手消毒后，打开手套包，用一只手掀起袋口的开口处；②用另一只手捏住手套翻折部分(手套内面)取出手套，对准五指戴上；③捏起另一只的袋口，以戴着手套的手指插入另一只手套的翻边内面，将手套戴好，然后将手套的翻转处套在工作衣袖外面。

一次性检查手套多为非独立包装，佩戴过程无严格无菌操作要求，需完成手卫生后再佩戴。

(2)摘脱方法：①用戴着手套的手捏住另一只手套污染面的边缘，将手套脱下；②戴着手套的手握住脱下的手套，用脱下手套的手捏住另一只手套清洁面(内面)的边缘，将手套脱下；③用手捏住手套的里面放入医疗废物容器内。

(四)医用隔离衣与医用防护服

医用隔离衣(一次性或复用)或医用防护服是具有局部或全身防水阻菌性能的防护用品。可根据需要选择医用隔离衣或医用防护服用于防护，医用隔离衣和医用防护服仅限在规定区域内穿脱。

1.医用隔离衣

(1)穿医用隔离衣的情况：①接触经接触传播的感染性疾病患者或其周围环境，如肠道传染病患者、多重耐药菌感染患者等；②可能受到患者体液(如血液、组织液等)、分泌物、排泄物污染时；③对实施保护性隔离的患者(如大面积烧伤、骨髓移植等)进行诊疗、护理时。

(2)穿法:①右手提衣领,左手伸入袖内,右手将衣领向上拉,露出左手;②换左手持衣领,右手伸入袖内,露出右手,勿触及面部;③两手持衣领,由领子中央顺着边缘向后系好颈带,整理好袖口;④将医用隔离衣一边(约在腰下5cm)渐向前拉,见到边缘时捏住,同法捏住另一侧边缘;⑤双手在背后将衣边对齐;⑥向一侧折叠,一手按住折叠处,另一手将腰带拉至背后折叠处;⑦将腰带在背后交叉后回到前面,将带子系好。

(3)脱法:①解开腰带,在前面打一活结;②解开袖带,塞入袖袢内,充分暴露双手,进行手卫生;③解开颈后带子;④右手伸入左手腕部袖内,拉下袖子过手;⑤用遮盖着的左手握住右手医用隔离衣袖子的外面,拉下右侧袖子;⑥双手转换逐渐从袖管中退出,脱下医用隔离衣;⑦左手握住领子,右手将医用隔离衣两边对齐,污染面向外悬挂于污染区;如果悬挂于污染区外,则污染面向里。不再使用时,将脱下的医用隔离衣的污染面向内卷成包裹状,放入医疗废物容器内或回收袋中。

2. 医用防护服

(1)穿医用防护服的情况:①接触甲类及按甲类管理的传染病患者时;②接触传播途径不明的新发传染病患者时;③为感染埃博拉病毒等高致病性、高病死率的传染病患者进行诊疗护理操作时。

(2)穿法:遵循先穿裤,再穿衣,然后戴帽子,最后拉上拉锁的顺序。

(3)脱法:脱时应避免医用防护服外面污染内层衣物及皮肤。①先将拉链拉到底;②向上提拉帽子,使帽子脱离头部;③脱袖子,由上向下边脱边卷;④污染面向里卷至全部脱下;⑤放入医疗废物袋内。

(五)帽子

(1)使用帽子的情况:①进行无菌技术操作时;②进入隔离呼吸道传染病患者的污染区时;③进入7级以上洁净环境场所、保护性隔离区域、洁净医疗用房时。

(2)帽子应遮盖全部头发。帽子分为布质帽子和一次性帽子。布质帽子应保持清洁,每次或每天更换与清洁;一次性帽子应一次性使用。

(六)防水围裙

(1)在可能受到患者的体液(如血液、组织液等)、分泌物及其他污染物质污染以及进行复用医疗器械的清洗时,应穿防水围裙。

(2)防水围裙分为重复使用的围裙和一次性围裙。对于重复使用的围裙,每班使用后应及时清洗与消毒,遇有破损或渗透时应及时更换。一次性围裙应一次性使用,受到明显污染、遇到破损或渗透时应及时更换。

(七)防护鞋套

(1)应穿防护鞋套的情况:①进入隔离呼吸道传染病患者的污染区、负压隔离病房时;②进入洁净场所、医疗用房前穿防护鞋套或更换专用鞋。

(2)应在规定区域内穿防护鞋套,并应在离开该区域时及时脱掉。若发现破损,应及时更换。防护鞋套应具有良好的防水性能,并一次性使用。

二、个人防护用品的穿脱顺序

个人防护用品可以单独使用或多种配合使用,多种配合使用时应该遵循一定的穿脱顺序。尤其是在进入和离开隔离呼吸道传染病患者的区域时,应在指定地点按照指定的顺序完成防护用品的穿戴与摘脱。以下将详述进入和离开呼吸道传染病隔离病房时该如何穿戴和摘脱防护用品。

1. 穿戴防护用品的程序

(1)从清洁区进入潜在污染区前:手卫生→戴医用防护口罩→戴帽子→进入潜在污染区。手部皮肤破损者须戴一次性橡胶检查手套。

(2)从潜在污染区进入污染区前：穿医用隔离衣或医用一次性防护服（必要时）→戴护目镜/防护面罩（必要时）→戴手套（必要时）→穿防护鞋套（必要时）→进入污染区(图8-1)。

(3)在为患者进行吸痰、气管切开、气管插管等操作，以及可能被患者的分泌物及体内物质喷溅的诊疗、护理工作前，应戴护目镜或防护面罩，或使用动力送风过滤式呼吸防护器。

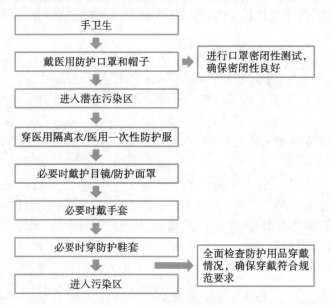

图8-1 防护用品穿戴流程

2. 摘脱防护用品的程序

(1)医务人员离开污染区进入潜在污染区前在缓冲间（一脱区）完成第一次摘脱：摘手套、手卫生→摘护目镜/防护面罩→脱医用隔离衣或医用一次性防护服→摘帽子→脱防护鞋套→手卫生→进入潜在污染区，手卫生（第一次脱摘应摘掉除口罩以外的所有防护用品）。

(2)从潜在污染区进入清洁区前在缓冲间（二脱区）完成第二次摘脱：手卫生→脱工作服→摘医用防护口罩，更换医用外科口罩→手卫生→进入清洁区(图8-2)。

(3)离开清洁区：沐浴、更衣→必要时戴医用外科口罩离开清洁区。

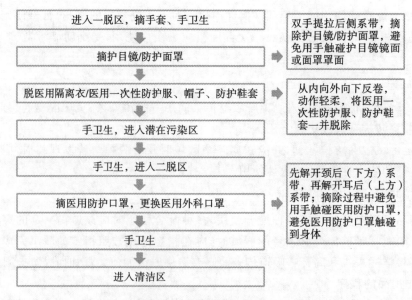

图8-2 防护用品摘脱流程

3. 穿脱防护用品的注意事项

(1)将工作现场划分为清洁区、潜在污染区和污染区。开始现场作业前,在清洁区进行防护装备的穿戴;完成现场作业后,离开污染区后、进入清洁区前,进行防护装备的摘脱。

(2)摘脱时应避免接触污染面,尽量使用内层包裹外层,且摘脱过程不宜过快,避免污染物被扬起。

(3)摘脱防护装备的每一步操作均应进行手卫生,脱完所有防护装备后应进行洗手消毒。

三、医务人员免疫接种

医务人员因其工作的特殊性,是传染性疾病感染的高风险人群,其中部分疾病可以通过免疫接种进行预防。因此,对于这部分疾病,医务人员可通过免疫接种来加强预防。

1. 医务人员免疫接种类别

(1)主动免疫:指通过接种疫苗,使人体产生特异性免疫。

(2)被动免疫:指通过注射含抗体的血清或制剂,从而快速获得抗体。

2. 常见免疫接种预防的传染病

(1)乙型肝炎:免疫接种是预防乙型肝炎最重要的方式,分为常规免疫接种和暴露后的预防接种。建议可能发生锐器伤的医务人员均按照乙肝疫苗接种程序进行全程常规免疫接种。对于未进行常规免疫接种或免疫应答不足的医务人员,在发生暴露后建议进行暴露后的预防接种,包括乙肝免疫球蛋白的注射和乙肝疫苗的接种。

(2)麻疹、风疹、腮腺炎:这3类疾病为呼吸道传染病。对于未曾患病的易感人群,建议进行常规接种预防。在暴露后72 h内接种麻腮风联合减毒活疫苗,可以发挥一定的保护作用。

(3)流行性感冒:医务人员作为季节性流感的高风险人群,宜在每年9~12月期间接种流感疫苗。若发生职业暴露,应立即进行疫苗接种。

四、职业暴露的预防与处置

职业暴露是指由于职业关系而暴露在危险因素中,从而可能损害健康或危及生命的一种情况。医务人员职业暴露的相关因素包括物理、化学、生物和心理因素。其中,与医院感染直接相关的是生物因素,以下重点描述生物性职业暴露的预防与处置。

(一)生物性职业暴露的常见类型

1. 锐器伤 被污染的锐器损伤皮肤或黏膜产生的职业暴露,是最常见的生物性职业暴露类型。医务人员经常使用穿刺针、手术刀、手术剪等各类锐器,当受到血源性疾病患者血液、体液污染并造成锐器伤时,存在血源性疾病传播的风险。

2. 皮肤黏膜暴露 医务人员的皮肤和黏膜经常暴露于患者的血液、体液中,有时呼吸道黏膜也可能暴露于经空气传播的传染病病原体污染的空气中,存在疾病传播的风险。

(二)生物性职业暴露的预防

生物性职业暴露的预防应根据风险控制的理论与原则,遵循以下预防原则。

1. 消除风险 消除或减少职业风险因素,例如减少不必要的注射操作和减少不必要的职业接触。

2. 风险替代 对于无法消除的风险,通过实施较低风险的操作来替代,例如尽可能减少锐器的使用。

3. 工程控制 优化工具以预防职业暴露,例如使用锐器盒防止锐器伤、使用自毁型的注射装置等。

4. 管理控制 通过加强培训、优化流程、建立标准预防加基于传播途径的隔离预防体系等管理手段来减少生物性职业暴露风险。

5. 个人防护用品 医务人员应正确选择和使用个人防护用品,建立与危险因素之间的屏障,以预防生物性职业暴露的发生。

(三)生物性职业暴露的处置

发生生物性职业暴露后的处置包括现场的紧急处理、应急免疫接种或预防用药以及暴露后的监测。

1. 应急处理 发生血源性职业暴露后,应立即进行局部处理。

(1)冲洗:用皂液和流动水彻底清洗被污染的皮肤;用清水、生理盐水反复冲洗被污染的黏膜。

(2)挤压:如有伤口,应轻轻由近心端向远心端挤压,尽可能挤出损伤处的血液,再刷皂液和用流动水进行冲洗。禁止进行伤口局部挤压和吸吮。

(3)消毒:对受伤部位的伤口进行消毒。消毒剂可选用75%酒精或0.5%碘伏等皮肤消毒剂。

发生呼吸道职业暴露后,应立即采取措施保护呼吸道(如用规范实施手卫生后的手捂住口罩或紧急外加一层口罩等),并按规定流程撤离污染区。紧急通过脱卸区,按照规范要求摘脱防护用品。根据情况,可用清水、0.1%过氧化氢溶液、碘伏等清洁、消毒口腔或鼻腔,佩戴医用外科口罩后离开。

2. 报告制度 发生感染性职业暴露后,首先完成伤口局部或呼吸道的应急处理。然后,根据医院流程报告相关部门和人员,如科室负责人、医院负责职业暴露工作的职能部门。报告内容包括发生职业暴露的时间、地点、经过,暴露方式,暴露的具体部位及损伤程度,暴露源的种类,以及应急处理的方法等。

3. 风险评估和干预措施

(1)风险评估:包括对暴露源的评估和对暴露者的评估。

暴露源即患者,需要了解该患者是否患有传染性疾病、既往的免疫情况。如果没有准确的免疫情况信息,应及时进行相应的检验。患者的情况是我们后续处置的依据。暴露者即发生职业暴露的医务人员,评估内容包括暴露类型(经皮伤害、经黏膜或破损皮肤、经呼吸道等),当时防护用品的穿戴情况,以及医务人员既往的健康状况。及时为医务人员开具相应的检验项目,了解其目前的身体状况。

(2)干预措施:如果暴露源患有传染性疾病,就需要采取相应的干预措施。

如果暴露源是HIV感染者,医院应在2 h内上报给辖区内指定的处置机构(通常是疾控中心),并开展危险性评估、咨询、预防性治疗和实验室检测等一系列工作。

如果暴露源是乙肝、丙肝、梅毒感染患者或携带者,则应根据暴露的相关信息及医务人员既往的检测结果来综合评估是否需要预防用药。若暴露源是乙肝患者,而医务人员的乙肝表面抗体为阳性且滴度足够高,则不需要预防用药。

预防用药有时限要求,比如对于梅毒的预防用药长效青霉素,应尽早注射。对于预防乙肝的乙肝免疫球蛋白,应在发生职业暴露后尽快注射(最好是24 h内),并同时在不同的部位接种乙肝疫苗。

临床上还会碰到暴露源不明的情况。比如,处置医疗废物时被针头刺伤,但不清楚该针头被哪位患者用过,这种情况应及时对暴露者进行HIV、乙肝、丙肝及梅毒的相关检测,并根据检测结果采取相应的干预措施。

4. 随访 对于采取了预防措施的医务人员,应进行定期随访观察,并通知其及时用药和定期检测相关的病原学指标。比如,对于梅毒的预防用药长效青霉素,需要每周注射1次。

随访期限根据暴露源情况的不同而不同。如果暴露源情况不明或为HIV感染者,一般需要随访6个月。

随访期间,应对情绪紧张、焦虑的员工进行心理疏导。

五、预防锐器伤的有效措施

(1)在进行侵入性诊疗、护理、实验操作过程中,应确保充足的光线。

(2)采用新技术时,在有其他安全有效的设备可选择的情况下,应尽量避免使用锐器。

(3)有条件时,可选用带有刀片回缩处理装置或刀片废弃一体化装置的手术刀。

(4)应使用容器传递锐器,尽量避免徒手传递。
(5)禁止手握持针等锐器物随意走动。
(6)禁止弯曲或折断使用后的针具。
(7)禁止徒手接触使用后的针头、刀片及破损的玻璃物品等锐器。
(8)尽量避免回套针帽,严禁双手回套针帽。如确需回套,应使用单手操作或借助专用套帽装置。
(9)使用后的锐器应及时直接丢入耐刺的锐器盒中,避免被锐器盒中突起的锐器刺伤。
(10)禁止徒手抓取废物和挤压废物容器。

六、安全处置医疗废物

医疗废物含有大量的病原微生物、寄生虫和其他有害物质。如果处置不当,医疗废物将成为传染源,会给城市和社区带来极大的危害。医务人员应正确处置医疗废物,并在做好自身防护的前提下开展工作。

(1)医务人员应按《医疗废物分类目录》对医疗废物进行分类放置,根据医疗废物的类别将医疗废物分置于专用包装物或容器内。医疗废物专用包装物、容器上应有明显的警示标志或警示说明。

(2)医务人员在盛装医疗废物前应对包装物或容器进行认真检查,确保其无破损、渗液和其他缺陷。

(3)医疗废物量达包装袋或容器容积的3/4时,应使用有效的封口方式,封口后不能被再次打开。

(4)医疗卫生机构应建立医疗废物的暂时储存设施、设备,不得露天存放医疗废物,并设专人负责管理。暂时存放时间不得超过2天。暂存处应设置明显的警示标志,并采取防渗漏、防鼠、防蚊蝇、防蟑螂、防盗以及预防儿童接触等安全措施。

(5)医疗卫生机构应使用防渗漏、防遗撒的专用运送工具,按照本单位确定的内部医疗废物运送时间、路线,将医疗废物收集、运送至暂时储存地点。运送工具使用后应在医疗卫生机构内指定的地点及时进行消毒和清洁。

(6)医疗卫生机构应根据就近集中处置的原则,及时将医疗废物交由医疗废物集中处置单位进行处置。对于医疗废物中病原体的培养基、标本和菌种、毒种保存液等高危险废物,在交医疗废物集中处置单位处置前,应就地消毒。

(7)对于医疗卫生机构产生的污水、传染病患者或者疑似传染病患者的排泄物,应按照国家规定进行严格消毒;达到国家规定的排放标准后,方可排入污水处理系统。

(8)发生医疗废物流失、泄露、扩散和意外事故时,应在48 h内及时上报卫生行政主管部门;若导致传染病发生,应按有关规定报告,并进行紧急处理。

(9)医疗废物的收集和处理人员在操作过程中必须穿戴防护手套、医用口罩、工作服、靴等防护用品。如有液体或熔融物溅出的危险,还须佩戴护目镜。

(10)在处置甲类或乙类传染病患者、疑似患者在治疗、隔离观察、诊断及其相关活动中产生的高度感染性医疗废物时,或在重大传染病疫情期间,工作人员应满足以下卫生防护要求:①运送及焚烧处置装置操作人员的防护要求应达到一级防护标准,即必须穿工作服、医用隔离衣、防护靴,戴帽子和医用防护口罩。近距离处置医疗废物的人员还应佩戴护目镜。②每次运送或处置操作完毕后,应立即进行手卫生,并洗澡。手卫生可使用0.3%~0.5%碘伏或速干手消毒剂揉搓1~3 min。

> **能力检测**

能力检测
答案

1. 切断肺结核传播途径最有效的措施是(   )。
A. 积极开展广泛性的环境消毒　　　　　　B. 异烟肼预防性服药
C. 对于易感人群加强保护　　　　　　　　D. 隔离并治疗痰涂片结核杆菌阳性患者
E. 全民接种卡介苗

2. 护士小李在为患者行导尿术时,发现手套破裂,她应该(　　)。
A. 用无菌纱布将破裂处包裹好　　　　B. 用无菌治疗巾包裹手之后操作
C. 立即更换无菌手套　　　　　　　　D. 再套上一双新的无菌手套
E. 用酒精棉球擦拭破裂处

3. 戴无菌手套的操作中,不正确的是(　　)。
A. 先洗手、戴口罩,然后戴无菌手套
B. 手套大小合适,检查有效使用时间
C. 戴好一只手套后,持另一手套的内面戴上
D. 戴好手套的双手合掌置于胸前
E. 脱手套时,捏住手套口的外面翻转脱下

4. 下列说法错误的是(　　)。
A. 使用安瓿制剂时,先用砂轮划痕再掰安瓿,并垫棉球或纱布以防损伤皮肤
B. 手持针头或锐器时勿将针尖或锐器面对他人,以免刺伤他人
C. 禁止用手直接接触使用后的针头、刀片等锐器
D. 禁止直接用手传递锐器,可以使用小托盘传递锐器
E. 禁止将使用后的针头重新套上针帽,双手分离污染的针头和注射器

5. 肺结核最主要的传播途径是(　　)。
A. 飞沫　　　　　　B. 尘埃　　　　　　C. 食物和水
D. 皮肤接触　　　　E. 毛巾或餐具

第九章 抗菌药物管理与病原学送检

学习目标

一、知识目标

(1) 了解抗菌药物的分类及其使用的基本原则。
(2) 掌握外科围手术期预防用药原则。
(3) 掌握病原学标本的采集方法及运送要求。

二、能力目标

能够独立且规范地执行病原学送检操作流程，包括标本的采集与送检，确保病原学标本的送检质量。

三、素质目标

应树立合理使用抗菌药物的意识，遵循专业规范，展现高度的职业道德和责任心，保障患者安全。

思维导图

课程导入

诺贝尔奖获得者屠呦呦——"青蒿素——中医药给世界的一份礼物"

2015年10月5日，屠呦呦因发现青蒿素而荣获诺贝尔生理学或医学奖，这是中国医学界迄今为止获得的国际最高奖项。

屠呦呦出生于一个中药世家，自大学毕业后便一直在中国中医科学院中药研究所工作。20世纪60年代，人类深受疟疾之苦，屠呦呦毅然接受了艰巨的抗疟研究任务。她带领团队通过整理中医药典籍、走访名老中医，不断改良提取方法，最终成功发现了青蒿素。1971年，青蒿素能够有效抑制疟疾的消息一经公布，立刻震惊了世界。

青蒿素问世后，全球各年龄组危险人群中疟疾的死亡率下降了60%。2011年，美国生物医学奖颁奖委员将"诺贝尔奖风向标"的奖项颁给了屠呦呦。这个发现不仅是中华民族传统中医药向世界献出的一份珍贵礼物，更显示了中华医药科学在全球抗疟道路上的卓越贡献。

案例导入

一名78岁的社区获得性肺炎患者正在接受住院治疗。患者体温高达39℃，反复咳嗽并咳黄脓痰。肺部听诊时，双下肺可闻及较多湿啰音。肺部CT检查提示肺部感染。患者否认有青霉素和头孢过敏史。

案例导入答案

请问:
(1)患者在使用抗菌药物前需要进一步做什么检查?
(2)患者的抗感染用药是治疗用药还是预防用药?
(3)本案例中抗菌药物的用药原则是什么?

抗菌药物是人类历史上最伟大的医药发明之一。由于抗菌药物的使用,感染性疾病得到了良好的控制。然而,由于抗菌药物的不合理使用,细菌耐药现象逐渐出现,并导致治疗失败。多重耐药菌的出现已成为人类面临的严重公共卫生危机,合理用药是控制耐药的重要手段之一。

病原学送检是遏制耐药、合理使用抗菌药物的前提,规范病原学标本的采集方法及运送要求是确保病原学诊断准确的前提。

第一节 抗菌药物合理使用的意义

一、抗菌药物合理使用的价值

抗菌药物是临床应用的一大类重要药物,合理使用可以达到杀灭清除致病菌、治疗感染的目的。同时,需要避免对人体产生过敏反应、肝肾功能损害等不良反应,还要避免过度使用抗菌药物导致细菌耐药性的发生。

青霉素 G 是第一个用于临床的抗菌药物。从 1941 年开始用于各种感染后,它显著减少了各种革兰氏阳性菌感染患者的病死率,由此开创了人类历史上抗菌药物开发的热潮。

抗菌药物产生的价值主要体现在以下几个方面:

(1)抗菌药物的临床应用有效控制了细菌性传染病的流行。

(2)抗菌药物的临床应用使感染性疾病的病死率显著降低。在 20 世纪 20 年代以前,葡萄球菌感染所致的败血症、肺炎等感染性疾病是人类重要的致死性疾病。随着抗菌药物的广泛应用,感染性疾病得到了有效的治疗,人类的预期寿命也因此显著延长。

(3)抗菌药物对儿童健康发挥了积极作用。自抗菌药物进入临床应用以来,儿童各种感染性疾病的预后得到了显著改善,婴幼儿病死率也大幅下降。

(4)抗菌药物保护了孕产妇的健康。在抗菌药物使用之前,产褥感染是孕产妇致死的主要原因。随着各种抗菌药物的应用,产妇死亡率呈现显著的下降趋势。

(5)抗菌药物是外科治疗得以安全开展的重要保证之一。研究指出,抗菌药物应用于临床后,术后感染的发生率明显下降。在现代外科领域,进行器官移植、关节置换、脑部和心肺等大型手术时,无不需要抗菌药物的预防应用。

二、抗菌药物应用现状

抗菌药物的临床应用受到诸多因素的影响。由于各国医疗保健体系的差异,抗菌药物的不合理应用情况存在较大差异。我国卫生行政管理部门自 2011 年开始在全国实施抗菌药物临床应用专项整治行动,抗菌药物的不合理应用现象得到了明显改善。但是,现阶段我国抗菌药物的使用还存在以下主要问题:

(1)医院抗菌药物应用比例仍然偏高。

(2)抗菌药物的使用级别和联合用药比例偏高。我国临床抗菌药物主要种类为头孢菌素、喹诺酮类、碳青霉烯类等,且其使用呈上升趋势。

(3)外科系统中抗菌药物的不合理应用情况多于内科系统。外科存在治疗性与预防性抗菌药物的使用问题,其中预防性抗菌药物的使用比例居高不下。

(4)忽视病原学检查,盲目使用抗菌药物。

三、抗菌药物与医院感染的关系

感染的发生是病原体与宿主相互作用的结果。其中,宿主对细菌感染的易感性受到多种因素影响,这些因素分为内源性因素和外源性因素两大类。内源性因素包括患者的免疫功能、肝肾等重要代谢器官的功能以及微生态平衡等;外源性因素包括细菌的侵袭力、毒力及耐药性等。

(一)抗菌药物的应用与细菌耐药性

抗菌药物对治疗感染性疾病至关重要,但随着其广泛应用,细菌耐药性逐渐成为一个严峻的问题。细菌耐药性分为固有(天然)耐药性和获得性耐药性。细菌的固有耐药性在人类应用抗菌药物之前就已存在,是细菌的基本特性之一。而获得性耐药性是细菌在接触抗菌药物后产生的,即原来对某种抗菌药物敏感的细菌变得对其产生耐受性。在抗菌药物的选择压力下,耐药菌的生长会超过敏感菌,从而形成新的耐药优势菌群。抗菌药物的不当使用加速了耐药菌的出现和传播。由于医院感染多由多重耐药菌引起,因此合理使用抗菌药物是控制细菌耐药性的关键。

(二)抗菌药物对机体免疫功能的影响

部分抗菌药物可通过以下途径对机体免疫功能产生不同程度的抑制作用,进而增加感染风险。

1. 对皮肤黏膜屏障的影响 药物引起的皮肤过敏反应会破坏正常的皮肤黏膜预防屏障功能,增加细菌侵袭力而致病的机会。其中,以青霉素类、磺胺类最为多见;其次,头孢菌素类也可引起皮疹,四环素类可引起光敏性皮炎等。

2. 对吞噬细胞功能的影响 吞噬细胞参与体内多种特异性和非特异性免疫过程。四环素、多西环素、利福平、磺胺类、庆大霉素、阿米卡星、两性霉素B等药物均能影响吞噬细胞的功能。此外,氯霉素、磺胺类、5-氟胞嘧啶、庆大霉素、四环素、多西环素及少数半合成青霉素和头孢菌素类偶可致中性粒细胞减少。

3. 对淋巴细胞转化过程的影响 淋巴细胞经抗原刺激转化为免疫活性细胞,参与机体的特异性免疫过程。四环素类、利福平、头孢菌素类(如头孢噻吩、头孢唑啉、头孢西丁等)、抗真菌药物(如两性霉素B、克霉唑、甲苯咪唑)、氯霉素、复方新诺明等药物均可抑制淋巴细胞的转化。

4. 对体液免疫的影响 氯霉素、复方磺胺甲噁唑、利福平、多西环素等药物可抑制抗原抗体反应。

(三)抗菌药物对人体重要器官的影响

抗菌药物可能对各种器官或组织产生毒性反应,特别是肝、肾等重要代谢器官的受损将增加患者对医院感染的易感性。

(四)抗菌药物对微生态平衡的影响

感染是微生物与宿主相互作用导致微生态平衡破坏的结果,可能引发菌群失调和(或)定位转移。长期应用广谱抗菌药物可能破坏这种平衡,导致二重感染,即原来的菌群被抑制,耐药菌或外籍菌成为优势菌,从而引发急性且凶险的临床表现。因此,在使用抗菌药物时,必须谨慎并密切关注其对微生态平衡的影响,以防止二重感染的发生。

第二节 常用的抗菌药物

一、抗菌药物的作用机制

抗菌药物的作用机制主要包括:①干扰细菌细胞壁的合成,使细菌无法生长繁殖;②损伤细菌细胞膜,破坏其屏障功能;③影响细菌细胞蛋白质的合成,使细菌丧失生长繁殖的物质基础;④影响细菌核酸的代谢,阻碍遗传信息的复制;⑤抑制细菌叶酸的代谢(表9-1)。

表9-1 抗菌药物的作用机制

作用机制	抗菌药物举例
干扰细菌细胞壁的合成	万古霉素,β-内酰胺类,替考拉宁,磷霉素
损伤细菌细胞膜	多黏菌素,两性霉素B,咪唑类
影响细菌细胞蛋白质的合成	红霉素,四环素,氯霉素,氨基糖苷类
影响细菌核酸的代谢	利福平,喹诺酮类,灰黄霉素
抑制细菌叶酸的代谢	磺胺类,甲氧苄啶

二、常用抗菌药物

抗菌药物是指具有杀菌或抑菌活性的药物,它们主要通过全身应用(如口服、肌内注射、静脉注射、静脉滴注等,部分也可用于局部)治疗各种细菌感染。这些药物包括各种抗生素、化学合成抗菌药物以及抗结核、抗真菌药物。其中,抗生素是一类由微生物产生的代谢产物及其衍生物,特指"在高稀释度下对一些特异微生物有杀灭或抑制作用的微生物代谢产物及其衍生物"(部分抗生素具有抗肿瘤作用,但不在本章讨论范围内)。

(一) β-内酰胺类

常用β-内酰胺类抗菌药物分类及用药见表9-2。

表9-2 常用β-内酰胺类抗菌药物分类及用药

分类	代表药物
青霉素类	青霉素G,苄星青霉素,苯唑西林,氨苄西林,阿莫西林,美洛西林等
头孢菌素类	头孢唑林,头孢呋辛,头孢他啶,头孢哌酮,头孢吡肟等
其他β-内酰胺类	单环β-内酰胺类:氨曲南
	拉氧头孢类:头孢西丁,头孢美唑
	碳青霉烯类:亚胺培南西司他丁钠,美洛培南
β-内酰胺酶抑制剂的复合制剂	头孢哌酮钠舒巴坦钠,哌拉西林钠他唑巴坦钠,阿莫西林克拉维酸

(二)氨基糖苷类

氨基糖苷类抗菌药物根据其来源可分为两大类:一类由链霉菌产生,如链霉素、卡那霉素、妥布霉素、阿米卡星等;另一类由小单胞菌产生,如庆大霉素、异帕米星、依替米星等。这类抗菌药物对需氧革兰氏阴性杆菌具有强大的抗菌活性,如大肠埃希菌、克雷伯菌属、肠杆菌属、变形杆菌属、志贺菌属、沙雷菌属、产碱杆菌属等。同时,它们对假单胞菌属、不动杆菌属、奈瑟菌属等也具有良好的抗菌作用。部分氨基糖苷类抗菌药物对葡萄球菌属(甲氧西林敏感株)和肺炎链球菌等亦有作用,但对厌氧菌无效。氨基糖苷类抗菌药物主要用于敏感需氧革兰氏阴性杆菌所致的全身感染,如脑膜炎,呼吸道、尿路、皮肤软组织、胃肠道感染,烧伤,创伤及骨关节感染等,其不良反应包括耳毒性、肾毒性、神经肌肉麻痹以及过敏反应等。

(三)喹诺酮类

喹诺酮类抗菌药物作用机制包括:①通过外膜孔蛋白和磷脂渗透进入细菌细胞;②作用于DNA促旋酶,干扰细菌DNA的复制、修复和重组。

第一代药物主要针对大肠埃希菌,但已出现耐药性,临床应用较少。

第二代对革兰氏阴性和阳性菌均有效,代表药物包括环丙沙星、氧氟沙星、诺氟沙星。

第三代药物抗菌谱更广,对革兰氏阳性菌作用更强,对多重耐药菌也有效,代表药物包括左氧氟沙星、莫西沙星等。

(四)大环内酯类

作用特点和机制包括:①可逆结合细菌核糖体50S大亚基的23S单位,抑制肽酰基转移酶,影响核蛋白位移,从而抑制细菌蛋白质合成和肽链延伸;②肺部浓度较血清浓度高。它们主要针对革兰氏阳性菌和多种其他细菌,包括厌氧菌和非典型病原体。新一代药物如克拉霉素、罗红霉素、阿奇霉素等抗菌谱更广,活性更强,尤其对流感嗜血杆菌、军团菌、支原体、衣原体等效果显著。

(五)糖肽类

糖肽类抗菌药物通过抑制细菌细胞壁合成中的关键酶活性发挥抗菌作用。其中,万古霉素和替考拉宁主要针对革兰氏阳性球菌,特别对耐甲氧西林葡萄球菌(MRS)有效;而多黏菌素则主要对革兰氏阴性菌有强大抗菌作用,对革兰氏阳性菌无效。

(六)磺胺类

磺胺类抗菌药物通过抑制细菌体内核酸合成来发挥抗菌作用。它们可分为口服全身用药、口服肠道用药和局部用药三类。这类药物对革兰氏阳性和阴性菌均有抗菌作用,对某些寄生虫也有效。与甲氧苄啶组成复合制剂可增强抗菌活性和范围,由抑菌作用转为杀菌作用。

(七)四环素、氯霉素、林可霉素类

(1)四环素类:通过与细菌的30S核糖体亚单位结合来抑制蛋白质合成,具有广谱抗菌活性,常用于治疗衣原体、立克次体感染。根据药效长短,四环素类可分为短效(如土霉素、四环素)、中效(如地美环素、美他环素)和长效(如多西环素、米诺环素)三类。

(2)氯霉素类:作用于细菌的70S核糖体,抑制蛋白合成,但也可能引起骨髓抑制等副作用,代表药物包括氯霉素、甲砜霉素。

(3)林可酰胺类:包含盐酸林可霉素、克林霉素,对革兰氏阳性菌和厌氧菌有效。其中,克林霉素是治疗肺部厌氧菌感染和衣原体性传播疾病的首选药物。

(八)甘氨酰环素类

替加环素是甘氨酰环素类抗菌药物,通过抑制细菌蛋白质合成来发挥抗菌作用。它对多种革兰氏阳性菌,如葡萄球菌、粪肠球菌、屎肠球菌和链球菌等具有高度抗菌活性。同时对大肠埃希菌、肺炎克雷伯菌等肠杆菌科细菌也有良好的抗菌作用。此外,替加环素还在体外对鲍曼不动杆菌属、嗜麦芽窄食单胞菌等具有抗菌活性,但对铜绿假单胞菌耐药。

在厌氧菌方面,替加环素对拟杆菌属、产气荚膜梭菌以及微小消化链球菌等也有较好的作用。此外,它还对支原体属和快速生长分枝杆菌具有良好的抗菌活性。因此,替加环素在临床上被广泛用于治疗各种由敏感菌引起的感染。

第三节 抗菌药物的合理应用

一、治疗用药原则

(一)诊断为细菌感染者,方有应用抗菌药物的指征

1.具备应用抗菌药物指征的情况

(1)根据患者的症状、体征及血、尿常规等实验室检查结果,初步诊断为细菌感染者,或经病原学检查确诊为细菌感染者。

(2)由真菌、结核分枝杆菌、非结核分枝杆菌、支原体、衣原体、螺旋体、立克次体及部分原虫等病原微生物所致的感染。

2. 不具备应用抗菌药物指征的情况

(1)缺乏细菌及上述病原微生物感染的临床或实验室证据,无法确诊上述感染者。

(2)病毒感染者,无应用抗菌药物的指征。

(二)尽早查明感染病原菌,根据病原菌种类及细菌药敏试验结果选择抗菌药物

对于抗菌药物的选用,原则上应根据病原菌种类及其对抗菌药物的敏感度而定。

(1)住院患者必须在开始抗菌治疗前,先留取相应标本并立即送细菌培养,尽早明确病原菌和药敏试验结果。

(2)门诊患者可以根据病情需要送检细菌培养及进行药敏试验。

(3)危重患者在未获知病原菌及药敏试验结果前,可根据患者的发病情况、发病场所、原发病灶、基础疾病等推断最可能的病原菌,并结合当地细菌耐药状况,先给予抗菌药物经验治疗。

(三)按照药物的抗菌作用(药效学)及其体内过程(药代动力学)特点选择用药

各种抗菌药物在药效学特性(如抗菌谱和抗菌活性)以及它们在人体内的药代动力学行为(包括吸收、分布、代谢和排出过程)方面均存在显著差异,因此具有不同的临床适应证。临床医生应根据各种抗菌药物的上述特点,正确选用抗菌药物。

(四)综合患者病情、病原菌种类及抗菌药物特点制订抗菌药物治疗方案

制订抗菌药物治疗方案时,需综合考虑病原菌、感染部位、感染严重程度以及患者的生理、病理情况。治疗方案的制订应遵循以下原则。

1. 品种选择 根据病原菌种类及药敏试验结果选择抗菌药物。

2. 剂量控制 按各种抗菌药物的治疗剂量范围给药。

3. 给药途径 轻症感染患者可接受口服给药;重症或全身感染患者初始治疗应予静脉给药,病情好转后及早转为口服给药。尽量避免局部用药,以免出现过敏反应或耐药性。

4. 给药次数 根据药代动力学和药效学相结合的原则确定合适的给药次数。

5. 疗程设定 疗程依感染而定,一般抗感染治疗应持续至症状消退后72~96 h,但对于特殊感染性疾病需延长疗程以确保彻底治愈并防止复发。

(五)抗菌药物的联合应用应有明确指征

单一药物可有效治疗的感染,不需联合用药,仅在下列有指征的情况下联合用药:①严重感染且病原菌尚未查明,包括免疫缺陷者的严重感染;②感染由多种细菌引起(如需氧菌及厌氧菌,或两种及两种以上的病原菌感染),且单一抗菌药物不能控制时;③单一抗菌药物不能有效控制的感染性心内膜炎或败血症等重症感染;④需长程治疗,但病原菌易对某些抗菌药物产生耐药性的感染,如结核病、深部真菌病;⑤当两种或多种药物联合使用,可以发挥抗菌药物的协同抗菌作用或减少毒性大的抗菌药物的剂量时,如两性霉素B与氟胞嘧啶联合治疗隐球菌性脑膜炎时,前者的剂量可适当减少,从而减少其毒性反应。

二、预防用药原则

(一)非手术患者抗菌药物预防应用的原则

非手术患者预防使用抗菌药物应严格掌握适应证。明确为单纯性病毒感染者不需预防性应用抗菌药物;对非感染所致昏迷、短期中性粒细胞减少、免疫缺陷等情况应用抗菌药物无效,反而可能引发菌群失调及耐药菌的产生。预防用药的目的在于防止特定细菌引起的感染,不应无目的联合选用多种药物。对于内科疾病的预防用药意见尚不统一,但对具有心脏基础疾病,特别是风湿性心脏病患者在进行各种侵入性操作前,如拔牙、留置导尿管等,需要应用抗菌药物以预防心内膜炎,已成为临床常

规做法,但缺乏研究证据支持。因此,预防用药应谨慎,并遵循专业指南及共识。

(二)外科围手术期患者抗菌药物预防应用的原则

围手术期用药的主要目的在于预防手术切口部位感染,但无法预防手术部位以外的感染。围手术期的术前预防用药需要根据手术部位、可能致病菌、手术污染程度、手术创伤程度、手术持续时间、抗菌药物抗菌谱及半衰期等综合因素,合理选用抗菌药物。清洁手术时间较短者尽量不用抗菌药物。在预防应用抗菌药物的同时,必须重视无菌技术和手术技巧;消化道局部去污染一般选择口服不吸收的抗菌药物。预防用药以全身应用为主,不建议局部使用抗菌药物。

按照国家卫生计生委(现国家卫生健康委)发布的《抗菌药物临床应用指导原则(2015年版)》,清洁切口一般不需要使用抗菌药物进行预防。若需要预防用药,应选择效果确切、安全性高和性价比高的抗菌药物,在术前0.5~1 h内给药,或麻醉开始时给药,以确保手术切口暴露时局部组织中已达到足以杀灭手术过程中入侵切口细菌的药物浓度。如果手术时间超过3 h,或失血量大(>1500 mL),可在手术中追加第2剂。抗菌药物的有效覆盖时间应包括整个手术过程和手术结束后4 h,总的预防用药时间不超过24 h,个别情况可延长至48 h。

第四节 医院感染微生物标本的采集与运送

一、微生物标本采集基本原则

(1)发现或怀疑感染时,应及时采集微生物标本进行病原学检查。
(2)尽量在抗菌药物使用前采集微生物标本。
(3)采集时应严格执行无菌操作。
(4)采集后应立即送检,必要时可在床旁接种(尤其是厌氧菌培养)。
(5)棉拭子标本应使用运送培养基。
(6)对于混有正常菌群的污染标本,不可置于肉汤培养基中进行培养。
(7)微生物标本容器须经灭菌处理,但不得使用消毒剂。
(8)送检微生物标本应注明来源和检验目的。

二、各类标本的微生物采集与运送要求

(一)血培养标本采集与运送

1. 采集指征 临床采集指征有如下几种。

(1)菌血症:患者出现发热(≥38 ℃)或低温(≤36 ℃),或寒战;白细胞计数增多(>10.0×10^9/L),中性粒细胞增多;或白细胞计数减少(<3.0×10^9/L);有皮肤黏膜出血、昏迷、多器官衰竭、休克等全身感染症状或体征。只要具备上述任一症状,又不能排除细菌、真菌血流感染的,就应进行血培养。尤其伴有以下情况之一时,应立刻进行血培养:①医院获得性肺炎;②留置中心静脉导管、PICC等血管导管超过48 h;③有免疫缺陷伴全身感染症状。

(2)感染性心内膜炎:凡原因未明的发热,持续1周以上,伴有心脏杂音或心脏超声发现赘生物,或原有心脏基础疾病、人工心脏瓣膜植入患者,均应进行多次血培养。

(3)导管相关血流感染:患者带有血管导管超过1天或拔除导管未超过48 h,出现发热(>38 ℃)、寒战或低血压等全身感染表现,不能排除由血管导管引起感染可能的,应进行多次血培养。

2. 采集时间 在寒战或发热初期和抗菌药物应用之前采集最佳。

3. 采集套数 详细内容见表9-3。

表 9-3　不同适应证的血培养的采集套数

适应证	采集套数
急性脓毒症	抗菌药物使用之前,10 min 内从不同部位采集 2~3 套血培养标本
急性细菌性心内膜炎	抗菌药物治疗前 1~2 h 内,从 3 个不同部位采集 3 套血培养标本。如 24 h 培养阴性,则再采集 2 套
疑似菌血症	起始抗菌药物治疗前,24 h 内不同部位采集 2~4 套血培养标本,间隔不小于 3 h
疑似菌血症(儿科患者)	立即采集血培养标本,接种于儿童血培养瓶,建议采集 2 套
导管相关血流感染	方法 1:未拔除导管的情况下,同时从留置管和外周静脉采集血液,各采集 1 套送检血培养。 方法 2:拔除导管的情况下,剪下 5 cm 导管尖端送检血培养,同时送检 1 套外周血培养标本

4. 采血量

(1)普通细菌培养:成人每培养瓶采血量为 8~10 mL,或按照说明书进行采集;婴幼儿及儿童采血量不应超过患者总血量的 1%,具体采血量参考说明书。

(2)若采血量充足,注射器采集的血液先注入厌氧瓶,后注入需氧瓶;蝶翼针采集的血液反之。若采血量不足,优先注入需氧瓶。

(3)分枝杆菌培养:成人患者建议采集 3 次,每次 5 mL(或按说明书要求的体积)血液直接注入分枝杆菌专用血培养瓶,室温下尽快送抵实验室。

(4)酵母菌培养:成人患者采集 2~4 套血培养标本,每套血培养标本采集 20~40 mL 血液,宜接种 2 个需氧培养瓶,室温下尽快送抵实验室。

5. 采集方法

(1)外周血培养标本采集流程(图 9-1)。

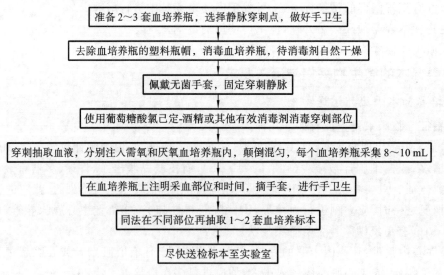

图 9-1　外周血培养标本采集流程

(2)导管血及导管尖端标本采集流程(图 9-2)。

6. 血培养瓶运送　血培养瓶应在 2 h 内送至实验室进行孵育或上机检测。如不能及时送检,应将血培养瓶置于室温下保存,切勿冷藏或冷冻。应采用密封的塑料袋和硬质防漏容器来运送血培养标本。若需运送到参考实验室,应使用符合生物安全规定的包装。

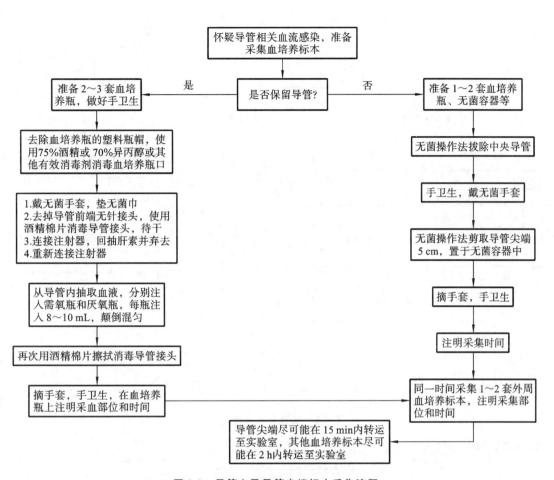

图 9-2 导管血及导管尖端标本采集流程

(二)痰液标本采集与运送

1. 采集指征

(1)咳嗽、脓性痰并伴有发热,影像学检查出现新的或扩大的浸润影。

(2)气道开放患者,出现脓痰或血性痰。

(3)考虑下呼吸道感染患者采集痰液标本,同时送检血培养标本。

2. 采集流程 采集流程见图 9-3。

3. 标本运送 用无菌防漏容器收集好痰液标本后,应在 2 h 内且室温下送检。若送检标本时间超过 2 h,可能导致有临床意义的致病菌数量减少,而非苛养的口咽部定植菌过度生长。为防止口咽部正常菌群的过度生长,可将标本置于 2~8 ℃的环境中,但培养分离到肺炎链球菌等苛养菌的机会和数量会减少。若标本延迟送检且超过 2 h 后未冷藏,应在报告中说明因延误送检标本可能对培养结果造成的影响。

(三)咽拭子标本采集与运送

1. 采集指征

(1)绝大部分呼吸道感染局限于口咽、鼻咽和鼻腔部位。

(2)出现发热、咽部发红、疼痛、咳嗽以及喉部有脓样分泌物等临床症状。

(3)上呼吸道感染可能与严重疾病如百日咳、流行性感冒、麻疹和传染性单核细胞增多症等并存。

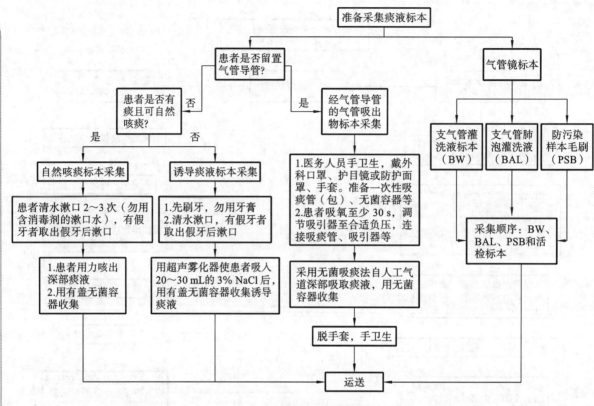

图 9-3 痰液标本采集流程

2. 采集流程 采集流程见图 9-4。

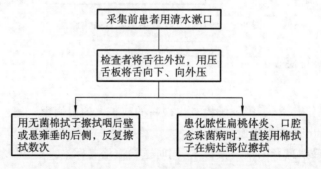

图 9-4 咽拭子标本采集流程

3. 标本运送 咽拭子标本采集后应正确盖好容器,防止泄漏或容器外部留有残留物。应在室温下 2 h 内送至微生物实验室进行检测。

(四)尿液标本采集与运送

1. 采集指征

(1)有典型的尿路感染症状。

(2)有肉眼可见的脓尿或血尿。

(3)尿常规检查显示白细胞或亚硝酸盐阳性。

(4)不明原因的发热,且无其他局部症状。

(5)留置导尿管的患者出现发热症状。

(6)标本采集应尽量在未使用抗菌药物之前或停用抗菌药物 5 天后进行,并注意避免消毒剂污染标本。对于无症状患者,不建议常规进行尿培养检测。

2. 采集流程 采集流程见图 9-5。

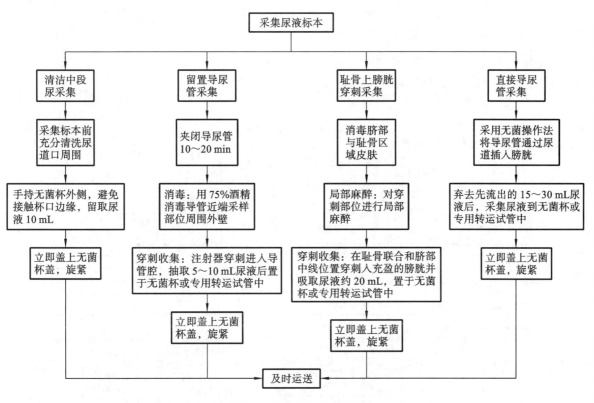

图 9-5 尿液标本采集流程

3. 标本运送 尿液标本采集后应尽快送检，常温下 2 h 内送达实验室。若不能及时送达，应在 4 ℃环境中保存或添加防腐剂(含 0.5 mL 的硼酸-甘油或硼酸-甲酸钠)，但保存时间均不能超过 24 h。加入防腐剂的尿液标本采集时应至少保证 3 mL 的尿量，以避免高浓度的防腐剂对致病性微生物产生抑制或稀释作用。

(五)脑脊液标本采集与运送

1. 采集指征

(1)有发热、头痛、恶心、呕吐、颈强直和反射增强等脑膜刺激征表现。

(2)实验室检查发现脑脊液白细胞增加、蛋白质增加且葡萄糖减少等。

(3)临床怀疑有脑膜炎感染的患者。

2. 采集流程 采集流程见图 9-6。

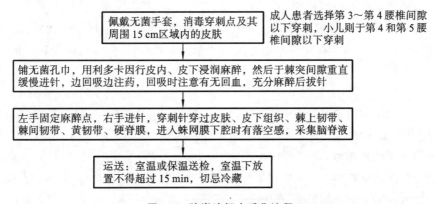

图 9-6 脑脊液标本采集流程

3. 标本运送 脑脊液标本采集后应在 15 min 内常温送检。若不能及时送检,则常温保存,尤其是脑膜炎奈瑟菌、肺炎链球菌和流感嗜血杆菌等培养标本,不可进行冷藏或低温保存。

(六) 脓液和创面分泌物标本采集与运送

1. 采集指征

(1) 局部组织或器官出现化脓性感染表现,如红、肿、热、痛等。

(2) 深部脓肿表现为局部疼痛和触痛,并伴有全身症状,如发热、头痛、全身不适、乏力、食欲减退等。

2. 采集流程 采集流程见图 9-7。

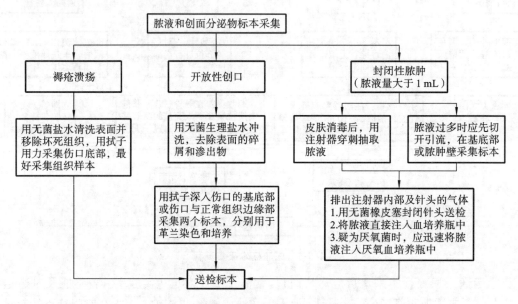

图 9-7 脓液和创面分泌物标本采集流程

3. 标本运送 脓液和创面分泌物标本采集后应在 2 h 内常温送检,尽量不冷藏。

(七) 粪便标本采集与运送

1. 采集指征 当腹泻患者出现以下任何一种情况时,建议采集粪便标本进行细菌培养。

(1) 粪便涂片镜检白细胞≥5 个/HP。

(2) 体温>38.5 ℃。

(3) 血便。

(4) 便中有脓液。

(5) 未经抗菌药物治疗的持续性腹泻。

(6) 抗菌药物治疗后出现的腹泻,常发生于长期抗菌药物治疗后,表现为糊状便且排便次数增加。

(7) 来自疫区。

2. 采集流程 采集流程见图 9-8。

3. 注意事项

(1) 所挑取的粪便不应接触其他部位(如便盆),并确保粪便标本中不混入尿液及其他异物,采集过程应尽量保持无菌操作。

(2) 不应使用厕所纸来收集粪便。

(3) 进行粪便艰难梭菌培养时,应用 10 mL 无菌带盖塑料管留取 2/3 量以上的标本,并尽快送检。

(4) 对同一患者在同一天不宜重复送检。

(5) 尽可能在抗菌药物使用之前采集标本。

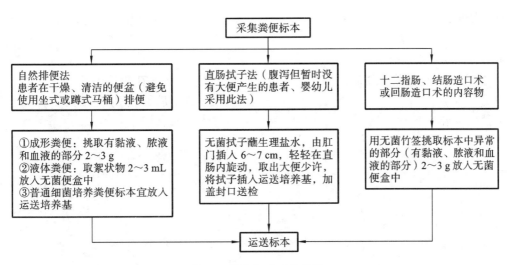

图 9-8 粪便标本采集流程

(6) 宜在感染急性期(通常是 5~7 天内)采集标本。

(7) 下列腹泻患者应连续 3 天送检标本：①社区获得性腹泻(入院前或 72 h 内出现症状)；②医院腹泻(入院 72 h 后出现症状)，且至少有以下情况之一：年龄大于 65 岁并伴有内科疾病、HIV 感染、粒细胞缺乏(中性粒细胞<$0.5×10^9$/L)及疑似医院内暴发。

(8) 对于肠炎和发热患者，建议进行血培养。

(9) 伤寒沙门菌感染时，骨髓培养的检出率高于血培养。

4. 标本运送 标本采集后应在 2 h 内常温送检。

> 能力检测

1.下列关于手术中应用抗菌药物的叙述不正确的是(　　)。

A.手术时间超过 3 h 应追加应用抗菌药物

B.手术时间长于所用抗菌药物半衰期时追加应用抗菌药物

C.失血量大于 1500 mL 时追加应用抗菌药物

D.手术中体温升高时追加应用抗菌药物

E.手术预防用药时机在术前 0.5~1 h 内

(2~4 题共用题干)淋巴瘤患者，因咳嗽 5 天、发热 3 天入院，入院监测体温高达 39.5 ℃，伴有畏寒，咳浓痰。

2.下列关于血培养标本采集的说法不正确的是(　　)。

A.寒战或发热初起时采集

B.抗菌药物治疗后采集，以便确认是否有疗效

C.不同部位，多点采集 2~3 套(每套为 1 个厌氧瓶、1 个需氧瓶或 2 个需氧瓶)，每个穿刺点只能采 1 套

D.亚急性心内膜炎患者间隔 30~60 min 连续采集 3 套，并在 24 h 内进行检测。如结果阴性，则再采集 2 套

E.怀疑导管相关血流感染病例，在未拔除导管的情况下，同时从留置管和外周静脉采集血液，各采集 1 套送检血培养

3.下列标本中不属于下呼吸道标本的是(　　)。

A.鼻咽喉拭子　　　　　　　　　　B.痰液

能力检测答案

C. 纤支镜灌洗液　　　　　　　　　　　D. 肺穿刺活检组织
E. 气管镜保护毛刷标本
4. 血培养标本采集的时机是(　　)。
A. 体温正常,抗菌药物使用后　　　　　B. 发热时,抗菌药物使用后
C. 随时　　　　　　　　　　　　　　　D. 发热时,抗菌药物使用前
E. 发热结束后

主要参考文献

［1］ 徐秀华.临床医院感染学[M].2版.长沙:湖南科学技术出版社,2005.
［2］ 杨华明,易滨.现代医院消毒学[M].3版.北京:人民军医出版社,2013.
［3］ 王力红,朱士俊.医院感染学[M].2版.北京:人民卫生出版社,2024.
［4］ 宗志勇,尹维佳,乔甫.医院感染防控手册[M].成都:四川大学出版社,2021.
［5］ 王羽.医院感染管理办法释义及适用指南[M].北京:中国法制出版社,2006.
［6］ 付强,吴安华.医院感染防控质量管理与控制实务[M].北京:人民卫生出版社,2019.